Evidenzbasierte Praxis in den Gesundheitsberufen

Robin Haring
Julia Siegmüller
Hrsg.

Evidenzbasierte Praxis in den Gesundheitsberufen

Chancen und Herausforderungen für Forschung und Anwendung

Mit 24 Abbildungen

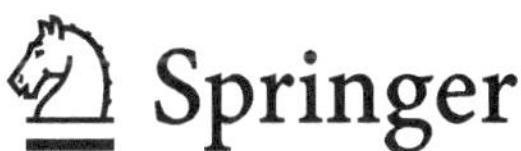

Herausgeber
Robin Haring
FB Angewandte
Gesundheitswissenschaften
E U | F H Europäische Fachhochschule
Rhein / Erft GmbH
Rostock
Deutschland

Julia Siegmüller
FB Angewandte
Gesundheitswissenschaften
E U | F H Europäische Fachhochschule
Rhein / Erft GmbH
Rostock
Deutschland

ISBN 978-3-662-55376-3   ISBN 978-3-662-55377-0 (eBook)
DOI 10.1007/978-3-662-55377-0

Die Deutsche Nationalbibliothek verzeichnet diese Publikation in der Deutschen Nationalbibliografie; detaillierte bibliografische Daten sind im Internet über http://dnb.d-nb.de abrufbar.

Umschlaggestaltung: deblik, Berlin
Fotonachweis Umschlag: © elenabsl / Adobe Stock, ID-Nr. 76513363

Gedruckt auf säurefreiem und chlorfrei gebleichtem Papier

Springer ist Teil von Springer Nature
Die eingetragene Gesellschaft ist Springer-Verlag GmbH Deutschland
Die Anschrift der Gesellschaft ist: Heidelberger Platz 3, 14197 Berlin, Germany

Vorwort

Bedingt durch die wachsende Zahl älterer Menschen und die Zunahme von chronischen Erkrankungen und Multimorbidität sieht sich die Gesundheitsversorgung in Deutschland mit einem umfassenden Anforderungswandel konfrontiert. Obwohl die Gesundheitsberufe Physiotherapie, Ergotherapie und Logopädie schon heute einen wichtigen Versorgungsbeitrag leisten, wird die äußerst defizitäre Forschungssituation in den Gesundheitsberufen (u. a. vom Gesundheitsforschungsrat) als „unbefriedigend" kritisiert. Besonders problematisch ist die mangelhafte Wissenschaftsentwicklung und Theoriebildung vor dem Hintergrund der aktuellen Akademisierung der Gesundheitsberufe und der damit verbundenen stärkeren Orientierung am Paradigma der evidenzbasierten Medizin (EBM) bzw. an evidenzbasierten Konzepten. Insbesondere unter dem Label der personalisierten bzw. individualisierten Medizin erfordern? Die Dynamik der therapeutischen Interaktion evidenzbasierte Praktiken sowie auch unterschiedliche methodische und strategische Reflexionen.

In den Gesundheitsberufen ist die wachsende Diskrepanz zwischen theoretischer Rahmengebung, empirischer Objektivität und gelehrter Versorgungspraxis bisher nicht diskutiert worden und daher weitgehend ungeklärt. Dieses Gegenüber eines theorieorientierten Evidenzanspruchs und einer vergleichsweise theoriefern tradierten Versorgungsrealität in der therapeutischen Praxis der Gesundheitsberufe thematisiert der vorliegende Themenband. Um dabei der interdisziplinären Ausrichtung und Methodenvielfalt der Gesundheitsberufe gerecht zu werden, versammelt er empirische und theoretische Beiträge über Chancen und Herausforderungen der evidenzbasierten Praxis aus Medizin, Epidemiologie, Gesundheitsberufen, Ethik, Sozial-, Wirtschafts- und Sprachwissenschaften. Aus der Perspektive dieser verschiedenen Disziplinen erörtern die Einzelbeiträge sowohl den theoretischen Rahmen und methodische Bedingungen zum Nachweis therapeutischer Wirksamkeit als auch deren praktische Umsetzbarkeit in den Gesundheitsberufen.

Die Beiträge des vorliegenden Bandes gehen folgenden Problemen und Fragen nach:

- In welchem Verhältnis stehen Theorie und Empirie beim Wirksamkeitsnachweis therapeutischer Interventionen?
- Wie stark beeinflusst der theoretische Modellrahmen die Wirksamkeit praktischer Interventionen?
- Welche Einflussfaktoren therapeutischer Wirksamkeit sind in den verschiedenen Fachrichtungen der Gesundheitsberufe bekannt und erforscht?
- Welche Bedeutung haben Aus-, Weiter- und Fortbildung für eine stärkere Hinwendung zur evidenzbasierten Praxis in den Gesundheitsberufen?

Zwar steht der Anwendungsbezug bei der Akademisierung der Gesundheitsberufe im Vordergrund, jedoch kann dies nicht ohne die parallele Thematisierung theoretischer und methodisch-konzeptioneller Grundlagen geschehen. In diesem Sinne will der vorliegende Band kein Lehrbuch sein, sondern soll Themenschwerpunkte zur wissenschaftlichen Auseinandersetzung mit dem Anspruch einer evidenzbasierten Praxis in den Gesundheitsberufen setzen, die kritische Reflexion gegenwärtiger Herausforderungen des EBM-Paradigmas anregen und einen Ausblick auf zukünftige Aufgaben in Forschung, Politik und Praxis der Gesundheitsberufe ermöglichen.

Wir danken den einzelnen Autoren für Ihr Engagement und Ihre Bereitschaft zur interdisziplinären Zusammenarbeit und wünschen einer hoffentlich großen Leserschaft fachliche Einblicke, methodische Inspiration und praktischen Nutzen bei der Lektüre.

Robin Haring und Julia Siegmüller
Rostock, im Herbst 2017

Die Herausgeber

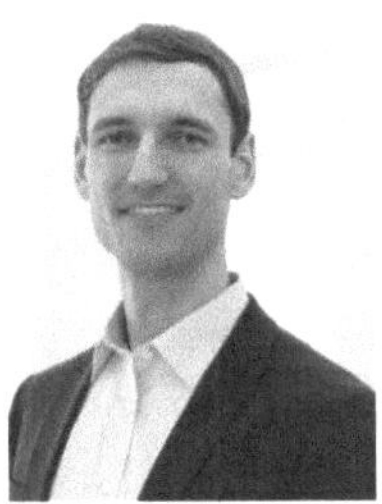

Prof. Dr. habil. Robin Haring

Diplom-Demograf, promovierter und habilitierter Epidemiologe, Post-Doc an der *Boston University* und *Universitätsmedizin Greifswald*. Professor für Gesundheitswissenschaften an der *Europäischen Fachhochschule* (EUFH) und Adjunct Professor an der *Monash University*, Melbourne. Seit seiner Berufung an die EUFH im Jahr 2014 setzt sich Prof. Haring in Lehre, Forschung und Hochschulentwicklung (Studiengangskonzeption und Akkreditierung) intensiv für die Akademisierung und Weiterentwicklung der Gesundheitsberufe ein.

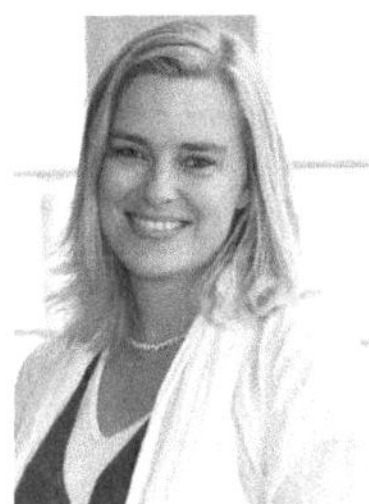

Prof. Dr. phil. Julia Siegmüller

Professorin für Therapieforschung und Therapiemethodik in den Gesundheitsberufen an der *Europäischen Fachhochschule (EUFH)* und Vizepräsidentin für Akademische Angelegenheiten. Seit ihrer Berufung legt Prof. Siegmüller ihre Forschungsschwerpunkte in den Bereich der Therapieforschung in der Kindersprachtherapie und der therapietheoretischen Grundlegung von Kindersprachtherapie. Promovierte Patho- und Psycholinguistin an der Universität Potsdam, Humanwissenschaftliche Fakultät. In der Lehre liegt ihr Schwerpunkt in den Möglichkeiten und Grenzen der Anwendung evidenzbasierter Medizinparadigmen in den Gesundheitsberufen Ergotherapie, Logopädie und Physiotherapie.

Inhaltsverzeichnis

10   Experimentelle Therapieforschung in den Gesundheitsberufen – Nahtstelle zwischen Theorie und Empirie

11   Potenziale und Grenzen des EBM-Paradigmas in den Gesundheitswissenschaften

Autorenverzeichnis

Albrecht, Katharina
University of Sheffield
Department of Human Communication Sciences
Mushroom Lane 362
S10 2TS Sheffield
Vereinigte Königreich
e-mail: k.albrecht@sheffield.ac.uk

Beier, Judith
EUFH
Europäische Fachhochschule Rhein/Erft GmbH
Werftstr. 5
18057 Rostock
Deutschland
e-mail: j.beier@eufh-medica.de

Cholewa, Jürgen, Prof. Dr.
Pädagogische Hochschule Heidelberg
Institut für Sonderpädagogik
Keplerstraße 87
69120 Heidelberg
Deutschland
e-mail: cholewa@ph-heidelberg.de

Clausen, Marit Carolin, PhD
University of Southern Denmark
Department of Language and Communication
Campusvej 55
5230 Odense M
Demokratische Republik Kongo
e-mail: marit@sdu.dk

Fox-Boyer, Annette, Prof. Dr.
EUFH
Europäische Fachhochschule Rhein/Erft GmbH
Werftstr. 5
18057 Rostock
Deutschland
e-mail: a.fox@eufh.de

Hansen, Hilke, Prof. Dr.
Hochschule Osnabrück
University of Applied Sciences
Caprivistraße 30a
49076 Osnabrück
Deutschland
e-mail: h.hansen@hs-osnabrueck.de

Haring, Robin, Prof. Dr. habil.
EUFH
Europäische Fachhochschule Rhein/Erft GmbH
Werftstr. 5
18057 Rostock
Deutschland
e-mail: r.haring@eufh.de

Höppe, Lara
EUFH
Europäische Fachhochschule Rhein/Erft GmbH
Werftstr. 5
18057 Rostock
Deutschland
e-mail: l.hoeppe@eufh.de

Kirschke, Stefan
Ernst Moritz Arndt Universität Greifswald
Theologische Fakultät
Am Rubenowplatz 2/3
17489 Greifswald
Deutschland
email: stefan-kirschke@t-online.de

Kraus, Elke, Prof. Dr.
Alice Salomon Hochschule
Alice-Salomon-Platz 5
12627 Berlin
Deutschland
e-mail: kraus@ash-berlin.eu

Kulawiak, Pawel R.
Universität Potsdam
Inklusionspädagogik (Haus 31)
Karl-Liebknecht-Straße 24-25
14476 Potsdam
Deutschland
e-mail: kulawiak@uni-potsdam.de

Langanke, Martin, PD Dr. Dr.
Ernst Moritz Arndt Universität Greifswald
Theologische Fakultät
Am Rubenowplatz 2/3
17489 Greifswald
Deutschland
e-mail: martin.langanke@uni-greifswald.de

Mertz, Marcel, Dr.
Medizinische Hochschule Hannover
Institut für Geschichte, Ethik und Philosophie der
Medizin
Carl-Neuberg-Str. 1
30625 Hannover
Deutschland
e-mail: Mertz.Marcel@mh-hannover.de

Rausch, Monika, Prof. Dr.
EUFH
Europäische Fachhochschule Rhein/Erft GmbH
Comesstraße 1-15
50321 Brühl
Deutschland
e-mail: m.rausch@eufh.de

Siegmüller, Julia, Prof. Dr.
EUFH
Europäische Fachhochschule Rhein/Erft GmbH
Werftstr. 5
18057 Rostock
Deutschland
e-mail: j.siegmueller@eufh.de

Weßling, Heinrich, Oberfeldarzt Dr. med.
Bundeswehrkrankenhaus Westerstede
Abteilung XII (Neurochirurgie)
Lange Straße 38
26655 Westerstede
Deutschland
e-mail: HeinrichWessling@bundeswehr.org

Wilbert, Jürgen, Prof. Dr.
Universität Potsdam
Inklusionspädagogik (Haus 31)
Karl-Liebknecht-Straße 24-25
14476 Potsdam
Deutschland
e-mail: jwilbert@uni-potsdam.de

Zum Wissenschaftsverständnis in Logopädie und Sprachtherapie

Monika Rausch

© Springer-Verlag GmbH Deutschland 2018
R. Haring, J. Siegmüller (Hrsg.), *Evidenzbasierte Praxis in den Gesundheitsberufen*,
https://doi.org/10.1007/978-3-662-55377-0_1

1.1   Einführung

Logopädie und Sprachtherapie haben sich in Deutschland im Verlauf des letzten Jahrhunderts als Handlungsfelder mit Schwerpunkt im Gesundheitswesen herausgebildet. Im Kontext eines gesellschaftlichen Strukturwandels von der Industrie- zur Wissensgesellschaft steigen die Ansprüche an fachliche Bildung und Qualifikationen. Wissen hat in hochspezialisierten, arbeitsteiligen Gesellschaften eine enorme Bedeutung und muss zunehmend durch Wissenschaft legitimiert werden. Im Gesundheitswesen zeigt sich das vor allem in der Forderung nach wissenschaftlichen Begründungen und Wirksamkeitsnachweisen. Im Kontext dieser Entwicklung ist die Frage nach dem Wissensfundament im Handlungsfeld von Logopädie und Sprachtherapie zu beantworten. Mit welchem Wissen wird Handeln in Logopädie und Sprachtherapie fundiert und legitimiert und wie aktuell bzw. verlässlich ist dieses Wissensfundament? Darüber hinaus gilt es auch die Rolle der Wissenschaft für das professionelle Handeln in Logopädie und Sprachtherapie zu ergründen.

Wissenschaft und wissenschaftstheoretische Reflexionen werden den für Wissenschaft zuständigen gesellschaftlichen Institutionen, den Hochschulen, zugeordnet. Deshalb ist die Frage nach dem Verständnis von Wissenschaft in Logopädie und Sprachtherapie eng verbunden mit Fragen nach hochschulischen Strukturen und Qualifikationen, die in der Logopädie und Sprachtherapie unter dem Schlagwort „Akademisierung" diskutiert werden. Die Forderung nach einer akademischen Qualifikation für Logopädinnen[1], die bereits 1926 beim Kongress der Internationalen Gesellschaft für Logopädie und Phoniatrie erhoben wurde (Macha-Krau 1993), steht aber nicht im Zentrum dieses Beitrags. Auch Aspekte von Profession, Beruflichkeit und Autonomie, die in Zusammenhang mit Wissenschaftlichkeit gebracht werden können, werden hier nicht behandelt. Vielmehr geht es um Substanz, Abgrenzung und Qualität des Gegenstandsbereichs von Logopädie

und Sprachtherapie und um die Bedeutung von Wissenschaft darin.

Ausgangspunkt der hier vorgelegten Überlegungen zum Wissenschaftsverständnis der Logopädie und Sprachtherapie ist vor dem Hintergrund der spezifischen Situation in Deutschland zunächst die historische Entwicklung (▶ Kap. 3). Dem sind Definitionen und Begriffsexplikationen vorangestellt (▶ Kap. 2), um die Begriffe Logopädie und Sprachtherapie zu entfalten und zu differenzieren. Die historische Entwicklung lässt erkennen, dass die Logopädie in Deutschland als Tätigkeitsbereich entstanden ist und ihre Wissensgrundlagen aus den sog. Bezugsdisziplinen bezieht. In ▶ Kap. 4 wird deshalb ausgeführt, welche Bezugsdisziplinen gemeint sind, welche Veränderungen zu konstatieren sind und wo Grenzen und Probleme derartiger Theoriebezüge liegen. Andere Länder haben die Frage nach der Wissensbasis (vor dem Hintergrund jeweils unterschiedlicher Gesundheits- und Bildungssysteme) anders gelöst. Das Verhältnis von Logopädie/Sprachtherapie und Wissenschaft (▶ Kap. 5) wird unter Berücksichtigung einer internationalen Perspektive betrachtet. Vor diesem Hintergrund von historischer Entwicklung, Bezugsdisziplinen und internationalen Perspektiven werden Desiderate formuliert (▶ Kap. 6), die der Weiterentwicklung einer wissenschaftlichen Logopädie/Sprachtherapie in Deutschland dienen.

1.2   Begriffe und Definitionen

Die Einführung des Begriffs „Logopädie" wird dem Wiener Arzt Emil Fröschels zugeschrieben (Macha-Krau 1993), der damit die medizinische Sprachheilkunde von der medizinischen Stimmheilkunde (Phoniatrie) unterscheiden wollte (Grohnfeldt 2013). Seit 1980 ist Logopädin/Logopäde in Deutschland eine gesetzlich geschützte Berufsbezeichnung. Europäisch werden neben dem Begriff „Logopaedics" auch der französische Begriff „Orthophonie" und der englische Begriff „Speech Language Therapy" verwendet (CPLOL 2011). International sind auch die Begriffe „Speech Pathology" (Australien) oder „Speech-Language Pathology" (USA und Kanada) gebräuchlich. Die International Association of Logopedics and Phoniatrics (IALP) gebraucht die Begriffe „Logopedics" und „Speech Language Pathology",

---

[1]   Logopädie wird zu etwa 80 % von Frauen ausgeübt. Deshalb werden Berufsbezeichnungen in der weiblichen Form verwendet. Männliche Personen sind selbstverständlich auch gemeint.

beispielsweise in den Leitlinien zur Ausbildung (IALP 2009), synonym. Die wörtlichen Übersetzungen „Sprech-Sprachpathologie" oder „Sprech-Sprachtherapie" sind im Deutschen unüblich. Der Begriff „Sprachtherapie" dagegen ist in Deutschland verbreitet, wird teilweise synonym wie Logopädie verwendet, ist aber mit einer spezifischen Entstehungsgeschichte verbunden und wird deshalb hier begrifflich von der „Logopädie" unterschieden.

Im Kerngebiet der Logopädie stehen Sprach-, Sprech-, Stimm- und Schluckfähigkeiten und deren Störungen, bei Brauer und Tesak (2003) Großbereiche der Logopädie genannt. Derartige Störungen zu erkennen, zu behandeln, die Betroffenen zur jeweiligen Störung und zum Umgang damit zu beraten und Prävention in Hinblick auf Sprach-, Sprech-, Stimm- und Schluckfähigkeiten zu betreiben, sind die Handlungsfelder der Logopädie (Bundesagentur für Arbeit 2016; Rausch und Schrey-Dern 2007). Störungsbereiche einerseits und Handlungsfelder andererseits kennzeichnen die Logopädie und finden sich in unterschiedlicher Ausprägung auch in internationalen Definitionen. Die europäischen Logopädie-Verbände etwa haben sich unter der Federführung der europäischen Dachorganisation CPLOL (Comité Permanent de Liaison des Orthophonistes-Logopèdes de l'Union Européenne) 2011 auf folgende Definition verständigt:

Logopädie

Die Logopädie ist sowohl ein wissenschaftlicher Fachbereich als auch eine eigenständige Profession. Als interdisziplinäre wissenschaftliche Disziplin grenzt sie an Teilgebiete der Medizin, der Linguistik, der Pädagogik sowie der Psychologie und beschäftigt sich dabei mit der Ätiologie, Diagnostik* und Intervention** hinsichtlich sämtlicher Kommunikations- und Schluckstörungen (deutsche Übersetzung nach dbl 2011).

Der Begriff „Diagnostik" schließt (in-) formelle Verfahren ein und wird in einer Fußnote (*) um die Begriffe „Erkennung, Diagnose und Evaluation" ergänzt. Der Begriff „Intervention" wird in einer 2. Fußnote (**) wie folgt spezifiziert: einschließlich

Prävention, Förderung, Therapie, Beratung, Begleitung, Management sowie Rehabilitation im Gesundheits- und (Aus-) Bildungsbereich. Als logopädische Handlungsfelder werden also Diagnostik und Intervention genannt und weiter spezifiziert, als Bereiche, auf die sich die Handlungen beziehen, die Kommunikations- und Schluckstörungen.

Die amerikanische Organisation ASHA (American Speech-Language-Hearing Association) verwendet ebenfalls das Begriffspaar „Kommunikations- und Schluckstörungen" und meint damit: Sprechproduktion und Sprechflüssigkeit, Sprache, Kognition, Stimme, Resonanz und Hören einerseits und Schlucken einschließlich Verhaltensweisen der Nahrungsaufnahme andererseits. Auf die so bestimmten Kommunikations- und Schluckstörungen beziehen sich die Handlungsfelder, die bei der ASHA als Dienstleistungen und professionelle Handlungen kategorisiert werden. Zu den Dienstleistungen gehören Zusammenarbeit, Beratung, Prävention, Screening, Assessment, Behandlung/Therapie, technische Unterstützung und Populations-/Systembezüge. Als professionelle Handlungen werden Anwaltschaft/Beratung, Supervision, Ausbildung, Verwaltung/Führung und Forschung genannt (ASHA 2016).

Die genannten deutschen, europäischen und außereuropäischen Begriffsbestimmungen stimmen also darin überein, Logopädie/Orthophonie/Sprachtherapie/Speech Language Pathology durch eine Bandbreite von Handlungsfeldern zu bestimmen, die auf kommunikations- und schluckbezogene Gesundheitsprobleme gerichtet sind. Die Begriffsbestimmungen unterscheiden sich in der begrifflichen Binnendifferenzierung sowohl der Kommunikations- und Schluckstörungen als auch der Handlungen, die sich darauf beziehen. Dies zeigt ◘ Tab. 1.1 im Überblick.

Die ASHA bestimmt Kommunikations- und Schluckstörungen, über das definierte breite Verständnis hinaus, als Gesundheitsprobleme im Sinne der International Classification of Functioning, Disability and Health (ICF) der Weltgesundheitsorganisation. Kommunikations- und Schluckstörungen können durch die ICF-Kategorien (Körperfunktionen und -strukturen, Aktivitäten und Partizipation) abgebildet und innerhalb der Kategorien jeweils auf einem Kontinuum zwischen den Polen von

◘ Tab. 1.1 Zusammenschau logopädischer Störungsbereiche und Handlungsfelder

	Bauer und Tesak (2003)	CPLOL (2011)	ASHA (2016)	
Fähigkeits- bzw. Störungsbereiche	Sprachstörungen	Kommunikations-störungen	Sprache, Kognition	**Kommunikations-störungen**
	Stimmstörungen		Stimme, Resonanz	
	Sprechstörungen		Sprechproduktion und -flüssigkeit	
			Hören	
	Schluckstörungen	Schluckstörungen	Schlucken und Verhaltensweisen der Nahrungsaufnahme	**Schluckstörungen**
Handlungsfelder	Prävention und Prophylaxe	Prävention	Prävention	**Dienstleistungen**
		Förderung		
	Beratung und Training	Beratung, Begleitung	Beratung	
	Diagnostik und Abklärung	Diagnostik, Erkennung, Diagnose, Evaluation	Screening, Assessment	
	Therapie und Rehabilitation	Therapie, Rehabilitation	Behandlung/ Therapie	
			Zusammenarbeit	
			Technische Unterstützung	
			Populations- und Systembezüge	
		Management	Verwaltung Führung	**Professionelle Aufgaben**
	Lehre und Fort- und Weiterbildung		Ausbildung Supervision	
	Wissenschaft und Forschung		Forschung	
	Öffentlichkeitsarbeit		Anwaltschaft	

„normal/uneingeschränkt" und „gestört" eher als Fähigkeiten oder als Störungen dargestellt werden. Während Brauer und Tesak (2003) noch zwischen Fähigkeiten und Störungen dichotom unterscheiden, bestimmt die ASHA den Gegenstandsbereich der Speech-Language Pathology als Ausprägung auf einem Kontinuum von uneingeschränkt bis vollständig gestört. Die ICF ist zu Beginn des neuen Jahrtausends als Klassifikationssystem eingeführt worden ist. Gleichzeitig ist ihre Verbreitung auch mit einer erweiterten Perspektive auf Gesundheit, Krankheit und Behinderung verbunden. Wie diese Konstrukte in Hinblick auf Kommunikation und Schlucken zu bestimmen sind, ist somit die wesentliche Frage an die wissenschaftlichen Grundlagen von Logopädie und Sprachtherapie.

In Hinblick auf die Handlungsfelder, wie sie in ◘ Tab. 1.1 dargestellt werden, ist darauf zu verweisen, dass die darin verwendeten Begriffe hier nicht weiter expliziert werden können. Deshalb ist die

Gleichsetzung von Begriffen durch die Auflistung in der gleichen Tabellenzeile als vorläufig zu betrachten, solange der Bedeutungsgehalt in der jeweiligen Quelle nicht genauer untersucht ist. Dies ist aber Anspruch einer Wissenschaft, dass sie die verwendete Fachterminologie hinreichend genau bestimmen und vom alltagssprachlichen Begriffsgebrauch unterscheiden kann.

Für die Begriffsbestimmung von Logopädie und Sprachtherapie ist zunächst zu konstatieren, dass Wissenschaft und Forschung in allen hier zitierten Quellen als Teil der Logopädie betrachtet wird. Dies wird ebenso wie die Frage nach einer disziplinspezifischen Fachterminologie in ▶ Kap. 5 genauer zu betrachten sein. Für die folgenden Ausführungen wird die Zweiteilung von Störungsbereichen und Handlungsfeldern zugrunde gelegt: Logopädie/Sprachtherapie wird verstanden als die Theorie und Praxis der Interventionen, die auf die Funktionsfähigkeit und Gesundheit der Sprach-, Sprech-, Stimm- und Schluckfähigkeiten des Menschen und seine gesellschaftliche Teilhabe gerichtet sind (Rausch 2017, S. 564). Dass Wissenschaft darin eine Rolle spielt, darauf verweist die Unterscheidung von Theorie und Praxis.

Im deutschen Gesundheitswesen werden die auf Kommunikations- und Schluckstörungen bezogenen Handlungsfelder von Prävention, Diagnostik, Therapie und Beratung nicht nur von Logopädinnen, sondern auch von Sprachtherapeutinnen erfüllt. Innerhalb des gesetzlichen Rahmens, der für die Gesundheitsversorgung in Deutschland im Fünften Sozialgesetzbuch (SGB V) festgelegt ist, werden beide Berufsgruppen nach einem einheitlichen Regelwerk, den Zulassungsempfehlungen nach § 124 SGB V, zur Versorgung zugelassen und arbeiten unter den gleichen Verträgen nach § 125 SGB V. Trotz unterschiedlicher rechtlicher Regelungen für die Qualifikation (Berufsrecht vs. Hochschulrecht) werden Logopädie und Sprachtherapie in der Versorgungsperspektive rechtlich gleichgesetzt und in der deutschen Gesundheitsversorgung den Heilmitteln zugerechnet.

Die Unterschiede zwischen Logopädie und Sprachtherapie liegen vor allem in der historischen Entwicklung – aus der sich auch eine unterschiedliche Qualifikation ergibt – und in der

wissenschaftsdisziplinären Herkunft, wie im folgenden Abschnitt ausgeführt wird.

1.3 Geschichte der Logopädie und Sprachtherapie in Deutschland

Die Logopädie in Deutschland ist im Übergang vom 19. zum 20. Jahrhundert aus der Dynamik der medizinischen Entwicklung und in einem Spannungsfeld zur Pädagogik entstanden. Erkenntnisfortschritte der Medizin, mit einem starken Zuwachs an anatomischem, physiologischem und ätiologischem Wissen, und die Entwicklung pädagogischer Heilkurse und Behandlungsmethoden mündeten in ein gemeinsames Tätigkeitsfeld der Stimm- und Sprachheilkunde, in dem Mediziner wie Pädagogen gleichermaßen tätig waren. Fröschels' Lehrbuch der Sprachheilkunde (Logopädie) etwa richtete sich sowohl an Ärzte als auch an die Lehrerschaft, was Fröschels (1913) im Vorwort ausführlich begründete. Bereits in den 1920er Jahren, vor allem aber nach dem 2. Weltkrieg, differenzierte sich die Sprachheilkunde zunehmend in eine medizinische und eine pädagogische Richtung.

In der medizinischen Entwicklungslinie ist die Entwicklung der Logopädie durch den Wiederaufbau des deutschen Gesundheitswesens als korporatistisches System geprägt. In einem solchen System entscheidet die Legislative lediglich über die gesetzlichen Rahmenbedingungen der Gesundheitsversorgung, während die Ausgestaltung der untergesetzlichen Regelwerke den Körperschaften, insbesondere der Ärzteschaft, übertragen wurde. Zur Versorgung von Patienten mit Sprach-, Sprech- und Stimmstörungen begannen Ärzte in den 1950er und 1960er Jahren Therapeutinnen auszubilden, so dass sich der Beruf des Logopäden im korporatistischen Gesundheitssystem Westdeutschlands (Logopädinnen), ebenso wie im zentralistischen Gesundheitswesen Ostdeutschlands (Audiologie-Phoniatrie-Assistentinnen), als ärztlicher Assistenzberuf etablierte. Die Institutionalisierung der Logopädie vollzog sich seit den 1960er Jahren ebenfalls durch Organisationen wie den 1964 gegründeten Zentralverband für Logopädie (ZVL), durch fachschulische Qualifikationen mit ersten Ausbildungs- und Prüfungsordnungen und der Gründung von Logopädenlehranstalten sowie durch die Kostenübernahme für logopädische Therapie durch die Gesetzliche Krankenversicherung und Verträge mit den Krankenkassen in den 1970er Jahren. Das 1980 verabschiedete Gesetz über den Beruf des Logopäden und auch eine arbeitsmarkpolitisch motivierte Finanzierung von Umschulungsmaßnahmen in die Logopädie bis in die 1990er Jahren festigten die Logopädie im deutschen Gesundheitssystem immer stärker (Grohnfeldt 2013).

In der pädagogischen Entwicklungslinie institutionalisierte sich die Sprachheilkunde als Sprachheilpädagogik zunehmend durch Sprachheilklassen und -schulen, durch akademische Qualifikationen der Sprachheillehrer (im Westen) bzw. Diplomlehrer für Sprachgeschädigte (im Osten) und durch Organisationen wie die „Arbeitsgemeinschaft für Sprachheilpädagogik in Deutschland". Sie etablierte sich dabei als Teil des sich ausdifferenzierenden sonderpädagogischen Systems in Deutschland und bezog sich ausdrücklich auf die Pädagogik und Sonderpädagogik als Grundlagenwissenschaft (Grohnfeldt 2009). Erst mit dem Perspektivwechsel im Förderschulwesen, der weg von der Institutionenorientierung hin zu einer Personenorientierung führte, und mit der zunehmenden Etablierung der außerschulischen Sprachheilpädagogik um den Jahrtausendwechsel entwickelte sich aus der Sprachheilpädagogik die Sprachtherapie. Als weitere Einflussgröße für diese Entwicklung wird die Linguistik gesehen und der Zusammenschluss von klinischen Linguisten, Patholinguisten und klinischen Sprechwissenschaftlern mit außerschulisch tätigen Sprachheilpädagogen im Deutschen Bundesverband für akademische Sprachtherapie im Jahr 2004 (Grohnfeldt 2009). In Abgrenzung zur fachschulischen Qualifikation der aus der Medizin erwachsenen Logopädie wird die hochschulische Qualifikation der Sprachtherapie durch das Attribut „akademisch" hervorgehoben und die Wurzel in der Pädagogik teilweise in der Formulierung „pädagogische Sprachtherapie" betont (Lüdtke und Stitzinger 2015).

Die Linguistik als systembezogene, strukturalistische Sprachbetrachtung (Bussmann 1990) wurde in den 1970er und 80er Jahren zu einem wesentlichen Einflussfaktor sowohl für die Sprachtherapie als auch für die Logopädie (Huber 2013). Von Knebel (2013) beschreibt diesen Einfluss als dritte von 4 Denkepochen, die den sprachheilpädagogischen Teil des Sprachheilwesens in Deutschland geformt haben. Rausch und Schrey-Dern (2007) verweisen auf die geänderte Terminologie, mit der in der Logopädie Störungsbilder beschrieben und theoretisch abgebildet werden, in der sich der Paradigmenwechsel von einer medizinischen Sicht hin zu einer sprachwissenschaftlichen Perspektive zeigt.

Die aktuelle Situation von Logopädie und Sprachtherapie wird als Umbruchphase (Grohnfeldt 2009) oder gar als Phase von „Konfusion und Umbruch" (Grohnfeldt 2012) beschrieben und ist von einer gewissen Widersprüchlichkeit geprägt. In Hinblick auf die Gesundheitsversorgung gibt die Sozialgesetzgebung, insbesondere das Fünfte Sozialgesetzbuch (SGB V), einen einheitlichen Rahmen für Zulassung und Leistungserbringung für Logopädinnen und Sprachtherapeutinnen gleichermaßen vor. In Hinblick auf die Qualifikation dagegen hat die Heterogenität möglicher Qualifikationen, wie sie etwa bei Burmester (1991) beschrieben sind, bis heute noch weiter zugenommen. Fachschulisch und/oder hochschulisch qualifizierte Logopädinnen und akademische Sprachtherapeutinnen aus Studiengängen mit sehr unterschiedlichen Schwerpunkten (Huber 2013) sind im Feld der Diagnostik, Therapie, Beratung und Prävention von Sprach-, Sprech-, Stimm- und Schluckstörungen tätig. In der weiteren Darstellung wird deshalb der Doppelbegriff Logopädie/Sprachtherapie verwendet, um einerseits die Übereinstimmungen in der Tätigkeit, andererseits die Unterschiede in der Entstehungsgeschichte auszudrücken. Gleichzeitig wird damit auf die Qualifikationsvielfalt hingewiesen und an international übliche Terminologie angeknüpft.

Die Diskrepanz zwischen dem Anspruch einer bundeseinheitlichen Gesundheitsversorgung und der realen Vielfalt der Qualifikationen, inklusive der damit jeweils verbundenen wissenschaftsdisziplinären Substanz, wirft die Frage nach der wissenschaftlichen Fundierung logopädisch-sprachtherapeutischen Handelns in besonderer Deutlichkeit auf. Der folgende Abschnitt erläutert daher, aus welchen sog. Bezugswissenschaften Logopädie und Sprachtherapie ihr Wissen beziehen, welche Veränderungen in diesen Wissenschaftsdisziplinen nachzuzeichnen sind und welche Probleme dabei entstehen.

1.4 Bezugswissenschaften und wissenschaftliche Paradigmen

Logopädie wird in Veröffentlichungen als interdisziplinär charakterisiert (Rausch und Schrey-Dern 2007; Schrey-Dern 1999). Sprachtherapie wird auch als Integrationswissenschaft bezeichnet (Grohnfeldt 2012; Steiner 2002). Gemeinsam ist beiden Konzepten, dass die gleichen Wissenschaftsdisziplinen genannt werden, aus denen die Interdisziplinarität resultiert bzw. die in das Theoriefundament zu integrieren sind: Medizin, Pädagogik, Linguistik/Phonetik und Psychologie. Es ist eine verbreitete Formulierung, diese Wissenschaftsdisziplinen als Bezugswissenschaften der Logopädie/Sprachtherapie zu bezeichnen.

1.4.1 Medizin

In der Medizin, verstanden hier als Heilkunst einerseits und naturwissenschaftliche, forschende Disziplin andererseits (Ptok 2000), haben sich zunächst die Phoniatrie/Pädaudiologie und die Neurologie den Stimm-, Sprech- und Spracherkrankungen zugewandt. Beide Fachdisziplinen der Medizin haben sich aus Fortschritten der Anatomie und Physiologie am Übergang vom 19. zum 20. Jahrhundert entwickelt. Die Phoniatrie beschäftigte sich mit den Stimm-, Sprech- und Hörstörungen sowie der kindlichen Sprachentwicklung und deren Störung, während die Nervenheilkunde, vertreten u. a. durch Carl Wernicke und Paul Broca, nach der Lokalisation höherer geistiger Fähigkeiten suchte. Die rasante Entwicklung bildgebender Verfahren und neue Entwicklungen in der Informationstechnologie beförderten die Zusammenarbeit weiterer Wissenschaftsdisziplinen und die Entwicklung der Neuro- und Kognitionswissenschaften. Auch die Pädiatrie und ihre Subdisziplinen entwickelten einen eigenen Zugang zu den Sprach- und Sprechstörungen im Kindesalter und ihren Komorbiditäten.

Den medizinischen Teildisziplinen ist gemeinsam, dass ihr naturwissenschaftlicher, forschender Anteil auf Grundlagenwissen zur Beschreibung und Erklärung von Sprach-, Sprech-, Stimm- und Hörstörungen abzielt. Medizinische Forschung ist dabei als Grundlagenforschung und zunächst weniger als klinische Forschung zu verstehen. Störungen werden in nomologischen, überindividuellen Zusammenhängen beschrieben und durch naturwissenschaftlich-deterministische Gesetzmäßigkeiten erklärt. Effekte von Interventionen zeigen sich als Unterschiede zu den störungsbedingten Erwartungen, sind aber zunächst für die klinische Praxis und weniger für die Begründung und wissenschaftliche Reflexion der Interventionen von Interesse. Die theoretischen Grundlagen für die Beschreibung und Erklärung von Störungen entstammten also anfangs überwiegend den biomedizinischen Grundlagenfächern. Erst im Verlauf der Weiterentwicklung wurden sie v. a. um neurowissenschaftlich geprägte Theorien und Modelle wie z. B. Sprachverarbeitungsmodelle und Spracherwerbstheorien ergänzt und teilweise abgelöst.

Gleichzeitig gewinnt die klinische Epidemiologie und die daraus entstehende Bewegung der „evidenzbasierten Medizin" (EBM) einen so großen Einfluss auf das Gesamtgebiet der Medizin, dass von einem Paradigmenwechsel in der Medizin die Rede ist (Weßling 2011). In dem als Gründungsdokument der EBM bezeichneten Artikel der Evidence-Based Medicine Working Group von 1992 (zit. nach Weßling 2011, S. 34) heißt es:

> » Die EBM verlagert den Akzent bei der Angabe hinreichender Gründe im klinischen Entscheidungsprozess von der Intuition, der unsystematischen klinischen Erfahrung und der pathophysiologischen Rationale auf die Untersuchung von Evidenz aus klinischer Forschung.

Die EBM bezieht damit das Feld der klinischen Anwendung grundlagenwissenschaftlicher Erkenntnisse, d. h., die Heilkunde selbst in den Anspruch von Wissenschaftlichkeit ein. In der Entwicklung von Labormedizin, Bildgebung und Funktionsdiagnostik bzw. der Pharmakologie, der Strahlentherapie und der Operationslehre (Bollert 2009) hat sich die Medizin auch schon früher mit der wissenschaftlichen Begründung medizinischer Interventionen beschäftigt. Mit der EBM erhält die quantitative Outcome-Erfassung für die Begründung medizinischer Interventionen den Vorrang gegenüber der Begründung aus grundlagenorientierten

Zusammenhängen. Medizin als eine wesentliche Größe der Entstehungsgeschichte der Logopädie und eine der Bezugswissenschaften hat somit einen Paradigmenwechsel durchlaufen, der eine Erweiterung des wissenschaftlichen Anspruchs von der naturwissenschaftlich geprägten Erforschung von Krankheiten und Gesundheitsstörungen auf die Erforschung klinischer Interventionen vollzog. Für das Wissenschaftsverständnis der Logopädie ist vor diesem Hintergrund in ▶ Kap. 5 zu klären, auf welchen Gegenstandsbereich die Logopädie/Sprachtherapie einen Anspruch auf Wissenschaftlichkeit erhebt: Bezieht die Logopädie/Sprachtherapie Wissen über die bio-organischen Fähigkeiten und Störungen aus der Medizin und ihren (kommunikations- und schluckrelevanten) Teildisziplinen oder liefert die der EBM verpflichtete klinisch-medizinische Forschung das Theoriefundament?

1.4.2 Pädagogik

Die zweite Wurzel der Logopädie/Sprachtherapie, die in der historischen Betrachtung beschrieben wurde, liegt in der Pädagogik. In den sich im Laufe der Zeit ändernden Bezeichnungen des Teilgebiets der Pädagogik, das sich mit Sprach- und Sprechfähigkeiten und Beeinträchtigungen beschäftigt, zeigen sich Aspekte des Selbstverständnisses in diesem Gebiet: Der Bezug zur Heilkunde, der im anfänglich verwendeten Begriff Sprach**heil**pädagogik enthalten ist, hebt die heil-pädagogischen Möglichkeiten und das Veränderungspotenzial hervor und wird nach Lüdtke und Stitzinger (2015) durch ein medizinisches Denkmodell bestimmt. Der Begriff Sprachbehindertenpädagogik im Sinne von Knura (1980) dagegen stellt eher die mit einer Sprach- und Kommunikationsstörung verbundene Beeinträchtigung oder Gefährdung der Persönlichkeit und der sozialen Beziehungen in den Mittelpunkt. Die Sprachheilpädagogik wird dabei als Theorie und Praxis der besonderen Förderansätze für Sprachstörungen verstanden, während die Sprachbehindertenpädagogik eher die Theorie und Praxis von Bildung und Erziehung Sprachbehinderter meint. Diese Kategorisierung weist eine gewisse Nähe zur Unterteilung in eine schulische und eine außerschulische Sprachheilpädagogik auf, die bei Grohnfeldt (2007) verwendet wird. Auch bei Lüdtke und Stitzinger (2015) findet sich eine vergleichbare

Unterscheidung, wenn mit dem Begriff Pädagogik bei Beeinträchtigungen der Sprache und der Kommunikation sowohl Sprachpädagogik als auch pädagogische Sprachtherapie gefasst wird.

Gleichzeitig enthalten alle Begriffsvarianten den Hinweis auf die Pädagogik. Sprachstörungen und Sprachbehinderungen sind dabei durchaus medizinisch, psychologisch oder linguistisch beschreibbare Sachverhalte, die aber primär in ihrer personalen Wirklichkeit betrachtet und in Bildung und Erziehung pädagogisch relevant werden. Unter dem Begriff Sprachstörung wird dementsprechend eine Vielzahl von Praxisphänomenen behandelt, die in unterschiedlichen Paradigmen (medizinisches, behavioristisches oder konstruktivistisches Paradigma) terminologisch verschieden bezeichnet und als Beeinträchtigungen der Sprachlichkeit eines Individuums in deskriptiven Kategorien wie Sprachstörungen, Sprechstörungen, Redestörungen, Stimmstörungen und Schluckstörungen gefasst werden können (Lüdtke und Stitzinger 2015). Die Pädagogik wird in diesem Zusammenhang als Leitwissenschaft bezeichnet (Lüdtke und Stitzinger 2015), die die wesentlichen Denkmodelle für das Fachgebiet anbietet. Linguistik, Medizin und Psychologie werden zu Hilfswissenschaften (Grohnfeldt 2007; Grohnfeldt und Ritterfeld 2000), deren Erkenntnisse und Ansätze von der Integrationswissenschaft (Sprachheil- bzw. Sonder-) Pädagogik (Grohnfeldt 2007; Steiner 2002) rezipiert, analysiert, adaptiert und integriert werden.

Das wesentlich Pädagogische besteht in der Orientierung am Menschen in seiner Sprachlichkeit, der als Ausgangs- und Zielkategorie betrachtet wird, und eben nicht die Sprachstörung an sich. Das sprachlich beeinträchtigte Individuum im Bedingungsgefüge seiner Umgebung beschäftigt Vertreter der Sprachheilpädagogik in theoretischen, sprachpädagogischen Reflexionen von Bilden und Erziehen (Bahr und Lüdtke 2000) und in sprachdidaktischen Lehr-Lernprozessen in Bildungsinstitutionen und Bildungskontexten.

1.4.3 Linguistik

Der Begriff Linguistik wird hier in Anlehnung an den englischen und französischen Sprachgebrauch als Synonym für Sprachwissenschaft verwendet und meint das Gesamtgebiet der wissenschaftlichen

Betrachtung von Sprache (Bussmann 1990). Die Linguistik, die in den 1970er und 80er Jahren wesentlichen Einfluss auf die Logopädie und Sprachtherapie gewann (Huber 2013), vollzog in diesen Jahrzehnten selbst einen Paradigmenwechsel. Mit einer strukturalistischen, systemorientierten Betrachtung von Sprache reduzierte die Linguistik ihren Gegenstandsbereich auf Grammatik und Sprachkompetenz, ermöglichte durch diese Reduktion die Erarbeitung präziser Theorien und Modelle zur abstrakten Beschreibung der internen Struktur von Sprache und wurde damit zur geisteswissenschaftlichen Vorzeigewissenschaft (Auer 2013). Die dann folgende Hinwendung der Linguistik zu sprachlichem Handeln etwa in der Sprechakttheorie oder der „Gesprochene Sprache Forschung" und das Interesse an kognitiven Prozessen der Sprachverarbeitung in der kognitiven Linguistik (Schwarz 1996) eröffneten ein weites Feld empirischer Forschung. Klinische und patholinguistische Belege wurden zur Absicherung der Modellbildung herangezogen (Huber 2013) und trugen so zu den Theoriegrundlagen einer sprachwissenschaftlich fundierten Logopädie/Sprachtherapie bei. Empirisch gestützte Sprachverarbeitungsmodelle und weitere linguistische Theorien und Modelle wurden sowohl für die Beschreibung und Erklärung sprachlicher Fähigkeiten und Störungen genutzt als auch für die Ableitung von diagnostischen und therapeutischen Vorgehensweisen, d. h., die Fundierung logopädisch-sprachtherapeutischer Handlungen.

Aktuelle Weiterentwicklungen der Sprachwissenschaft in Richtung einer interaktionalen Linguistik, bei der die sprachlichen Strukturen nicht als vorfindlich, sondern als aus der sprachlichen Interaktion emergent und ko-konstruiert betrachtet werden, finden im deutschsprachigen Raum bisher nur punktuell Eingang in Diagnostik und Therapie (Springer 2006; Bauer und Auer 2009; Bongartz 1998).

1.4.4　Psychologie

Die Psychologie wird als Wissenschaft vom menschlichen Erleben und Verhalten bestimmt (Zimbardo und Gerrig 2008) und hat im Verlauf ihrer Entstehungsgeschichte eine Vielzahl von Teilgebieten ausgebildet wie beispielsweise die Entwicklungs-, Lern-, Persönlichkeits- oder klinische Psychologie, die eine gewisse Schnittmenge mit dem Gegenstand der Logopädie/Sprachtherapie aufweisen. Der Einfluss der Psychologie auf die Logopädie/Sprachtherapie zeigt sich in der Übernahme bestimmter Konzepte (z. B. Motivation, Resilienz) und einzelner Theorien (wie etwa Lern- oder Entwicklungstheorien), vor allem aber in der Anwendung psychologischer Methoden für die diagnostische Erfassung sprachlicher Merkmale und die statistische Evaluation von Interventionen. Während Diagnostik von Sprachstörungen anfangs noch als explizit psychologische Aufgabe reklamiert wurde (z. B. bei Grimm 1994) und die Bedeutung standardisierter Vorgehensweisen im Vergleich zu Beobachtung und linguistischer Analyse kontrovers diskutiert wurde (etwa bei Füssenich und Heidtmann (1987), zeigt die Zunahme an standardisierten Test- und Evaluationsverfahren (Beushausen 2007; Rausch 2003; Schröder und Stadie 2009) die derzeitige Akzeptanz des Konzept des „Messens" in Diagnostik und Therapie der Logopädie/Sprachtherapie.

1.4.5　Probleme der Logopädie/ Sprachtherapie mit dem Konzept der Bezugswissenschaften

Das aus den benachbarten Wissenschaftsdisziplinen bezogene Wissen der Logopädie/Sprachtherapie fundiert deren Störungsbereiche (Kommunikations- und Schluckstörungen) und Handlungsfelder (u. a. Diagnostik, Therapie, Beratung, Prävention) in jeweils unterschiedlichem Ausmaß. ◘ Tab. 1.2 skizziert grob, aus welchen Wissenschaftsdisziplinen theoretische Grundlagen für die verschiedenen Störungsbereiche und Handlungsfelder der Logopädie/Sprachtherapie herangezogen werden. Diese Darstellung verweist trotz der Vereinfachung und ohne Anspruch auf Vollständigkeit darauf, dass keine Wissenschaftsdisziplin alle Bereiche der Logopädie/Sprachtherapie vollständig abdeckt. Gleichzeitig wird deutlich, dass verschiedene Wissenschaftsdisziplinen für den gleichen Bereich unterschiedliche theoretische Grundlagen anbieten.

Duchan (2004) spricht von Interpretationsrahmen, in denen Ausschnitte der Wirklichkeit gesehen werden, und versteht darunter die konzeptuelle Struktur, die für die Rekonstruktion und Deutung der Wirklichkeit genutzt wird. Die unterschiedlichen Wissenschaftsdisziplinen liefern unterschiedliche

◻ Tab. 1.2 Zusammenschau wissenschaftsdisziplinärer Grundlagen

	Medizin	Pädagogik	Linguistik	Psychologie
Störungsbereich				
Sprache	Neuro- und kognitionswissenschaftliche Grundlagen	Sprachlichkeit des Menschen Konstruktivistisches Paradigma, bezogen auf Menschen mit Beeinträchtigungen der Sprache und der Kommunikation	Strukturalistische, handlungs- und gebrauchstheoretische und psycholinguistische Grundlagen; interaktional-linguistische und gesprächslinguistische Grundlagen	Entwicklungspsychologische Grundlagen, sprachpsychologische und sozialpsychologische Grundlagen
Sprechen	Anatomisches, physiologische, pathophysiologisches und klinisches Wissen		Phonetische Grundlagen	
Stimme	Grundlagen der Phoniatrie			
Schlucken	Anatomisches, physiologische, pathophysiologisches und klinisches Wissen insbesondere der Neurologie und Hals-Nasen-Ohrenheilkunde			
Handlungsfelder				
Diagnostik/ Evaluation	Klinische Chemie, Labormedizin (Klinische) Radiologie (Bildgebung), internistische Funktionsdiagnostik EBM	Förderdiagnostik	Modellorientierte Diagnostik/ Therapieevaluation	Psychometrie, Testtheorie
Therapie/ Rehabilitation	Pharmakologie, Strahlentherapie, Operationslehre EBM Klinische Forschung	Sprachtherapie-didaktik, die zwischen spracherwerbstheoretischen, medizinischen und linguistischen Theoriegrundlagen vermittelt Inklusion	Modellorientierte Therapie	Bewältigungsforschung, Krankheitsverarbeitungsmodelle
Beratung	Hier nicht weiter untersucht	Hier nicht weiter untersucht	Konversationsanalytische Theoriegrundlagen	Humanistisch/ psychotherapeutische Techniken
Prävention	Epidemiologische Grundlagen			Gesundheitspsychologische Modelle
Wissenschaft und Forschung	Naturwissenschaftlich, empirisch-quantitative Orientierung	Geistes- bzw. kulturwissenschaftlich, quantitative und qualitative Ansätze	Geisteswissenschaftliche Herkunft, quantitative Ansätze im Kontext von Modellorientierung	Überwiegend naturwissenschaftlich, empirisch-quantitative Orientierung

Interpretationsrahmen und bieten disziplinäre Perspektiven an, in denen Beobachtungen gedeutet werden. Interpretationsrahmen können komplementär und vereinbar sein, können aber auch in Konflikt zueinander stehen. Beispielsweise fordert eine objektive, psychometrische Diagnostik ein standardisiertes Vorgehen, während eine subjektorientierte Förderdiagnostik individuelle Lernvoraussetzungen und -bedingungen erfassen soll, um nicht nur Defizite, sondern auch Ressourcen und Ansatzpunkte für Förderung festzustellen. Konflikte zwischen Interpretationsrahmen können nach Duchan durch Reflexion hinsichtlich ihrer Eignung für einen bestimmten Ausschnitt der Wirklichkeit evaluiert und aufgelöst werden. Nach Bollert et al. (2009) werden benachbarte Wissenschaftsdisziplinen dann zu Bezugsdisziplinen, wenn ihre Konzepte, Modelle und Theorien von der bezugnehmenden Disziplin nicht bloß „ungebrochen" transferiert werden. Jeder „Theorieimport" muss nicht nur wissenschaftlich reflektiert werden, sondern darüber hinaus gegenstandsangemessen adaptiert, verändert und im neuen Anwendungsbereich empirisch überprüft werden.

Als weitere Möglichkeit des Umgangs mit den verschiedenen Bezugsdisziplinen und der Integration bezugswissenschaftlicher Erkenntnisse schlägt Grohnfeldt (2012) die Orientierung an der bereits erwähnten ICF vor (vgl. ▶ Abschn. 1.2). Die ICF bietet nicht nur ein weltweit einheitliches Kategoriensystem, das den Datenvergleich zwischen Ländern ermöglicht und als Grundlage für ein systematisches Verschlüsselungssystem dient, sondern spiegelt auch ein verändertes Verständnis von Gesundheit, Krankheit und Behinderung wider. Faktoren, die die Ausprägung von Gesundheit und Krankheit individuell und kollektiv beeinflussen, wie etwa sozioökonomische und kulturelle Bedingungen (u. a. Bildung, Arbeit, Umwelt- und Verbraucherschutz, Gesundheitsversorgung), Gesundheitsverhalten, soziale Beziehungen, Alter, Geschlecht und Konstitution, werden inzwischen in die Betrachtung einbezogen (Klemperer 2011). Das biopsychosoziale Modell der ICF ermöglicht es, die Wechselwirkung zwischen der individuellen Ausprägung eines Gesundheitsproblems und den Kontextfaktoren eines individuellen Lebenshintergrunds zu modellieren. Neben diesem Modell gibt es weitere Vorschläge, die zusätzliche Aspekte einbeziehen oder Gesundheit und Krankheit

anders abbilden. Das biopsychosoziale Modell bei Egger (2005) etwa berücksichtigt auf systemtheoretischer Grundlage neben den objektiven Faktoren zur Bestimmung von Gesundheit und Krankheit auch die subjektive Wahrnehmung der Betroffenen. Das Salutogenese-Modell von Antonovsky (1997) rekonstruiert die Entstehungsbedingungen von Gesundheit und hat die Handlungsfelder von Gesundheitsförderung, Prävention und Rehabilitation beeinflusst (Bengel et al. 2001; Klemperer 2011). Wegen der weiten Verbreitung bietet sich das biopsychosoziale Modell der ICF als gemeinsame Kommunikationsgrundlage an für die unterschiedlichen Wissenschaftsdisziplinen, die verschiedene Ausschnitte im Gegenstandsbereich von Gesundheit und Krankheit bearbeiten. Ob es für den Gegenstandsbereich der Logopädie/Sprachtherapie das am besten geeignete Modell ist, wäre noch zu zeigen.

Schließlich könnten Eklektizismus und Konflikte in disziplinären Deutungsmustern im Theoriefundament der Logopädie/Sprachtherapie dadurch aufgelöst werden, dass die Aufgaben der Logopädie/Sprachtherapie insgesamt als Techniken und als „Handwerk" beschrieben werden, die dem Zweck dienen, Kommunikations- und Schluckfähigkeiten wiederherzustellen oder zu erhalten (Schulz 2009). In dieser Sichtweise müssen die Techniken selbst nicht theoretisch abgebildet werden, sondern können aus den jeweils disziplinär entwickelten Theoriegebäuden abgeleitet werden. Maßnahmen der Stimmtherapie beispielsweise können aus den Entstehungsbedingungen einer hyper- oder hypofunktionellen Stimmstörung abgeleitet und als Entspannungs-, Haltungs-, Atem- und Phonationsübungen den individuellen Bedarfen entsprechend zusammengestellt werden. Dem erweiterte Anspruch an Wissenschaftlichkeit in der Wissensgesellschaft, wie er sich im Gesundheitswesen vor allem als EBM artikuliert, kann durch den Nachweis von Wirksamkeit entsprochen werden. Die therapeutische Interaktion selbst muss in dieser Perspektive aber nicht zum Gegenstand einer Wissenschaft werden. Wenn man Logopädie/Sprachtherapie ausschließlich als eine Menge an Techniken betrachtet und nicht als Praxis im aristotelischen Sinn, also als einen Zustand, in dem sich für ein Subjekt das gute, gelingende und ethisch richtige Leben ereignet (Schulz 2009), wird die ethische Verantwortung der an der gesundheitsbezogenen Intervention Beteiligten und die Begegnung zweier autonomer Subjekte aus der Betrachtung ausgeschlossen.

Damit wird das Problem von widersprüchlichen Deutungsmustern zwar aufgelöst, aber gleichzeitig entsteht, neben anderen (vgl. Schulz 2009), auch das Problem, dass die Weiterentwicklung der Logopädie/Sprachtherapie von Entwicklungen der jeweiligen Bezugsdisziplinen abhängt. In der Konsequenz können Fragen, die im Anwendungsbezug auftauchen, daher nicht als logopädisch/sprachtherapeutische Fragen wissenschaftlich-theoretisch rekonstruiert und empirisch untersucht werden. Vielmehr müssten Erkenntnisse der Bezugsdisziplinen abgewartet werden, mit denen Lösungen für die entstandene Problemstellung begründet werden könnten. In diesem Sinne wäre eine Logopädie/Sprachtherapie, die Erklärungen und Begründungen für das eigene Anwendungsgebiet ausschließlich aus den Bezugsdisziplinen importiert, eine Einbahnstraße für Erkenntnisfortschritte und nicht aus sich heraus innovationsfähig. Alternativ könnte die Logopädie/Sprachtherapie beanspruchen, selbst Wissenschaft zu sein, mit einem eigenen Theoriefundament und empirischen Nachweisen für die Gültigkeit von Konzepten, Modellen und theoriegeleiteten Wirksamkeitserwartungen, die in ihrer Gesamtheit den eigenen Gegenstandsbereich abbilden.

1.5   Logopädie als Wissenschaft

In allen Ländern Europas und in den meisten Ländern der Welt werden Logopädinnen/Sprachtherapeutinnen an Hochschulen akademisch qualifiziert. Stark verkürzt kann damit die Argumentation von Ringel et al. (1984) aufgegriffen werden, wonach soziale Strukturen (etwa Professuren, Studiengänge) und das Verhalten von Forschern (im Sinne guter, wissenschaftlicher Praxis) auch für die Logopädie/Sprachtherapie den Nachweis bedeuten, wissenschaftlich zu sein. In Deutschland gibt es immer noch eine einflussreiche bildungspolitische Position, wonach eine berufsfachschulische Ausbildung für logopädisch/sprachtherapeutische Handlungsfelder für angemessen gehalten wird, möglicherweise sogar besser geeignet sei als eine der Theorie verpflichtete hochschulische Qualifikation. Diese

bildungspolitische Positionierung geht davon aus, dass die Tätigkeit in den Handlungsfeldern durch Wissen aus den Bezugsdisziplinen fundiert werden kann, wie es im vorherigen Abschnitt erläutert wurde, und dass die Ausübung der als Techniken verstandenen Maßnahmen ohnehin durch „Einüben" erlernt werden müsse. Eine eigene Wissenschaftlichkeit der Logopädie/Sprachtherapie im Sinne von Ringel et al. (1984) ist danach nicht erforderlich. Im Unterschied dazu wird international argumentiert, worin „Wissenschaftlichkeit" in der Logopädie/Sprachtherapie besteht. Neben der Existenz akademischer Strukturen und der Produktion logopädie-/sprachtherapiespezifischer Forschung gibt es international zwei Argumentationsstränge für die Wissenschaftlichkeit von Logopädie/Sprachtherapie.

Im ersten Argumentationsstrang geht es um das Verhältnis von Theorie und klinischer Praxis in der Logopädie/Sprachtherapie. Theorie wird dabei als die systematisch geordnete Gesamtheit der Modelle, Konzepte und Theorien in einem Gegenstandsbereich verstanden, die handlungsleitend sowohl die Forschung in diesem Gegenstandsbereich als auch die klinische Praxis fundiert. Für das Verhältnis von Theorie und Forschung ist diese Fundierung unbestritten. Schon bei Kant findet sich die Aussage, wonach Erfahrung ohne Begriffe blind, Begriffe ohne Erfahrung leer seien (Schülein und Reitze 2005). Darüber hinaus wird Theorie aber auch als Fundament für die logopädisch/sprachtherapeutischen Handlungsfelder verstanden. Forschend oder klinisch-therapeutisch tätig zu sein sind zwei unterscheidbare Rollen, die aber auf dem gleichen Fundament ausgeübt werden. Lum (2002) nennt die Rolle des auf wissenschaftlicher Grundlage tätigen klinischen Therapeuten „Scientific Clinician". Haynes und Johnson (2009) verwenden den Begriff „Clinician Researcher" und beschreiben Forschung und klinische Tätigkeit als zwei Seiten der gleichen Medaille. Sie verstehen Diagnostik und Therapie als forschende Tätigkeit und zeigen die Parallelität zwischen den Teilprozessen von Diagnostik bzw. Therapie einerseits und Forschung andererseits. Siegel spricht von „science as a model of therapy" (1987, S. 306). Klinisch-therapeutische Tätigkeit ist in der ersten Argumentation als wissenschaftlich zu charakterisieren, weil sie auf dem gleichen wissenschaftlichen Fundament agiert wie logopädisch/sprachtherapeutische

Forschung und weil sie durch eine wissenschaftliche Grundhaltung von Skepsis, Methodizität und Suche nach Objektivität ihrer Erkenntnisse bestimmt ist.

Im zweiten Argumentationsstrang geht es um die Frage, ob Logopädie selbst Wissenschaft sei (Siegel und Ingham 1987). Wissenschaft ist dabei als eine Fachdisziplin zu verstehen, die ein einzigartiges, von anderen Disziplinen abgrenzbares Wissensgebäude aus in Theorien geordneten Erkenntnissen hervorgebracht hat und in ihren Forschungsbemühungen im Sinne von Kuhn (1976) durch ein gemeinsames Paradigma zusammengehalten wird. In den 1980er Jahren wurde konstatiert (Ringel et al. 1984), dass Logopädie/Sprachtherapie in diesem Sinn keine eigene, autonome Wissenschaft sei. Gleichzeitig wurde in Frage gestellt (Siegel und Ingham 1987), ob der Rückgriff auf das Kuhn'sche Verständnis von wissenschaftlichem Paradigma für die Logopädie/Sprachtherapie erforderlich sei. Logopädie/Sprachtherapie verstehe sich als Verhaltenswissenschaft und werde darüber hinaus durch den Fokus auf das Gebiet von Kommunikationsstörungen zusammengehalten. Die Übersicht in ◨ Tab. 1.1 stellt aber in Frage, ob diese Einheitlichkeit im wissenschaftlichen Fundament für die deutsche Logopädie/Sprachtherapie tatsächlich in den Verhaltenswissenschaften zu finden ist.

Führt man beide Argumentationsstränge zusammen, ist Logopädie/Sprachtherapie als angewandte Wissenschaft im Gebiet der auf Kommunikations- und Schluckstörungen bezogenen Interventionen zu bestimmen, die sich auf ein noch näher zu bestimmendes wissenschaftliches Fundament von theoretischen und empirischen Grundlagen stützt. Nach Johnston (1983) muss ein solches Fundament theoretische Grundlagen umfassen

- für die Charakteristik von Kommunikations- und Schluckfähigkeiten,
- für die Charakteristik von Störungen,
- für die Charakteristik von interventionsbezogenen Veränderungen und
- für die Rolle der Therapeutin.

Es ist fraglich, ob eine solche umfassende Theorie angesichts der Heterogenität der bisher entwickelten theoretischen Vorstellungen beispielsweise zu den verschiedenen Störungsbildern überhaupt möglich ist. Für Teilbereiche ist es umso dringlicher,

auf Theorien „mittlerer Reichweite" zurückzugreifen und eine „Intertheoretik" zu entwickeln, mit der nicht die Theoriegebäude ganzer Disziplinen, sondern lediglich Ausschnitte im Sinne von Theorien mittlerer Reichweite verbunden werden (Bollert et al. 2009; Willimczik et al. 2009). Beispielsweise können Fähigkeiten der menschlichen Kommunikation durch psycholinguistische Modelle der Sprachverarbeitung theoretisch abgebildet und empirisch geprüft werden. Spezifische neurologisch bedingte Sprachstörungen, wie etwa Sprachabbau bei Demenz, können mit Hilfe medizinischer Krankheitslehre oder durch psycholinguistische Modelle beschrieben und erklärt werden. Für die Erklärung von Therapiefortschritten können neben Lerntheorien auch hirnphysiologische Kompensationsmechanismen herangezogen werden.

Empirische Forschung in der Logopädie/Sprachtherapie müsste sich danach nicht allein auf Nachweise von Wirksamkeit beziehen, sondern auch die Angemessenheit von Theorien und Modellen sehr unterschiedlicher wissenschaftsdisziplinärer Herkunft für umschriebene Ausschnitte der Logopädie/Sprachtherapie wie etwa die Rolle der Therapeutin oder die Charakteristik der interventionsinduzierten Veränderung untersuchen. Durch einen derart erweiterten Blick und solche Forschungsarbeiten sind Erkenntnisse über Einflussfaktoren auf die Interventionen und deren Outcome zu erwarten, die wiederum bestimmte Modifikationen theoretisch und empirisch begründen könnten.

1.6 Desiderate

Die Frage nach dem Verhältnis von Wissenschaft und Logopädie/Sprachtherapie in Deutschland ist ausgehend von einer historischen Betrachtung über die Skizzierung der Beiträge von Nachbardisziplinen und internationale Perspektiven beantwortet worden. Im Ergebnis ist in Umrissen eine Disziplin Logopädie/Sprachtherapie zu erkennen, die beansprucht, eine angewandte Wissenschaft zu sein, und sich auch in Deutschland auf dem Weg dorthin befindet. Der aktuelle Entwicklungsstand kann im Rahmen dieses Kapitels nicht mehr im Einzelnen analysiert werden. Die Hinweise auf Wissenschaftlichkeit der Logopädie/Sprachtherapie in

Deutschland, die in den vorangegangenen Abschnitten herausgearbeitet wurden, werden abschließend noch einmal aufgelistet und in Hinblick auf ihr Entwicklungspotenzial für eine Logopädie-/Sprachtherapiewissenschaft betrachtet.

- Wissenschaft, verstanden als Produkt des Zusammenwirkens von Theoriebildung und empirischer Forschung, bildet die gemeinsame Grundlage für klinisch-therapeutische Versorgung wie auch Forschung. Ein Verständnis von Logopädie/Sprachtherapie als bloße Ausübung von Techniken ist damit nicht vereinbar.
- In der Logopädie-/Sprachtherapiewissenschaft werden nicht nur Fähigkeiten bzw. Störungen theoretisch gefasst, sondern auch die verschiedenen Interventionen und die Rolle der Therapeutin. Damit ist nicht nur eine Störungsbildtheorie erforderlich, die die Charakteristik von Fähigkeiten und Störungen beschreibt und erklärt, sondern auch eine Interventionstheorie, die die Charakteristik der Veränderungen beschreibt und erklärt. Wie die Rolle der Therapeutin als Einflussgröße logopädisch/sprachtherapeutischer Interventionen theoretisch bestimmt und erklärt werden kann, sollte ebenfalls Gegenstand einer wissenschaftlichen Logopädie/Sprachtherapie sein.
- Das bisher sehr disparate theoretische Fundament (vgl. ◘ Tab. 1.1) und die damit verbundenen potenziellen Konflikte der theoretischen Interpretationsrahmen können durch eine explizite Reflexion von theoretischen Bezügen und empirischen Methoden produktiv bearbeitet und mit Hilfe von Theorien mittlerer Reichweite systematisiert werden. Die Ergebnisse der Reflexionsprozesse sollten zur Weiterentwicklung der Konsistenz der Logopädie/Sprachtherapie in den wissenschaftlichen Diskurs eingebracht werden. Das so bearbeitete spezifische Theoriefundament der Logopädie/Sprachtherapie bildet den Hintergrund für die wissenschaftlichen Reflexionen der Praktiker und hat somit Auswirkungen auf klinisch-therapeutische Handlungen der Logopädie/Sprachtherapie.
- Bei einer expliziten und reflektierten Bezugnahme auf Theorien aus Nachbardisziplinen, bei der die Kompatibilität oder Widersprüchlichkeit von Interpretationsrahmen offengelegt wird, können nicht nur Auswirkungen auf das klinisch-therapeutische Handeln, sondern auch auf Interdisziplinarität erwartet werden. Für die mit Gesundheit, Krankheit und Behinderung beschäftigten Disziplinen, u. a. die Logopädie/Sprachtherapie, ermöglicht eine solche Auseinandersetzung die Entwicklung eines geteilten oder zumindest anschlussfähigen Theoriefundaments, das durch Forschungs- wie auch durch Versorgungsdaten empirisch geprüft werden kann.
- Das in der ICF enthaltene biopsychosoziale Verständnis von Gesundheit und Krankheit ist eines von verschiedenen Modellen, das hinsichtlich der Eignung für die Kommunikations- und Schluckfähigkeiten zu diskutieren und gegebenenfalls zu ergänzen ist. Dabei ist insbesondere zu berücksichtigen, dass die sachbezogene Versorgungslogik eine dichotome Unterscheidung von gesund bzw. normal und krank bzw. gestört benötigt, während theoretisch von einem bipolaren Kontinuum zwischen den Polen „gesund" und „krank" ausgegangen wird bzw. in einem orthogonalen Verständnis neben der objektiven Bestimmung von „gesund" und „krank" zusätzlich die subjektive Sichtweise einbezogen wird. Eine solche Weiterentwicklung humanwissenschaftlicher Konstrukte eröffnet auch neue Perspektiven für die Interaktion mit den Menschen, die klinisch-therapeutische Interventionen in Anspruch nehmen. Hier sind Fragen nach Verantwortung und Entscheidungsfindung zu bearbeiten, von denen Auswirkungen auf das therapeutische Selbstverständnis, auf das Verständnis von „Patienten" und auf die Art des Zusammenwirkens zwischen den Subjekten in der Intervention zu erwarten sind.
- Innovationen in der Logopädie/Sprachtherapie werden denkbar als Ableitungen oder Adaptionen von Modellen und Theorien benachbarter Wissenschaftsdisziplinen, die in das aufgearbeitete, systematisierte und explizit reflektierte Theoriefundament der Logopädie/Sprachtherapie eingearbeitet und für die klinisch-therapeutische Versorgung genutzt werden können.

Literatur

Antonovsky A (1997) Salutogenese: Zur Entmystifizierung der Gesundheit. dgvt, Tübingen

ASHA (2016) Scope of Practice in Speech-Language Pathology. http://www.asha.org/uploadedFiles/SP2016–00343.pdf. Zugegriffen: 28.2.2017

Auer P (2013) Paradigmen der Sprachwissenschaft. In: Auer P (Hrsg) Sprachwissenschaft. Grammatik – Interaktion – Kognition. J.B. Metzler, Stuttgart, S 25–38

Bahr U, Lüdtke U (2000) Pädagogik. In: Grohnfeldt M (Hrsg) Lehrbuch der Sprachheilpädagogik und Logopädie, Bd 1: Selbstverständnis und theoretische Grundlagen. Kohlhammer, Stuttgart, S 79–115

Bauer A, Auer P (2009) Aphasie im Alltag. Thieme, Stuttgart

Bengel J, Strittmacher R, Willmann (2001) Was erhält Menschen gesund? Antonovskys Modell der Salutogenese – Diskussionsstand und Stellenwert. Eine Expertise. BZgA, Köln

Beushausen U (2007) Testhandbuch Sprache: Diagnostikverfahren in der Logopädie und Sprachtherapie. Hans Huber, Bern

Bollert G, Erhardt T, Geuter G, Hucklenbroich P, Willimczik K, Zalpour, C (2009) Bezugswissenschaften der Physiotherapie: Medizin und Sportwissenschaft. physioscience 5: 76–85

Bongartz R (1998) Kommunikationstherapie mit Aphasikern und Angehörigen. Thieme, Stuttgart

Brauer T, Tesak J (2003) Logopädie. Was ist das? Eine Einführung mit Tonbeispielen. Schulz-Kirchner, Idstein

Bundesagentur für Arbeit (2016) Berufenet Steckbrief Logopäde/Logopädin. http://planet-beruf.de/fileadmin/assets/PDF/BKB/8764.pdf: Zugegriffen: 28.2.2017

Burmester B (1991) Ausbildungsvergleich von Sprachtherapeuten. Universität Lüneburg, Lüneburg

Bußmann H (1990) Lexikon der Sprachwissenschaft, 2, völlig neu bearb. Aufl. Kröner, Stuttgart

CPLOL (2011) Speech and Language Therapy. http://www.cplol.eu/profession/general-info.html. Zugegriffen: 28.2.2017

dbl (2011) Definition Logopädie. http://www.dbl-ev.de/service/meldungen/einzelansicht/article/definition-der-logopaedie-ergebnis-einer-internationalen-zusammenarbeit-auf-cplol-ebene.html. Zugegriffen: 28.2.2017

Duchan JF (2004) Framework in Language and Literacy. How Theory Informs Practice. The Guilford Press, New York

Egger JW (2005) Das biopsychosoziale Krankheitsmodell. Grundzüge eines wissenschaftlich begründeten ganzheitlichen Verständnisses von Krankheit. Psychologische Medizin 16(2): 3–12

Fröschels E (1913) Lehrbuch der Sprachheilkunde (Logopädie). Deuticke, Leipzig

Füssenich I, Heidtmann H (1987) Probleme bei der Diagnose dysgrammatisch sprechender Kinder. In: Füssenich I, Gläss B (Hrsg) Dysgrammatismus. 2, erw. Aufl. Edition Schindele, Heidelberg, S 13–48

Grimm H (1994) Sprachentwicklungsstörung: Diagnose und Konsequenzen für die Therapie. In: Grimm H, Weinert S (Hrsg) Interventionen bei sprachgestörten Kindern. Gustav Fischer, Stuttgart, S 3–32

Grohnfeldt M (2013) 100 Jahre Logopädie. Die Logopädie im Kontext der sprachtherapeutischen Berufe in Deutschland. Forum Logopädie 27(5): 6–11

Grohnfeldt M (2012) Grundlagen der Sprachtherapie und Logopädie. Ernst Reinhardt, München

Grohnfeldt M (2009) Zur Geschichte des Sprachheilwesens in Deutschland. Sprache Stimme Gehör 33: 39–45

Grohnfeldt M (2007) Sprachheilpädagogik. In: Grohnfeldt M (Hrsg) Lexikon der Sprachtherapie. Kohlhammer, Stuttgart, S 308–311

Grohnfeldt M, Ritterfeld U (2000) Grundlagen der Sprachheilpädagogik und Logopädie. In: Grohnfeldt M (Hrsg) Lehrbuch der Sprachheilpädagogik und Logopädie. Band 1: Selbstverständnis und theoretische Grundlagen. Kohlhammer, Stuttgart, S 15–46

Haynes WO, Johnson CE (2009) Understanding Research and Evidence-Based Practice in Communication Disorders. Pearson, Boston

Huber W (2013) Akademisierung der Logopädie in Konkurrenz und Kooperation mit akademischer Sprachtherapie. Forum Logopädie 27(1): 30–33

IALP (2009) Revised IALP Guidelines for Initial Education of SLT. http://ialpasoc.info/sites/default/files/Revised %20IALP %20Guldelines %20for %20Initial %20Education %20of %20SLT.pdf. Zugegriffen: 28.2.2017

Johnston JR (1983) What is Language Intervention? The Role of Theory. In: Miller J, Yoder, D, Schiefelbusch R (eds) Contemporary Issues in Language Intervention. ASHA Reports 12: 52–57

Klemperer D (2011) Sozialmedizin und Public Health – Lehrbuch für Gesundheits– und Sozialberufe. Hans Huber, Bern

Knebel U von (2013) 100 Jahre Sprachheilschule – Errungenschaften und Anforderungen an sprachbehindertenpädagogische Fachlichkeit in der Schule. Praxis Sprache 4: 227–234

Knura G (1980) Grundfragen der Sprachbehindertenpädagogik. In: Knura G, Neumann B (Hrsg) Handbuch der Sonderpädagogik. Band 7: Pädagogik der Sprachbehinderten. Marhold, Berlin, S 3–66

Kuhn TS (1976) Die Struktur wissenschaftlicher Revolutionen. Suhrkamp Taschenbuch Wissenschaft, Frankfurt a.M.

Lüdtke UM, Stitzinger M (2015) Pädagogik der Beeinträchtigungen der Sprache. Ernst Reinhardt, München

Lum C (2002) Scientific Thinking in Speech and Language Therapy. Lawrence Erlbaum, Mahwah NJ

Macha-Krau H (1993) Die Entwicklung der Logopädie. Forum Logopädie 4/93: 11–14

Ptok M (2000) Medizin. In: Grohnfeldt M (Hrsg) Lehrbuch der Sprachheilpädagogik und Logopädie, Bd 1: Selbstverständnis und theoretische Grundlagen. Kohlhammer, Stuttgart, S 169–183

Rausch M (2017) Logopädie. In: Deutscher Verein für öffentliche und private Fürsorge e.V. (Hrsg) Fachlexikon der

Sozialen Arbeit. 8, völlig überarb. und aktual. Aufl. Baden-Baden, Nomos, S 564–565

Rausch M (2003) Linguistische Gesprächsanalyse in der Diagnostik des Sprachverstehens von Kindern am Beginn der expressiven Sprachentwicklung. Schulz Kirchner, Idstein

Rausch M, Schrey-Dern D (2007) Logopädie. In: Grohnfeldt M (Hrsg) Lexikon der Sprachtherapie. Kohlhammer, Stuttgart, S 184–186

Ringel RL, Trachtman LE, Prutting C (1984) The Science in Human Communication Science. ASHA 26: 33–37

Schrey-Dern D (1999) Konzeption eines interdisziplinär ausgerichteten Studiengangs Logopädie. In: Deutscher Bundesverband für Logopädie (Hrsg) Logopädie braucht wissenschaftliche Kompetenz. Plädoyer für eine Hochschulausbildung. Schulz-Kirchner, Idstein, S 71–78

Schröder A, Stadie N (2009) Kognitiv orientierte Sprachtherapie. Methoden, Material und Evaluation für Aphasie, Dyslexie und Dysgraphie. Urban, Fischer, München

Schülein JA, Reitze S (2005) Wissenschaftstheorie für Einsteiger, 2. Aufl. Facultas, Wien

Schulz P (2009) Ist Logopädie eine Praxis? Ein Diskussionsbeitrag aus philosophischer Perspektive zur Entwicklung eines autonomen Selbstverständnisses der Logopädie. Forum Logopädie 23(6): 34–38

Schwarz M (1996) Einführung in die kognitive Linguistik. 2, überarb. und aktual. Aufl. Francke, Tübingen

Siegel GM (1987) The Limits of Science in Communication Disorders. Journal of Speech and Hearing Disorders 52: 306–312

Siegel GM, Ingham RJ (1987) Theory and Science in Communication Disorders. Journal of Speech and Hearing Disorders 52: 99–104

Springer L (2006) Medienspezifische Sprachperformanz. Eine empirische Studie mit Agrammatikern und Sprachgesunden. Schulz-Kirchner, Idstein

Steiner J (2002) Theorie der Sprachtherapie und wissenschaftliches Selbstverständnis. Logos Interdisziplinär 10(4): 244–250

Weßling H (2011) Theorie der klinischen Evidenz. Versuch einer Kritik der Evidenzbasierten Medizin. Lit Verlag, Berlin

Willimczik K, Bollert G, Geuter, G (2009) Bezugswissenschaften der Physiotherapie: Philosophie – Mutter aller Wissenschaften. physioscience 5: 27–33

Zimbardo PG, Gerrig RJ (2008) Psychologie. 18, aktual. Aufl. Addison-Wesley, Bonn

Komplementäre Studiendesigns zur Evidenzbasierung in der Bildungswissenschaft

Pawel R. Kulawiak, Jürgen Wilbert

© Springer-Verlag GmbH Deutschland 2018
R. Haring, J. Siegmüller (Hrsg.), *Evidenzbasierte Praxis in den Gesundheitsberufen*,
https://doi.org/10.1007/978-3-662-55377-0_2

2.1 Evidenzbasierung in den Bildungswissenschaften

Der vorliegende Beitrag möchte ausgehend von der Darlegung zweier bildungswissenschaftlicher Evidenzbeurteilungsrichtlinien die aktuelle Diskussion um den experimentellen Wirksamkeitsnachweis nachzeichnen. Dabei wird insbesondere auf die Bedeutung des Wirksamkeitsbegriffs eingegangen und verdeutlicht, dass mittels unterschiedlicher Forschungsansätze auch unterschiedliche sowie komplementäre Dimensionen (bzw. Qualitäten) der Wirksamkeit pädagogischer Handlungen erforscht werden können. Dabei kann aus pädagogischer Sicht der Begriff der evidenzbasierten Praxis wie folgt aufgefasst werden:

> The term evidence-based practices represents a systematic approach to determining which research-based practices are supported by a sufficient number of research studies that (a) are of high methodological quality, (b) use appropriate research designs that allow for assessment of effectiveness, and (c) demonstrate meaningful effect sizes such that they merit educators' trust that the practice works.
> (Cook et al. 2012, S. 495)

Der wissenschaftliche Nachweis über die Wirksamkeit (Effektivität) einer pädagogischen Handlung stellt demnach eine zentrale Handlungsmaxime der Evidenzbasierung dar. Die effektive Förderung eines Kindes (z. B. beim Erwerb des Schreibens oder dem Erlernen sozialer Kompetenzen) ist daher das Ziel einer evidenzbasierten pädagogischen Maßnahme (z. B. die Anwendung einer Unterrichtsmethode oder die Durchführung einer Lerntherapie). Dabei wird seit über einer Dekade die Kritik geäußert, dass pädagogische Handlungen vielfach eben nicht auf wissenschaftlichen Wirksamkeitsnachweisen, sondern auf tradierten Praktiken sowie ideologischen Überzeugungen basieren (Kavale und Mostert 2003; Slavin 2002). Wie schon deutlich früher in anderen Disziplinen (z. B. der Medizin), wurde daher auch in pädagogischen Handlungsfeldern der Ruf nach evidenzbasierten Handlungsempfehlungen deutlich (Slavin 2002). Befürworter der Evidenzbasierung plädieren

für eine stärkere empirische und vor allem experimentelle Ausrichtung der pädagogischen Forschung (Slavin 2002).

Hieraus ergibt sich die Frage, wie die Wirksamkeit einer pädagogischen Handlung festgestellt werden kann bzw. welche Kriterien zur Beurteilung der Wirksamkeit einer pädagogischen Handlung herangezogen werden sollten. Gemäß dem obigen Zitat können mehrere Anforderungen an den wissenschaftlichen Wirksamkeitsnachweis gestellt werden: die Anzahl empirischer Studien (die eine Wirksamkeit nachweisen), die methodologische Qualität der Studien, die Angemessenheit der Studiendesigns bezüglich der Aufklärung der Wirksamkeit sowie die Stärke des Wirksamkeitsnachweises in Form von statistischen Effektstärken.

Eine häufig angewandte Evidenzbeurteilungsrichtlinie, welche für den Einsatz in pädagogischen Handlungsfeldern entwickelt wurde, ist die *Best Evidence Encyclopedia* (BEE). Hinsichtlich der Beurteilung der empirischen Befunde weist die BEE-Richtlinie eine klare hierarchische Ordnung auf (von höchste bis limitierte Evidenzgüte):

- „**Strong Evidence of Effectiveness**: At least one large randomized or randomized quasi-experimental study and one additional large qualifying study, or multiple smaller studies, with a combined sample size of 500 and an overall weighted mean effect size of at least +0.20.
- **Moderate Evidence of Effectiveness**: Two large matched studies, or multiple smaller studies with a collective sample size of 500 students, with a weighted mean effect size of at least +0.20.
- **Limited Evidence of Effectiveness: Strong Evidence of Modest Effects**: Studies meet the criteria for 'Moderate Evidence of Effectiveness' except that the weighted mean effect size is +0.10 to +0.19.
- **Limited Evidence of Effectiveness: Weak Evidence with Notable Effect**: A weighted mean effect size of at least +0.20 based on one or more qualifying studies insufficient in number or sample size to meet the criteria for 'Moderate Evidence of Effectiveness'."
(Best Evidence Encyclopedia 2017)

Diese Hierarchie der Wirksamkeitsevidenz ergibt sich, wie auch schon teilweise im Eingangszitat dargelegt, aus der Art des Studiendesigns (vom randomisierten kontrollierten Experiment bis zum Quasiexperiment mit gematchten Untersuchungsgruppen), aus der Anzahl der durchgeführten Studien sowie aus der Anzahl der untersuchten Studienteilnehmer (über alle Studien hinweg) und aus der Größe der vorgefundenen Effektstärke (ebenfalls über alle Studien hinweg).

Eine zweite Evidenzbeurteilungsrichtlinie, welche ebenfalls für den Einsatz in pädagogischen Handlungsfeldern entwickelt worden ist, wurde vom Institute of Education Sciences vorgelegt: das What Works Clearinghouse (WWC). Das WWC formuliert hinsichtlich der Evidenzbeurteilung empirischer Befunde folgende Zielsetzung: „to be a central and trusted source of scientific evidence for what works in education" (Institute of Education Sciences 2014, S. 1).

Somit wird, ebenso wie bei der BEE, die Wirksamkeitsfrage („what works") in den Mittelpunkt der Evidenzbasierung gerückt. Das WWC sieht für die Beurteilung der Evidenzgüte eines Wirksamkeitsbefundes ebenfalls eine hierarchische Richtlinie vor. Im Fokus dieser Beurteilung steht unter anderem das Studiendesign (◘ Abb. 2.1). Auch hier wird dem randomisierten kontrollierten Experiment die höchste Evidenzgüte zugeschrieben („without reservations"). Jedoch führt eine hohe Ausfallquote (z. B. aufgrund von systematischen Studienabbrüchen) zu einer Herabstufung der Evidenzgüte des randomisierten kontrollierten Experiments („with reservations"). Nicht-randomisierte Experimente mit vergleichbaren Untersuchungsgruppen (vergleichbar hinsichtlich der Baseline-Charakteristika) genießen ebenfalls diese eingeschränkte Evidenzgüte. Sofern in nicht-randomisierten Experimenten die Vergleichbarkeit der Untersuchungsgruppen nicht gegeben ist, können diese Studien auch nicht zur Evidenzbeurteilung herangezogen werden.

In der WWC-Richtlinie werden nebst der Vergleichbarkeit der Untersuchungsgruppen und der Untersuchungsgruppenverzerrung aufgrund von systematischen Ausfällen auch weitere Evidenzbeurteilungskriterien berücksichtigt. Erhebliche Unterschiede zwischen den gruppenspezifischen Untersuchungsumständen („confounder") sowie eine mangelnde Validität und Reliabilität hinsichtlich der Messung des Zielkriteriums können ebenfalls eine Herabstufung der Evidenzgüte nach sich ziehen. Erst die Gesamtschau aller Beurteilungskriterien ermöglicht die Zuschreibung der Wirksamkeitsevidenz zu einem konkreten empirischen Befund:

> These ratings relate to the amount of confidence the WWC places in the ability of the study to generate an unbiased estimate of the causal relationship between the intervention and the outcomes of interest. (Institute of Education Sciences 2014)

Auch mit dieser Aussage wird die Wirksamkeitsfrage bzw. die Frage nach dem Kausalzusammenhang zwischen Intervention und Zielkriterium in den Fokus der Evidenzbasierung gerückt. Unter Berücksichtigung aller beurteilten Studien, der statistischen Signifikanz der Befunde sowie der Relevanz und Richtung (positiv/negativ) der Effektstärken wird die endgültige Wirksamkeitsbeurteilung der pädagogischen Maßnahme vorgenommen. Anhand der

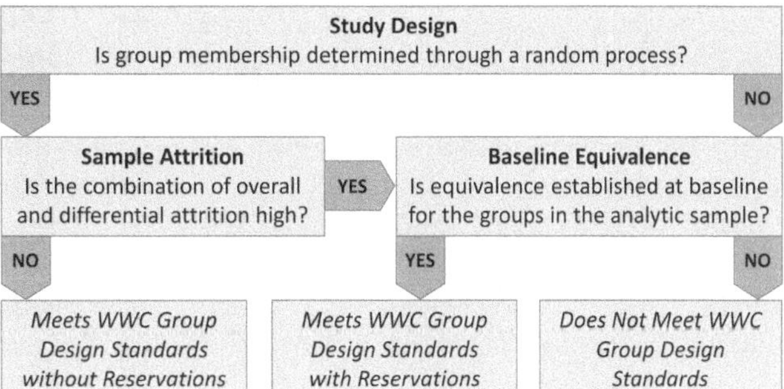

◘ Abb. 2.1 Studienbeurteilung des WWC. (Aus Institute of Education Sciences 2014 mit freundlicher Genehmigung)

hierarchischen WWC-Richtlinie kann die Wirksamkeit einer pädagogischen Maßnahme nicht nur als positiv oder negativ (pädagogische Maßnahme ist der Vergleichsmaßnahme unterlegen), sondern auch als nicht erkennbar (weder positiv noch negativ) oder gemischt (sowohl positiv als auch negativ) bewertet werden. Die WWC-Richtlinie ist nachfolgend auszugsweise wiedergegeben:

- **„Positive effects: Strong evidence of a positive effect with no overriding contrary evidence:** Two or more studies show statistically significant positive effects, at least one of which meets WWC group design standards without reservations, AND no studies show statistically significant or substantively important negative effects.
- **Potentially positive effects: Evidence of a positive effect with no overriding contrary evidence:** At least one study shows statistically significant or substantively important positive effects, AND fewer or the same number of studies show indeterminate effects than show statistically significant or substantively important positive effects, AND no studies show statistically significant or substantively important negative effects.
- **No discernible effects: No affirmative evidence of effects:** None of the studies shows statistically significant or substantively important effects, either positive or negative.
- … "

(Institute of Education Sciences 2014, S. 29)

Das Ausmaß der Evidenz („extent of evidence") wird in der WWC-Richtlinie zusätzlich durch die Gesamtzahl der Studien und die Gesamtzahl der untersuchten Kinder (Quantität) sowie durch die Settingvariation (unterschiedliche Schulen oder Schulbezirke) über alle Studien hinweg festgelegt. Auch der Aspekt der Validität des Wirksamkeitsbefundes wird adressiert, wobei sowohl eine hohe interne als auch eine hohe externe Validität Indikatoren für eine hohe Evidenzgüte darstellen.

In der WWC-Richtlinie finden nebst den klassischen experimentellen und quasiexperimentellen Designs aber auch zwei weitere Studiendesigns „pilotartig" Beachtung. Die Befunde dieser Studiendesigns fließen zurzeit allerdings nicht in die endgültige Wirksamkeitsbeurteilung mit ein. (I) Beim Regressions-Diskontinuitäts-Design (Shadish et al. 2002) werden die Kinder nicht zufällig, sondern auf Basis eines Cutoff-Wertes (z. B. oberhalb/unterhalb der Durchschnittsleistung) den Interventionsgruppen zugeteilt. Dies führt zwangsläufig zu sehr unterschiedlichen Untersuchungsgruppen (Unterschiede hinsichtlich der Baseline-Charakteristika). Jedoch kann mit den experimentellen Daten anhand eines Bruchs der Regressionsgeraden (um den Cutoff-Wert) auf die Wirksamkeit einer Intervention geschlossen werden. (II) Single-Case-Designs/Einzelfall-Designs (Wilbert and Grünke 2015) beruhen nicht auf experimentellen Vergleichsgruppen. Stattdessen steht die intraindividuelle Entwicklung einzelner Kinder im Fokus der Einzelfallforschung. Das Zielkriterium wird bei den Kindern über einen bestimmten Zeitraum wiederholt (sowie häufig) gemessen (z. B. intraindividuelle Lernverläufe über ein Schulhalbjahr). Eine Intervention teilt eine intraindividuelle Messreihe in zwei oder mehrere Phasen (z. B. vor der Intervention/nach der Intervention). Die Phasen können nun dahingehend miteinander verglichen werden, ob mit der Intervention eine Veränderung des Zielkriteriums einhergehend ist. Anhand einer entsprechenden Veränderung kann auf die Wirksamkeit der Intervention geschlossen werden. Diesbezüglich empfiehlt die WWC-Richtlinie eine visuelle Inspektion der experimentellen Verlaufsdaten (mindestens 20 Einzelfälle über alle Studien hinweg).

Zwar wird innerhalb der deutschen Bildungswissenschaft das Paradigma der Evidenzbasierung kritisch diskutiert (Jornitz 2009; Schrader 2014; Hartmann et al. 2016), jedoch haben sich für das deutsche Bildungssystem bisher keine etablierten Evidenzbeurteilungsrichtlinien herauskristallisiert.

2.2 Experimentelle Forschung und Wirksamkeit

Gemäß den dargelegten Evidenzbeurteilungsrichtlinien ist die experimentelle Forschung (insbesondere das randomisierte kontrollierte Experiment) Dreh- und Angelpunkt des empirischen Wirksamkeitsnachweises. Hinsichtlich der Erforschung der Wirksamkeit (bzw. der Erforschung kausaler Zusammenhänge) gilt das randomisierte kontrollierte Experiment schließlich als der **Goldstandard.**

Die prominente Rolle des randomisierten kontrollierten Experiments in der Wirksamkeitsforschung äußert sich auch im folgenden Lehrbuchzitat:

> **»** Der einzige Weg, kausale Beziehungen aufzuzeigen, besteht in der experimentellen Methode, die sich definiert als eine Methode, in welcher der Forscher auf Zufallsbasis Teilnehmern Versuchsbedingungen zuteilt und sicherstellt, dass diese Situationen identisch sind außer der unabhängigen Variable (die Variable, von der angenommen wird, dass sie eine kausale Wirkung auf die Reaktionen der Menschen hat).[1]
> (Aronson et al. 2004, S. 43).

Im obigen Zitat wird die Potenz, kausale Zusammenhänge aufzuzeigen, ausschließlich dem randomisierten kontrollierten Experiment zugeschrieben. Verschiedene Autoren widersprechen dieser strikten Sichtweise und schreiben auch anderen Forschungsdesigns eine Aussagekraft hinsichtlich der Wirksamkeit einer pädagogischen Maßnahme zu (Berliner 2002; Briggs 2008; Cook et al. 2009). Evidenzbeurteilungsrichtlinien wie die zuvor dargestellte BEE bzw. das WWC sind dementsprechend mit Kritik behaftet (Briggs 2008; Cook et al. 2012): Einerseits bieten solche Systeme klare Standards zur Beurteilung der Evidenzgüte von Forschungsergebnissen, andererseits bilden sie ein striktes Regelwerk, das eine fragwürdige Hierarchie der verschiedenen Forschungsdesigns aufstellt. Diese Hierarchie vernachlässigt die Möglichkeit, dass unterschiedliche Forschungsdesigns komplementäre Informationen zur Generalisierbarkeit der Wirkung einer pädagogischen Maßnahme liefern können. Nachfolgend sollen daher die kontroverse Diskussion um den experimentellen Wirksamkeitsnachweis nachgezeichnet sowie die Vorzüge und Limitationen der experimentellen

Forschung für die Wirksamkeitsbeurteilung pädagogischer Maßnahmen dargestellt werden. Als Ausgangspunkte dieser Darstellung sollen hier das randomisierte kontrollierte Experiment sowie das kontrafaktische Modell dienen.

2.2.1 Kontrafaktisches Modell

Vier Studiendesignelemente bilden die Basis eines randomisierten kontrollierten Experiments (Bosch et al. 2016): **Manipulation** (Gestaltung von Untersuchungsbedingungen durch willentliche Veränderung der Untersuchungsumwelt; inkl. Intervention), **Randomisierung** (Zufallszuteilung der Kinder zu den Untersuchungsbedingungen), **Temporalität** (wiederholte Messung des Zielkriteriums; vor sowie nach der Intervention) und **Kontrolle** (Vergleich von Untersuchungsgruppen). Mittels experimenteller Forschung kann die Wirksamkeit einer Intervention auf Grundlage der Logik eines kontrafaktischen Schlusses nachgewiesen werden. Dabei werden die Messungen in der Interventionsgruppe und der Kontrollgruppe als alternative Wirklichkeiten aufeinander bezogen: Wenn die Kinder der Interventionsgruppe statt der Lerntherapie keine Intervention erfahren hätten (Kontrollgruppe), dann hätte sich die Lesekompetenz dieser Kinder (Interventionsgruppe) genauso entwickelt wie die Lesekompetenz der Kinder in der Kontrollgruppe (und vice versa).

Anhand dieser kontrafaktischen Aussage wird der Lesekompetenzunterschied zwischen der Interventionsgruppe und der Kontrollgruppe als ein auf die Lerntherapie zurückzuführender Kausaleffekt interpretiert. Bei einem vorliegenden Gruppenunterschied (zugunsten der Interventionsgruppe) ist die Lerntherapie demnach als wirksam zu erachten.

2.2.2 Interne Validität

Die Validität einer Wirksamkeitsaussage wird maßgeblich von den einzelnen Studiendesignelementen des Experiments determiniert. So verfolgt man beispielsweise mittels Randomisierung das Ziel, dass beobachtete sowie unbeobachtete Störvariablen (also Variablen, die selbst in einer Kausalbeziehung zum Zielkriterium stehen) über die

---

1   In Erweiterung des bis hierhin vorrangig verwendeten Begriffs der Wirksamkeit verwendet das Zitat den Begriff „Kausalität". Die Termini Wirksamkeit und Kausalität sind in gewisser Weise redundant. Eine wirksame (effektive) Intervention setzt voraus, dass das Interventionsergebnis ursächlich auf die Intervention zurückzuführen ist, d. h., dass es einen Kausalzusammenhang zwischen Intervention (Ursache) und Interventionsergebnis (Wirkung) gibt.

Untersuchungsgruppen hinweg annähernd identisch verteilt sind. Zudem ist man bei der Durchführung eines Experiments um die Gestaltung standardisierter Untersuchungsbedingungen bemüht, z. B. durch einheitliche Instruktion, Ausschaltung oder Konstanthaltung von Störfaktoren.

Eine Gewissheit darüber, dass die Veränderung im Zielkriterium tatsächlich die Folge der Intervention ist, wird als **interne Validität** bezeichnet. Können einzelne Elemente des Designs eines Experimentes nicht berücksichtigt werden (z. B. die Randomisierung), geht dies mit einer verringerten internen Validität und somit mit einer geringeren Sicherheit bzgl. der Wirksamkeitsaussage einher.

2.2.3 Vorzüge und Limitationen der experimentellen Forschung

Randomisierte kontrollierte Experimente adressieren vielfach die Wirksamkeit einiger weniger Faktoren. In solchen Fällen werden zumeist **simple** und **präzise** Fragestellungen untersucht (Cook 2002), z. B.: Begünstigt Kaugummikauen die kognitive Leistungsfähigkeit? (Rost et al. 2010). Ein entsprechendes Experiment lässt sich verhältnismäßig leicht implementieren. Die Studienteilnehmer bearbeiten einen kognitiven Leistungsfähigkeitstest, wobei die Hälfte der Personen dabei Kaugummi kaut. Dem aus der experimentellen Untersuchung abgeleiteten Kausalzusammenhang kann aufgrund der Randomisierung, der Eindeutigkeit der Intervention, der Durchführung von Einzeltestungen in einer standardisierten Untersuchungsumgebung (in Form eines störungsarmen Untersuchungsraums) eine hohe interne Validität zugesprochen werden.

Die Studiendesignelemente des randomisierten kontrollierten Experiments können eine im hohen Maße standardisierte und somit artifizielle Untersuchungsumwelt erzeugen, die nicht zwangsläufig reale pädagogische Situationen widerspiegelt. Im realen Schulalltag befinden sich die Schüler und Schülerinnen stets in ökologischen Systemen (Schulklasse, Unterricht, Peergruppe) und interagieren mit diesen Systemen (Kind-Lehrkraft-Interaktion, Kind-Kind-Interaktion, Lehrkraft-Peergruppe-Interaktion) (Bronfenbrenner 1976). Auch die eigentlichen Lehr- und Lernprozesse sind in komplexe ökologische Systeme eingebettet. Unterrichtsprozesse können daher nicht losgelöst von Eigenschaften der Kinder und der Lehrkräfte sowie deren Interaktionen untereinander betrachtet werden. Für die eigentliche Wirksamkeit einer pädagogischen Maßnahme kann daher eine nahezu unendliche Anzahl von Umweltfaktoren (z. B. Klassenkomposition, Lernmotivation, Verhaltensnormen, Einstellungen der Lehrkraft) eine Rolle spielen. Gerade aus diesem Grund ist man in einem Experiment darum bemüht, die Stör- und Umweltfaktoren auszuschalten oder konstant zu halten. Dies ermöglicht die Ableitung eines möglichst eindeutigen Kausalzusammenhangs.

Damit einhergehend stellt sich die Frage, ob ein aus der experimentellen Forschung hergeleiteter Kausalzusammenhang auch auf Situationen außerhalb der experimentellen Untersuchungsumwelt generalisierbar ist. Es ist möglich, dass sich eine im experimentellen Setting erfolgreich erprobte Methode in der pädagogischen Praxis als weniger effektiv erweist. Dies kann daran liegen, dass die im Experiment untersuchten Kinder nicht die Zielpopulation repräsentieren, d. h., nicht oder nur in Teilen mit der Schülerschaft von bestimmten Schulen vergleichbar sind. Insbesondere inklusive Schulklassen weisen ein hohes Maß an Heterogenität auf. Hingegen werden die Teilnehmer an Experimenten oft so ausgewählt, dass sie sich in ihren Eigenschaften eher ähneln. Diese Art der Teilnehmerauswahl kann den Einfluss von Störvariablen verringern. In solchen Fällen ist es möglich, dass die Effektivität (bzw. Ineffektivität) einer Intervention nur sehr eingeschränkt auf alle Schüler und Schülerinnen der Grundpopulation übertragen werden kann. Beispielsweise schlägt ein Verhaltenstraining nur bei Kindern mit einer sehr niedrigen Verhaltenskontrolle an, allerdings sind aufgrund eines Selektionsmechanismus nur Kinder mit einer mittleren bis hohen Verhaltenskontrolle in den Untersuchungsgruppen vertreten, und die Wirksamkeit des Trainings kann dementsprechend nicht aufgezeigt werden. Unter Beachtung dieser Aspekte sollte die bloße Wirksamkeitsfrage (Wirkt die Intervention?) erweitert werden (Kvernbekk 2016, S. 109): „What works for whom under what circumstances?". Der Beantwortung dieser erweiterten Wirksamkeitsfrage sind unter der ausschließlichen Verwendung experimenteller Forschung Grenzen gesetzt.

2.2.4 Externe Validität

Die Aspekte der Generalisierbarkeit des Wirksamkeitsbefundes wird unter dem Konzept der externen Validität diskutiert (Shadish et al. 2002). Eine hohe externe Validität spricht dafür, dass ein vorgefundener Kausalzusammenhang auch auf Gegebenheiten außerhalb der Untersuchung übertragbar ist, also auf andere Personen (anderes Alter, andere Lernvoraussetzungen) und andere Settings (andere Lehrkräfte, andere Unterrichtsformen, andere Schulfächer). So ist beispielsweise nicht eindeutig klar, dass eine bestimmte Feedbackmethode die Leistungsmotivation fächerübergreifend bzw. aufgabenformatübergreifend steigern wird. Möglicherweise kommt die erhöhte Leistungsmotivation infolge sozialer Vergleichsprozesse lediglich bei einem bestimmten Aufgabenformat sowie nur bei Kindern mit einer hohen Leistungszielorientierung zum Vorschein. Je stärker die Untersuchungsumwelt sowie die Untersuchungsstichprobe der tatsächlichen pädagogischen Realität entspricht, desto höher ist auch die externe Validität der Wirksamkeitsaussage, d. h., es besteht ein höheres Maß an Sicherheit darüber, dass der vorgefundene Kausalzusammenhang auch außerhalb der Untersuchungsumwelt Gültigkeit besitzt.

Aufgrund der standardisierten Umgebung innerhalb eines Experimentes ist die externe Validität der hier gefundenen Befunde bedroht. Interne und externe Validität stehen dabei in einem gegenläufigen Verhältnis zueinander. Maßnahmen, die die externe Validität einer Wirksamkeitsaussage steigern (Randomisierung, Standardisierung), können zu einer artifiziellen Untersuchungsumwelt und zu einer Minderung der externen Validität der Wirksamkeitsaussage führen. Wenn die Untersuchungsumwelt wiederum in einem hohen Maße einem realen pädagogischen Setting gleicht, dann besteht ein hohes Maß an Sicherheit darüber, dass der Kausalzusammenhang auf vergleichbare pädagogische Situationen übertragbar ist (hohe externe Validität), aber ein geringes Maß an Sicherheit darüber, dass der Kausalzusammenhang tatsächlich auf die Manipulation und nicht auf Umwelt- oder Störbedingungen zurückzuführen ist (geringe interne Validität).

Beide Validitätskriterien (intern und extern) lassen sich in einer individuellen Studie nur schwer maximieren. So sind beispielsweise die Lehrkräfte in inklusiven Schulklassen darauf angewiesen, binnendifferenziert zu unterrichten. Der standardisierten Umsetzung von Unterrichtseinheiten unter der Voraussetzung der Zufallszuteilung der Schulkinder zu Interventionsgruppen sind dadurch Grenzen gesetzt.

2.2.5 Erforschung des Wirkmechanismus

Neben der hohen internen und externen Validität des Wirksamkeitsbefundes ist ebenso relevant, dass eine Untersuchung zum Verständnis des zugrunde liegenden Mechanismus der Wirksamkeit beiträgt. Viele pädagogische Maßnahmen (z. B. eine bestimmte Unterrichtsmethode) setzen sich aus verschiedenen kleineren, oft miteinander verwobenen Elementen zusammen (z. B. Instruktionen, Art der sozialen Lernform, Aufgabenmaterial, Feedback). Mehrere Ursachen können demnach die gewünschte Wirkung herbeirufen. Die experimentelle Logik macht jedoch zunächst lediglich eine Aussage darüber, ob die Gesamtheit der Intervention eine Wirkung zeigt oder nicht. So ist anhand einer experimentellen Versuchsanordnung nur durch sehr komplexe mehrfaktorielle Designs differenzierbar, welche Elemente einer mehrdimensionalen Intervention die Wirkung tatsächlich hervorgerufen haben (einzelne Elemente, die Kombination einzelner Elemente oder die Wechselwirkung mehrerer Elemente). Dementsprechend ist ein der experimentellen Forschung anhaftender Kritikpunkt, dass sie lediglich **Blackbox**-Ergebnisse liefert (Howe 2004; Kvernbekk 2016; Morrison 2001), d. h., ausschließlich Input (Ursache) und Output (Wirkung) werden mittels einer experimentellen Versuchsanordnung beschrieben.

Die Wirksamkeitsbeurteilung kann dementsprechend nicht nur unter dem Aspekt der bloßen Wirksamkeitsfrage (Wirkt die Intervention?), sondern auch unter dem Aspekt der Frage nach dem zugrunde liegenden Wirkmechanismus (Wie wirkt die Intervention?) gesehen werden. Hinsichtlich der Einsicht in den Wirkmechanismus bietet jegliche empirische Untersuchung, nicht nur die experimentelle, immer nur einen bestimmten Grad der Auflösung. Der geringste Auflösungsgrad zeigt lediglich einen Zusammenhang zwischen Intervention und

Zielkriterium. Dies kann zu erheblichen Fehlinterpretationen des Kausalzusammenhangs führen.

Dies lässt sich auch am Beispiel des weiter oben erwähnten Kaugummi-Experiments erläutern. Dabei sollte die Verbesserung der kognitiven Leistungen aufgrund des Kaugummikauens nachgewiesen werden. Als Wirkmechanismus ließe sich annehmen, dass die gleichmäßige Kaubewegung eine Steigerung der Funktion des Arbeitsgedächtnisses bewirkt und dadurch die Aufmerksamkeitsfähigkeit erhöht. Diese Aufmerksamkeitssteigerung soll wiederrum die Leistung im kognitiven Test fördern (vgl. hierzu Rost et al. 2010). Die experimentelle Versuchsanordnung per se macht jedoch noch keine Aussage darüber, ob der Wirkmechanismus tatsächlich in der hypothetisierten Form zum Tragen gekommen ist. In Wirklichkeit kann ein ganz anderer Mechanismus die Wirkung herbeigerufen haben: So könnte beispielsweise der in vielen Kaugummis enthaltene Zucker die Konzentrationsleistung steigern. Erst eine differenziertere experimentelle Versuchsanordnung kann den Auflösungsgrad erhöhen und somit auch eine differenziertere Einsicht in den eigentlichen Wirkmechanismus bieten. Die Differenzierung der Versuchsanordnung kann unter anderem mittels einer Erweiterung der Untersuchungsbedingungen vollzogen werden, z. B. indem neben der Kontrollgruppe zwei Interventionsgruppen (Kaugummi mit und ohne Zuckergehalt) aufgestellt werden.

Ein Wirkmechanismus kann ein mentaler, kognitiver, sozialer, physischer, biochemischer Prozess oder auch eine Kombination mehrerer Prozesse sein. Dieser Wirkprozess bzw. Teilaspekte des Prozesses sind mittels empirischer Forschung immer nur zu einem bestimmten Auflösungsgrad erfahrbar. Ein tiefgründiges Verständnis für den eigentlichen Wirkprozess kann aber die Basis für die Entwicklung noch wirksamerer bzw. adressatenorientierterer pädagogischer Maßnahmen darstellen. So stellt sich beispielsweise die pädagogisch relevante Frage, wie ein bestimmtes Training die Problemlösungsfähigkeit eines Kindes (z. B. bei Matrizenaufgaben) verbessern kann: Hat das Kind gelernt, falsche Antwortoptionen durch den Vergleich mit dem Matrizenmuster zu eliminieren, oder leitet sich das Kind die richtige Antwort aus dem Matrizenmuster her und wählt dann die richtige Antwortoption? (vgl. Börnert und Wilbert 2015, 2016). Beide Lösungsstrategien führen auf unterschiedliche Weise zur richtigen Lösung.

2.3 Komplementäre Forschungsdesigns zur Wirksamkeitsforschung

Wie oben dargelegt, wird dem randomisierten kontrollierten Experiment innerhalb der bildungswissenschaftlichen Evidenzbeurteilungsrichtlinien BEE und WWC die höchste Evidenzgüte zugeschrieben. Diese Zuschreibung findet ihre begründete Berechtigung in der hohen internen Validität der experimentellen Wirksamkeitsaussage. Jedoch konnten wir auch Probleme der Generalisierbarkeit der experimentellen Wirksamkeitsaussage diskutieren. Das Genrealisierbarkeitsproblem ist auf die geringe externe Validität des experimentellen Wirksamkeitsbefundes zurückzuführen. Gemäß den Evidenzbeurteilungsrichtlinien ist eine Reduktion des randomisierten kontrollierten Experiments mit einer Herabstufung der Wirksamkeitsevidenz einhergehend. Ein reduziertes experimentelles Forschungsdesign (z. B. Verzicht auf Randomisierung) wird als Quasiexperiment bezeichnet. Die Herabstufung der Wirksamkeitsevidenz rührt von der geringen internen Validität der Wirksamkeitsaussage des quasiexperimentellen Designs her. Analog zu dieser Herabstufung der Wirksamkeitsevidenz müsste eine weitere Reduktion des Quasiexperiments (z. B. Verzicht auf aktive Manipulation oder Kontrolle) eine weitere Herabstufung der Wirksamkeitsevidenz nach sich ziehen.

Entsprechende nicht-experimentelle Studiendesigns (z. B. Kohortenstudien, Panelstudien, Fall-Kontroll-Studien, Korrelationsstudien) werden in den Evidenzbeurteilungsrichtlinien der medizinischen Forschung berücksichtigt und genießen dort eine eingeschränkte Evidenzgüte (Burns et al. 2011). Allerdings finden diese nicht-experimentellen Designs („observational studies") keine Beachtung innerhalb der bildungswissenschaftlichen Evidenzbeurteilungsrichtlinien bzw. sind sogar explizit von diesen ausgeschlossen. Auch Experimentaldesigns, die nicht auf dem Gruppenvergleichsparadigma beruhen (Single-Case-Designs), oder Quasiexperimentaldesigns, die entgegen der experimentellen Idee Unterschiede zwischen den Untersuchungsgruppen forcieren (Regressions-Diskontinuitäts-Designs), werden in der BEE-Richtlinie gar nicht und in der WWC-Richtlinie nur peripher berücksichtigt.

Auch qualitative Forschungsansätze und Mixed-Methods-Studien stehen für die Wirksamkeitsbeurteilung einer pädagogischen Maßnahme zur Diskussion (Cook 2002; Cook et al. 2012; Howe 2004). Innerhalb der bildungswissenschaftlichen Evidenzbeurteilungsrichtlinien finden diese qualitativen Forschungsansätze jedoch keine Berücksichtigung. Dabei könnten beispielsweise „intensive qualitative case studies" (Cook 2002) und „think-aloud studies" (Börnert et al. 2016) einen substanziellen Beitrag zur explorativen Ergründung des eigentlichen Wirkmechanismus leisten. Diese qualitativen Forschungsansätze können Hinweise auf Implementationshürden, unerwünschte Nebenwirkungen sowie positive/negative Subgruppeneffekte der pädagogischen Maßnahme liefern und somit weiteren Aufschluss über die externe Validität der Wirksamkeitsaussage geben.

Die bildungswissenschaftlichen Evidenzbeurteilungsrichtlinien (BEE und WWC) bieten eine top-down-orientierte Evidenzhierarchie (von höchster bis niedrigster bzw. limitierter Evidenzgüte). Diese Hierarchie wird maßgeblich von der internen Validität der empirischen Wirksamkeitsaussage determiniert und demnach vom randomisierten kontrollierten Experiment angeführt. Die externe Validität der Wirksamkeitsaussage und das Wissen um den eigentlichen Wirkmechanismus sind jedoch nicht zu vernachlässigende Dimensionen eines umfänglichen Wirksamkeitsnachweises.

Allerdings lassen sich interne und externe Validität sowie die Einsicht in den eigentlichen Wirkmechanismus anhand eines einzigen Forschungsdesigntyps (z. B. Experiment) nur schwer maximieren. Dies kann auch als ein Argument für einen forschungsmethodischen Pluralismus, der die ganzheitliche Erforschung der Wirksamkeit anvisiert, verstanden werden. Die Evidenzbasierung in den Bildungswissenschaften kann dementsprechend auch als ein komplementäres System gedacht werden (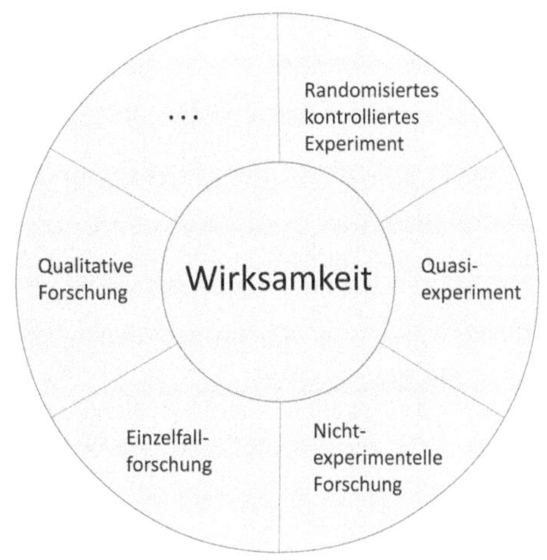 Abb. 2.2). Die unterschiedlichen Forschungsdesigns stehen dabei nicht in einem Top-down-Hierarchieverhältnis zueinander, sondern fokussieren die unterschiedlichen Wirksamkeitsaspekte (interne und externe Validität sowie Einsicht in den Wirkmechanismus) aus sich ergänzenden Blickwinkeln. Erst die Gesamtschau dieser komplementären Forschungsbefunde beleuchtet die unterschiedlichen Facetten (bzw. Qualitäten) der Wirksamkeit pädagogischer Maßnahmen

◘ Abb. 2.2   Evidenzbasierung als komplementäre Wirksamkeitsforschung

und kann somit einen ganzheitlichen bzw. umfänglichen Wirksamkeitsnachweis bieten.

Die Evidenz über die Wirksamkeit einer pädagogischen Maßnahme ist dann umso höher, je mehr Studien mit den aufgeführten unterschiedlichen Designs eine Wirksamkeit nachweisen konnten. Zusätzlich bildet die Replikation von Studien die Konsistenz des Kausalzusammenhangs über unterschiedliche Settings (z. B. unterschiedliche Schulen in unterschiedlichen Sozialmilieus) ab und kann somit Aufschluss über die externe Validität der Wirksamkeitsaussage geben.

Zum Abschluss dieses Beitrags möchten wir auf zwei im komplementären Modell der Evidenzbasierung verankerte Studiendesigntypen sowie auf ihre Bedeutung für die Erforschung der Wirksamkeit pädagogischer Maßnahmen eingehen: Single-Case-Designs (Einzelfallforschung) und nicht-experimentelle Designs.

2.3.1 Single-Case-Designs (Einzelfallforschung)

Bei der Einzelfallforschung werden wiederholt Daten an einer einzelnen Person erhoben. In der medizinischen Forschung wird von N-of-1 Trials gesprochen. Im Kern werden dabei während der Datenerhebung zwei Phasen unterschieden: das Merkmal von Interesse vor dem Beginn einer Intervention (A-Phase) und die Messungen mit Beginn der Intervention (B-Phase) (▢ Abb. 2.3). Die beiden Phasen lassen sich vereinfacht analog der Kontrollgruppe (A-Phase) und der Interventionsgruppe (B-Phase) aus der Gruppenstudie verstehen. Jede dieser Phasen hat demnach mehrere mögliche Messungen. Verglichen werden nun statistische Kennwerte der Daten der A- und der B-Phase, um daraus Rückschlüsse auf die Veränderung durch die Intervention zu ziehen. Zumeist wird der Mittelwert der A- und B-Phase verglichen, aber auch andere Werte, z. B. Steigungsparameter, Median oder Varianz, können sinnvoll herangezogen werden (für einen vertiefenden Überblick siehe Jain und Spieß 2012).

Einzelfallforschung hat eine lange Tradition in der psychologischen und pädagogischen Forschung. Tatsächlich stellt die Einzelfallforschung zu Beginn der experimentellen psychologischen Forschung im 19. und 20. Jahrhundert die vorherrschende Methode zur Gewinnung von Erkenntnissen dar. So geht ein Großteil der Theorien und deren Evidenzen von Wundt, Ebbinghaus, Pavlov und Skinner auf Untersuchungen mittels wiederholter Messung an einzelnen Fällen zurück (vgl. Grünke 2012). Seit der Mitte des 20. Jahrhunderts gewann die gruppenbasierte experimentelle Forschung an Bedeutung und entwickelte sich zum praktischen Standard in der Interventionsforschung. Im Bereich der klinisch-psychologischen und der sonderpädagogischen Forschung

behielten Einzelfallstudien hingegen eine gewisse Bedeutung bei, was sich aufgrund des spezifischen Interesses dieser Disziplinen an dem Wirksamkeitsnachweis einer Intervention bei einem einzelnen Individuum erklären lässt.

Mit der Weiterentwicklung statistischer Verfahren gewann die Einzelfallforschung wieder zunehmend an Prominenz. Insbesondere wurden drei zentrale methodische Probleme überwunden oder zumindest methodisch adressiert.

Das erste dieser Probleme ist statistischer Natur und besteht in der fehlenden Unabhängigkeit der Messungen im Fall der wiederholten Messung an einer Person. Diese Abhängigkeit wird als Autokorrelation der Messwerte bezeichnet und verletzt eine wichtige Voraussetzung für die statistischen Analyseverfahren, die bei Gruppendesigns angewandt werden (z. B. T-Test und Varianzanalyse) (Huitema und McKean 1991). Durch die Anwendung allgemeiner linearer Schätzmodelle und die sich hierbei ergebenen Möglichkeiten, Autokorrelationen zu berücksichtigen, kann dieses Problem gelindert oder sogar aufgehoben werden (Huitema und McKean 2007).

Das zweite Problem entsteht aus der mangelnden Möglichkeit zur Kontrolle konfundierender Variablen, die parallel zum Beginn einer Intervention auftreten. So ist es möglich, dass mit dem Beginn einer Intervention zugleich auch zufällig ein weiteres Ereignis auftritt, das einen Einfluss auf die Zielvariable (abhängige Variable) hat (z. B. eine neue Klassenlehrerin;

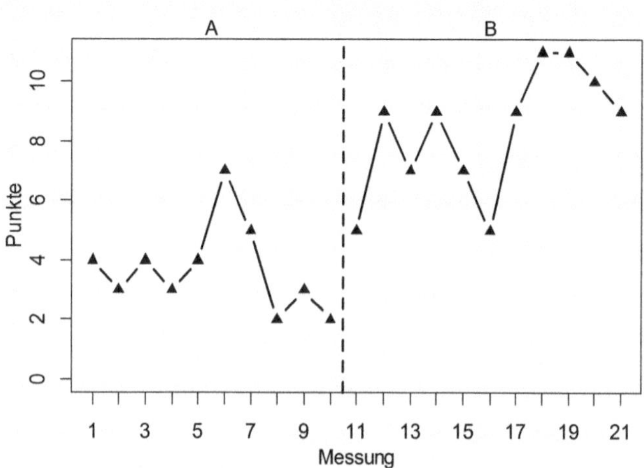

▢ Abb. 2.3 Visualisierung der Daten einer Einzelfallstudie im AB-Design

Veränderungen im familiären oder sozialen Umfeld des Kindes). Dieses Problem kommt dadurch zustande, dass die Messungen bei einem Einzelfall, anders als bei einem Gruppendesign, zeitlich geordnet sind. Bedroht ist hierdurch die interne Validität der Studie: Es ist nicht mehr eindeutig schließbar, dass eine Veränderung in dem Zielmerkmal das Ergebnis der Intervention ist. Um diesem Problem entgegenzuwirken, werden Multiple-Baseline-Designs angewandt (Jain und Spieß 2012). Bei diesen werden mehrere Einzelfälle zugleich in eine Studie implementiert. Zumeist ist dies die gleiche Intervention bei mehreren Personen. Möglich ist aber auch, die gleiche Person in drei verschiedenen Situationen zu untersuchen (z. B. könnte die Auswirkung eines verstärkerbasierten Verhaltenstrainings in drei Unterrichtsfächern erhoben werden). Wichtig ist hierbei, dass der Beginn der Intervention in den verschiedenen Fällen jeweils zufällig festgelegt wird (Abb. 2.4). Nun kann eine mit der Intervention nachweisbare Veränderung in allen drei Fällen mit erhöhter Sicherheit ursächlich auf die Intervention zurückgeführt werden, was einer erhöhten internen Validität entspricht.

Eine weitere Möglichkeit, der Bedrohung der internen Validität entgegenzuwirken, besteht darin, innerhalb eines untersuchten Falls mehrere Phasen mit und ohne Intervention aneinanderzureihen (AB-AB-Design). Untersucht wird dann, ob sich die anhängige Variable mit jedem Übergang von A nach B in die erwartete Richtung verändert bzw. mit jedem Übergang von B nach A wieder zurück verändert. Diese Art des Designs ist für die meisten pädagogischen Kontexte nicht geeignet, da die Veränderungen hier zumeist auf Lernprozessen (akademisch, emotional oder auch sozial) beruhen und damit dauerhaft und nicht direkt reversibel sind.

Das dritte Problem der Einzelfallstudien betrifft das Studiendesign und ergibt sich aus der fehlenden Generalisierbarkeit eines einzelnen Falls auf die Grundpopulation. Es betrifft also die externe

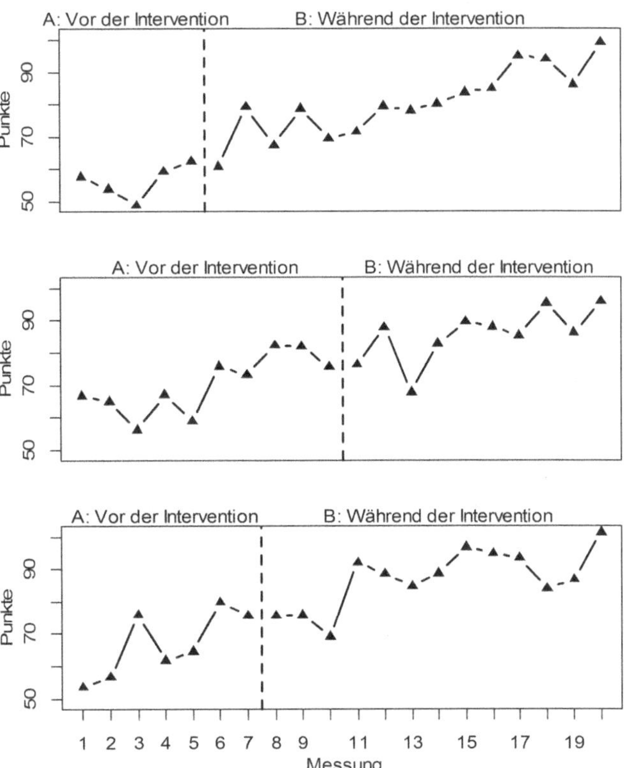

Abb. 2.4 Multiple-Baseline-Design zur Steigerung der internen Validität einer Einzelfallstudie

Validität der gefundenen Ergebnisse. Die einzige Möglichkeit, diesem Problem entgegenzuwirken, besteht darin, mehrere Einzelfälle in ein Studiendesign aufzunehmen oder alternativ mehrere Replikationsstudien mit der gleichen abhängigen und unabhängigen Variablen integriert zu analysieren. Erst in den vergangenen Jahren sind hierzu statistische Verfahren entwickelt worden, die dies ermöglichen. Besonders bewährt hat sich die Verknüpfung der Einzelfalldaten in Mehrebenenanalysen (Moeyaert et al. 2014; Van den Noortgate und Onghena 2008). Dabei werden die Messungen als genestete Daten betrachtet. D. h., wiederholte Messungen auf der Ebene 1 sind eindeutig Personen auf der Ebene 2 zugeordnet (◘ Abb. 2.5). Dies erlaubt, die Wirkung einer Intervention auf Einzelfallniveau zu betrachten und dennoch zugleich auch die Verallgemeinerung („fixed effects") und die Variabilität der Wirksamkeit („random effects") zu analysieren.

Mit diesen Erweiterungen des Einzelfalldesigns und der damit einhergehenden erhöhten internen und externen Validität der hieraus gewonnenen Befunde eignen sich diese besonders für den Wirksamkeitsnachweis in pädagogischen Kontexten. Sie nehmen daher in einem komplementären

Evidenzbasierungsmodell neben dem randomisierten Kontrollgruppendesign eine notwendige methodische Position bzw. Relevanz ein.

2.3.2 Nicht-experimentelle Forschungsdesigns

Das Experimentieren, also die willentliche Manipulation (Veränderung) der Untersuchungsumwelt, ist ein notwendiger Bestandteil der experimentellen Forschung sowie ein zentrales Moment für die Ableitung einer Wirksamkeitsaussage. Eine experimentelle Manipulation der Untersuchungsumwelt ist aus ethischen, ökonomischen bzw. ökologischen Gründen nicht immer in das Forschungsdesign implementierbar. Diese Kontraindikationen der experimentellen Forschung und somit das Prinzip der nicht-experimentellen Forschung sollen exemplarisch an folgender Forschungsfrage erläutert werden (Kocaj et al. 2014): Hat die inklusive Regelbeschulung im Vergleich zur selektiven Beschulung einen positiven Effekt auf die Entwicklung der Schulkompetenzen von Kindern mit einem sonderpädagogischen Förderbedarf (SFB)?

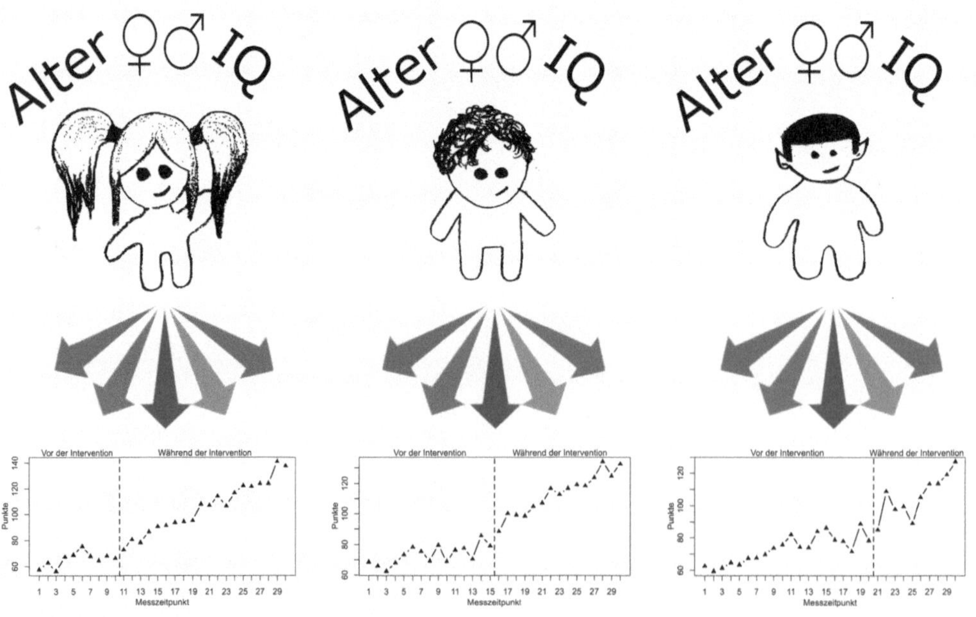

◘ **Abb. 2.5**   Analyse von Einzelfällen im Mehrebenenmodell

Die Wirksamkeit der inklusiven Regelbeschulung und somit die Frage, ob Kinder mit einem SFB hinsichtlich ihrer akademischen Entwicklung eher von einer inklusiven Regelbeschulung als von einer selektiven Beschulung (Förderschule) profitieren, stehen aktuell im Fokus des Forschungsinteresses. Die unterschiedlichen Schultypen (allgemeine Schule vs. Förderschule) können dabei als Untersuchungsbedingungen gedacht werden. Da die Entscheidungsgewalt bezüglich der Beschulungsart den Erziehungsberechtigten und/oder dem Schulamt obliegt, können die Kinder mit einem SFB den Untersuchungsbedingungen nicht per Zufall zugeteilt werden (ethische Kontraindikation). Die elterliche Entscheidung für eine Beschulungsart folgt bestimmten Gesetzmäßigkeiten. So kann beispielsweise angenommen werden, dass Eltern aufgrund der bisherigen Entwicklung ihrer Kinder entscheiden, ob sie ihren Kindern den Besuch einer inklusiven Schule zutrauen oder doch eher einen Förderschulbesuch für sinnvoller erachten. Ein derartiges Zuteilungsprinzip führt zwangsläufig zu sehr unterschiedlichen Untersuchungsgruppen, d. h., die Kinder in den allgemeinen Schulen und Förderschulen unterscheiden sich hinsichtlich ihrer Schulkompetenzen bereits vor Schulantritt.

Des Weiteren sind der experimentellen Umsetzung eines standardisierten inklusiven Schulunterrichts Grenzen gesetzt. Der Grad und die Art des inklusiven Unterrichts werden von Schule zu Schule und sogar von Klasse zu Klasse variieren. Dies liegt daran, dass es unterschiedliche Auffassungen und Konzepte von inklusiver Schulpraxis gibt (Grosche 2015). Um im Sinne einer experimentellen Manipulation den Grad und die Art des inklusiven Unterrichts zu steuern, wären regelmäßige und unter Umständen sehr ressourcenaufwändige (Geld, Zeit, Personal) Fortbildungen für die Lehrerkollegien notwendig (ökonomische Kontraindikation). Auch die Vermittlung der Fortbildungsinhalte ist keine Garantie dafür, dass die Lehrkräfte ihren Unterricht gänzlich an das vermittelte Inklusionskonzept anpassen. Jede Schule ist somit ein ökologisches System (Bronfenbrenner 1976) mit einem mehr oder weniger stark limitierten Zugang zur experimentellen Steuerung dieses Systems (ökologische Kontraindikation).

Der experimentellen Erforschung der Wirksamkeit inklusiver Schulpraxis sind demnach ethische, ökonomische und ökologische Grenzen gesetzt. Dennoch ist die Ergründung des Kausalzusammenhangs zwischen der inklusiven Schulpraxis und der akademischen Entwicklung der Kinder mit einem SFB auch unter Verzicht auf die experimentellen Forschungsdesignelemente (Manipulation, Randomisierung, Standardisierung) möglich. Entsprechende nicht-experimentelle Studiendesigns werden gemeinhin als Beobachtungsstudien („observational studies") bezeichnet (Rosenbaum 2010). Beobachtungsstudien sind in dem Sinne beobachtend, weil ausschließlich natürliche (nicht manipulierte) Gegebenheiten in der Schulumwelt beobachtet bzw. erfasst werden. Bezüglich der oben genannten Forschungsfrage stellen die Schultypen (allgemeine Schule vs. Förderschule) die natürlichen Untersuchungsbedingungen dar. In einer longitudinal angelegten Beobachtungsstudie werden die Zielkriterien (z. B. Schulkompetenzen wie das Lese- oder das Mengenverständnis) vor sowie nach der natürlichen Intervention gemessen (Temporalität), d. h., Datenerhebungen finden vor dem Eintritt in die allgemeine Schule/Förderschule sowie während der eigentlichen Schullaufbahn statt. Die Logik des kontrafaktischen Denkmodells ist auch im Falle einer longitudinalen Beobachtungsstudie anwendbar: Wenn die Kinder mit einem SFB statt einer inklusiven Schule die Förderschule besucht hätten, dann hätten sich die Schulkompetenzen dieser Kinder genauso entwickelt wie die Schulkompetenzen der Förderschulkinder.

Anhand eines Gruppenunterschieds in der Schulkompetenzentwicklung kann geschlussfolgert werden, dass beispielsweise die inklusive Beschulung für die Kinder mit einem SFB profitabler ist als die Förderbeschulung, d. h., dass hinsichtlich der akademischen Förderung der Kinder mit einem SFB die inklusive Schulpraxis wirksamer ist als die eigentliche Förderschulpraxis. Dieser Wirksamkeitsaussage kann nur dann eine hohe interne Validität zugesprochen werden, wenn die Kinder in den Untersuchungsgruppen mit Bezug auf möglichst viele Eigenschaften (potenzielle Störvariablen) einander ähnlich sind. Dies ist jedoch aufgrund des nicht-randomisierten Zuteilungsprinzips zu den Schultypen nicht der Fall, und die Kinder in den allgemeinen Schulen und Förderschulen unterscheiden sich somit bereits vor Schulantritt hinsichtlich ihrer Schulkompetenzen.

In der beobachtenden Forschung kann die Anwendung methodischer sowie statistischer Abhilfemaßnahmen die Untersuchungsanordnung eines Experiments imitieren und somit die Validität der Wirksamkeitsaussage steigern. Eine Alternative zur Randomisierung bilden z. B. Matchingverfahren (Rubin 2006): Förderschulkinder und Kinder mit einem SFB, die eine allgemeine Schule besuchen, werden hinsichtlich ihrer akademischen Entwicklung nur dann miteinander verglichen, wenn sie mit Bezug auf relevante Störvariablen (kognitive Grundfähigkeiten, sozioökonomischer Status, Bildungshintergrund der Eltern etc.) ein hohes Maß an Ähnlichkeit aufweisen.

Trotz der Anwendung eines Matchingverfahrens können jedoch unberücksichtigte Merkmale weitere Störvariablen darstellen. Das Matching bildet daher nur eine Annäherung an das Ziel der Randomisierung, also die annähernd identische Verteilung der erfassten sowie nicht erfassten Störvariablen in den beiden Untersuchungsgruppen. Zwar kann auf diese Weise eine Wirksamkeit der inklusiven Schulpraxis nachgewiesen werden, jedoch besteht aufgrund der mangelnden Standardisierung der inklusiven Schulpraxis keine präzise Erkenntnis darüber, welche inklusionspädagogischen Maßnahmen nutzbringend für die Kinder mit einem SFB sind. Sofern aber die inklusiven Unterrichtsmethoden erfasst worden sind (z. B. durch Lehrerbefragungen oder Unterrichtsbeobachtungen), können die Determinanten eines effektiven bzw. ineffektiven inklusiven Unterrichts im Rahmen einer longitudinalen Beobachtungsstudie genauer identifiziert werden.

Insbesondere aufgrund der Verankerung der nicht-experimentellen Studiendesigns in realen pädagogischen Settings genießen diese Designs eine hohe externe Validität und nehmen daher in einem komplementären Evidenzbasierungsmodell neben dem randomisierten Kontrollgruppendesign eine notwendige methodische Position bzw. Relevanz ein.

Literatur

Aronson E, Wilson TD, Akert RM (2004) Sozialpsychologie, 4. Aufl. Pearson Studium, München

Berliner DC (2002) Comment: Educational Research: The Hardest Science of All. Educational Researcher 31: 18–20. https://doi.org/10.3102/0013189X031008018

Best Evidence Encyclopedia (2017) About the Best Evidence Encyclopedia. http://www.bestevidence.org/aboutbee.htm

Börnert M, Grubert A, Wilbert J (2016) Lautes Denken als Methode zur Forschung und Diagnostik in inklusionspädagogischen Handlungsfeldern. In: Gebele D, Zepter AL (Hrsg) Inklusion: Sprachdidaktische Perspektiven Theorie – Empirie – Praxis. Gilles, Francke Verlag KG, Duisburg, S 165–186

Börnert M, Wilbert J (2015) Thinking-aloud protocols of Piagetian tasks: Insights into problem-solving processes of primary school students. Insights on Learning Disabilities 12: 19–34

Börnert M, Wilbert J (2016) Dynamisches Testen als neue Perspektive in der sonderpädagogischen Diagnostik – Theorie, Evidenzen, Impulse für Forschung und Praxis. Zeitschrift für Heilpädagogik 67: 156–167

Bosch J, Schaefer A, Kulawiak PR, Wilbert J (2016) Forschungsdesigns zur Untersuchung kausaler Beziehungen in den empirischen Bildungswissenschaften. In: Gebele D, Zepter AL (Hrsg) Inklusion: Sprachdidaktische Perspektiven Theorie – Empirie – Praxis. Gilles, Francke Verlag KG, Duisburg, S 138–164

Briggs DC (2008) Comments on Slavin: Synthesizing Causal Inferences. Educational Researcher 37: 15–22. https://doi.org/10.3102/0013189X08314286

Bronfenbrenner U (1976) The Experimental Ecology of Education. Educational Researcher 5: 5–15

Burns PB, Rohrich RJ, Chung KC (2011) The Levels of Evidence and Their Role in Evidence-Based Medicine. Plastic and Reconstructive Surgery 128: 305–310. https://doi.org/10.1097/PRS.0b013e318219c171

Cook BG, Smith GJ, Tankersley M (2012) Evidence-based practices in education. In: Harris KR, Graham S, Urdan T, McCormick CB, Sinatra GM, Sweller J (Hrsg) APA educational psychology handbook, Vol 1: Theories, constructs, and critical issues. American Psychological Association, Washington, S 495–527

Cook BG, Tankersley M, Landrum TJ (2009) Determining Evidence-Based Practices in Special Education. Exceptional Children 75: 365–383. https://doi.org/10.1177/001440290907500306

Cook TD (2002) Randomized Experiments in Educational Policy Research: A Critical Examination of the Reasons the Educational Evaluation Community has Offered for not Doing Them. Educational Evaluation and Policy Analysis 24: 175–199. https://doi.org/10.3102/01623737024003175

Grosche M (2015) Was ist Inklusion? In: Kuhl P, Stanat P, Lütje-Klose B, Gresch C, Pant HA, Prenzel M (Hrsg) Inklusion von Schülerinnen und Schülern mit sonderpädagogischem Förderbedarf in Schulleistungserhebungen. Springer Fachmedien Wiesbaden, Wiesbaden, S 17–39

Grünke M (2012) Editorial. Schwerpunktheft: Kontrollierte Einzelfallforschung. Empirische Sonderpädagogik 4: 207–209

Hartmann U, Decristan J, Klieme E (2016) Unterricht als Feld evidenzbasierter Bildungspraxis?: Herausforderungen und Potenziale für einen wechselseitigen Austausch von Wissenschaft und Schulpraxis. Zeitschrift für Erziehungswissenschaft 19: 179–199. https://doi.org/10.1007/s11618-016-0712-4

Howe KR (2004) A Critique of Experimentalism. Qualitative Inquiry 10: 42–61. https://doi.org/10.1177/1077800403259491

Huitema BE, McKean JW (1991) Autocorrelation estimation and inference with small samples. Psychological Bulletin 110: 291–304. https://doi.org/10.1037/0033-2909.110.2.291

Huitema BE, McKean JW (2007) An improved portmanteau test for autocorrelated errors in interrupted time-series regression models. Behavior Research Methods 39: 343–349. https://doi.org/10.3758/BF03193002

Institute of Education Sciences (2014) What Works Clearinghouse. Procedures and Standards Handbook Version 3.0. https://ies.ed.gov/ncee/wwc/Docs/referenceresources/wwc_procedures_v3_0_standards_handbook.pdf

Jain A, Spieß R (2012) Versuchspläne der experimentellen Einzelfallforschung. Empirische Sonderpädagogik 4: 211–245

Jornitz S (2009) Evidenzbasierte Bildungsforschung. Pädagogische Korrespondenz 68–75

Kavale KA, Mostert MP (2003) River of Ideology, Islands of Evidence. Exceptionality 11: 191–208. https://doi.org/10.1207/S15327035EX1104_1

Kocaj A, Kuhl P, Kroth AJ, Pant HA, Stanat P (2014) Wo lernen Kinder mit sonderpädagogischem Förderbedarf besser? Ein Vergleich schulischer Kompetenzen zwischen Regel- und Förderschulen in der Primarstufe. KZfSS Kölner Zeitschrift für Soziologie und Sozialpsychologie 66: 165–191. https://doi.org/10.1007/s11577-014-0253-x

Kvernbekk T (2016) Evidence-based practice in education: functions of evidence and causal presuppositions. Routledge, Taylor, Francis Group, London, New York

Moeyaert M, Ferron JM, Beretvas SN, Van den Noortgate W (2014) From a single-level analysis to a multilevel analysis of single-case experimental designs. Journal of School Psychology 52: 191–211. https://doi.org/10.1016/j.jsp.2013.11.003

Morrison K (2001) Randomised Controlled Trials for Evidence-based Education: Some Problems in Judging „What Works." Evaluation, Research in Education 15: 69–83. https://doi.org/10.1080/09500790108666984

Rosenbaum PR (2010) Design of observational studies. Springer, New York

Rost DH, Wirthwein L, Frey K, Becker E (2010) Steigert Kaugummikauen das kognitive Leistungsvermögen? Zeitschrift für Pädagogische Psychologie 24: 39–49. https://doi.org/10.1024/1010-0652/a000003

Rubin DB (2006) Matched sampling for causal effects. Cambridge University Press, Cambridge, New York

Schrader J (2014) Analyse und Förderung effektiver Lehr-Lernprozesse unter dem Anspruch evidenzbasierter Bildungsreform. Zeitschrift für Erziehungswissenschaft 17: 193–223. https://doi.org/10.1007/s11618-014-0540-3

Shadish WR, Cook TD, Campbell DT (2002) Experimental and quasi-experimental designs for generalized causal inference. Houghton Mifflin, Boston

Slavin RE (2002) Evidence-Based Education Policies: Transforming Educational Practice and Research. Educational Researcher 31: 15–21. https://doi.org/10.3102/0013189X031007015

Van den Noortgate W, Onghena P (2008) A multilevel meta-analysis of single-subject experimental design studies. Evidence-Based Communication Assessment and Intervention 2: 142–151. https://doi.org/10.1080/17489530802505362

Wilbert J, Grünke M (2015) Kontrollierte Einzelfallforschung. In: Ellinger S, Koch K (Hrsg) Forschungsmethoden in der Heil- und Sonderpädagogik. Hogrefe, Göttingen, S 100–105

Die Funktion kognitiver Modelle in der Sprachtherapieforschung

Jürgen Cholewa

© Springer-Verlag GmbH Deutschland 2018
R. Haring, J. Siegmüller (Hrsg.), *Evidenzbasierte Praxis in den Gesundheitsberufen*,
https://doi.org/10.1007/978-3-662-55377-0_3

3.1   Indikationen für Sprachtherapie

Behandlungsbedürftige Sprachstörungen[1] können während des Erstspracherwerbs auftreten (sog. **Sprachentwicklungsstörungen,** z. B. ICD-10: F80.9, F80.2, Dilling et al. 2006) oder aufgrund von hirnschädigenden Ereignissen nach abgeschlossener Sprachentwicklung (**Aphasie;** R47.0). Der Heilmittelbericht der AOK von 2013 weist aus, dass Sprachentwicklungsstörungen mit 53 % der Verordnungsanlässe den weitaus größten Teil der logopädischen Versorgungsleistungen ausmachten (Waltersbacher 2013). Sprachstörungen nach Abschluss der Sprachentwicklung, insbesondere Aphasien, folgten mit 17 % auf Platz 2. Im logopädischen Bereich entfielen demnach ca. 70 % der Gesundheitskosten auf die Therapie von Sprachstörungen. Besonders deutliche und weiter ansteigende Zuwächse sind in den letzten Jahren bei den Sprachentwicklungsstörungen zu verzeichnen. So wurde 2013 jeder 4.–5. Junge und jedes 6.–7. Mädchen im Vorschulalter oder im 1. Schuljahr aufgrund von Problemen mit der Sprachentwicklung sprachtherapeutisch versorgt.

3.2   Randomisiert kontrollierte Studien zur Wirksamkeit von Sprachtherapie

Seit der 1999 erfolgten Novellierung des Sozialgesetzbuches V, das die gesetzliche Krankenversicherung regelt, ist die Forderung nach einer evidenzbasierten sprachtherapeutischen Praxis im deutschen Gesundheitswesen rechtlich verankert (SGB V; § 135,1). Die Frage nach der Wirksamkeit von Sprachtherapie ist natürlich auch für einen verantwortlichen Umgang mit den Ressourcen der Patienten und ihrer Angehörigen von zentraler Bedeutung.

Zwar liegt mittlerweile durchaus Evidenz für das generelle Wirkungspotenzial von Sprachtherapie bei Patienten mit Aphasien oder mit Sprachentwicklungsstörungen vor (z. B. Basso und Boller 2013;

Brady et al. 2016; Breitenstein et al. 2017; Law et al. 2012), allerdings ist die Befundlage weder vollkommen widerspruchsfrei noch unumstritten (z. B. Adler und Knesebeck 2010; IQWiG 2009). So konnten in einigen Studien, die konsequent nach den methodischen **Goldstandards** der klinischen Forschung durchgeführt wurden und denen dementsprechend ein hohes Maß an Ergebnissicherheit zugesprochen wird, keine Hinweise auf die Wirksamkeit professioneller Sprachtherapie gewonnen werden (z. B. Gillam et al. 2008; Glogowska et al. 2000; Kelly et al. 2010; Salter et al. 2010).

Insbesondere aber zur Frage der differenziellen Effektivität unterschiedlicher Therapiemethoden bei unterschiedlichen Erscheinungsformen von Sprachstörungen gilt der Forschungsstand immer noch in vielerlei Hinsicht als sehr lückenhaft, unklar und unbefriedigend. Klinische Entscheidungen über im Einzelfall erfolgversprechende sprachtherapeutische Maßnahmen können derzeit oft noch nicht auf der Grundlage stichhaltiger Wirksamkeitsstudien getroffen werden, weil zu den meisten klinisch-sprachtherapeutischen Fragestellungen im PICO-Format (vgl. Dawes et al. 2005) keine oder nur wenig stichhaltige Evidenz gefunden werden kann.

In den bisher publizierten Überblicksarbeiten zur Wirksamkeit von Sprachtherapie wird weitgehend übereinstimmend moniert, dass eine schlüssige und differenzierte Bewertung des Forschungsstandes besonders durch die Heterogenität des Studienpools erschwert wird. Die erprobten Interventionen sind im Hinblick auf die konkrete sprachtherapeutische Vorgehensweise sehr unterschiedlich, die Stichproben aufgrund zu grober, heterogener oder unklarer Ein- und Ausschlusskriterien aus der Zielpopulation zusammengestellt und der Therapieerfolg anhand unterschiedlicher und oft ungenau begründeter Zielparameter beurteilt (Brady et al. 2016; Cappa et al. 2003, 2011; Cicerone et al. 2005; Ebbels 2014; IQWiG 2009; Law et al. 2012).

3.3   Unzureichende theoretische Fundierung von klinischen Studien

Eine wichtige Ursache für diese Heterogenität und Unschärfe in den bisher überprüften sprachtherapeutischen Ansätzen wird darin gesehen, dass eine

---

1   Der Indikationskatalog für Logopädie unterscheidet Sprachstörungen unter anderem von Störungen des Sprechens (z. B. F80.0, R47.1, Q35.3), der Stimme (z. B. G52.2, R49.0), des Sprechrhythmus (F98.5, F98.6) und des Schluckens (R13).

empirisch überprüfbare Therapietheorie, die die potenziell bedeutsamen Variablen von Therapiewirksamkeit systematisch erfasst, bisher nur bruchstückhaft zur Verfügung steht (z. B. Bishop et al. 2014). Zu berücksichtigen wäre in einem solchen theoretischen Rahmenkonzept der Sprachtherapieforschung unter anderem, auf welchen Ebenen des ICF-Modells (WHO 2001) mit einer sprachtherapeutischen Intervention effektiv angesetzt werden kann, welche lerntheoretischen Modelle helfen könnten, den sprachtherapeutisch unterstützten Erwerb oder Wiedererwerb sprachlicher Kompetenzen zu erklären, und insbesondere auch, auf welche kognitiv-sprachlichen Defizite oder Entwicklungsstörungen sprachtherapeutisch abgezielt werden soll (vgl. Alt et al. 2012; Cholewa und Siegmüller 2017). Eine wichtige Quelle für die mangelnde Systematik und Unübersichtlichkeit des bisher verfügbaren Studienpools wird auch darin gesehen, dass bei Sprachstörungen eine Vielzahl unterschiedlicher Verarbeitungs- und Erwerbsdefizite der sprachlichen Informationsverarbeitung zugrunde liegen können. In weiten Teilen der Forschungsliteratur wird implizit oder explizit von der Annahme ausgegangen, dass Sprachtherapie wahrscheinlich am erfolgversprechendsten ist, wenn sie auf die im Einzelfall gegebenen spezifischen Defizitmechanismen abgestimmt wird (z. B. Cappa et al. 2011; Grimm 2010; Law et al. 2012).

Eine der zentralen Herausforderungen für die Sprachtherapieforschung und für eine evidenzbasierte Planung von Sprachtherapie im Einzelfall wird demnach auf dem derzeitigen Stand der Forschung in der Heterogenität der zu versorgenden Patientenpopulationen gesehen sowie in den wenig ausgearbeiteten Theorien und Modellvorstellungen zu den kognitiven und lerntheoretischen Wirkmechanismen von Sprachtherapie. Die Vielzahl unterschiedlicher und heterogener Ansätze in den bisher publizierten Wirksamkeitsstudien spiegelt diese Komplexität des Forschungsgegenstandes wider.

Im Folgenden wird die Heterogenität der sprachtherapeutisch zu versorgenden Patientenpopulationen genauer beleuchtet, und es wird erörtert, welche forschungsmethodischen Konsequenzen sich hieraus ergeben. Dabei wird insbesondere verdeutlicht, warum kognitiven Modellen der Verarbeitung und des Erwerbs von Sprache in der klinischen

Sprachtherapieforschung zukünftig eine wesentlich größere Rolle beigemessen werden sollte.

3.4 Klinische Subgruppen von Sprachstörungen

In der klinischen Forschung existieren verschiedene Variablen, nach denen traditionell Subgruppen von Patienten mit Sprachstörungen unterschieden werden und die als einflussreich für das Wirkungspotenzial von Sprachtherapie gelten (vgl. ◘ Abb. 3.1).

Bei den erworbenen Sprachstörungen (d. h. Aphasien, Dyslexien und Dysgraphien) zählen hierzu beispielsweise die Ätiologie der Hirnschädigung (z. B. vaskulär bedingt oder progredient-degenerativ; vgl. Khayum et al. 2012), deren Größe und Lokalisation (Goldenberg und Spatt 1994) sowie der Schweregrad (Bakheit et al. 2007).

Bei den Sprachentwicklungsstörungen wird klinisch zwischen solchen unterschieden, die ohne unmittelbar erkennbare Ursache auftreten (sog. **umschriebene bzw. spezifische Sprachentwicklungsstörungen, SSES**[2]) und solchen, bei denen eine Hörschädigung, eine geistige Behinderung oder auch eine allgemeine Lernbehinderung zugrunde liegt (De Langen-Müller et al. 2011). Als Einflussfaktoren des Therapieerfolges gelten außerdem auch hier der Schweregrad der Sprachstörung sowie begleitende Komorbiditäten (z. B. Aufmerksamkeitsdefizite oder motorische Defizite; vgl. Cheng et al. 2009; Pennington 2006). Weiterhin werden klinische Subgruppen nach psychosozialen Einflussfaktoren (z. B. monooder bilingualer Spracherwerb; Paradis 2007) und auch nach dem Sprachentwicklungsalter unterschieden (z. B. De Langen-Müller et al. 2011; Hulme und Snowling 2009).

In der Sprachtherapieforschung erfolgt die Kontrolle dieser klinischen Variablen in der Regel dadurch, dass entsprechende Ein- und Ausschlusskriterien für die Teilnahme an der Studie definiert werden. Schlussfolgerungen zur Therapieeffektivität können dann natürlich auch nur für diejenigen

---

2 Es wird davon ausgegangen, dass der Sprachentwicklungsstörung bei dieser Population primär heterogene genetische Dispositionen zugrunde liegen (z. B. Bishop et al. 2014).

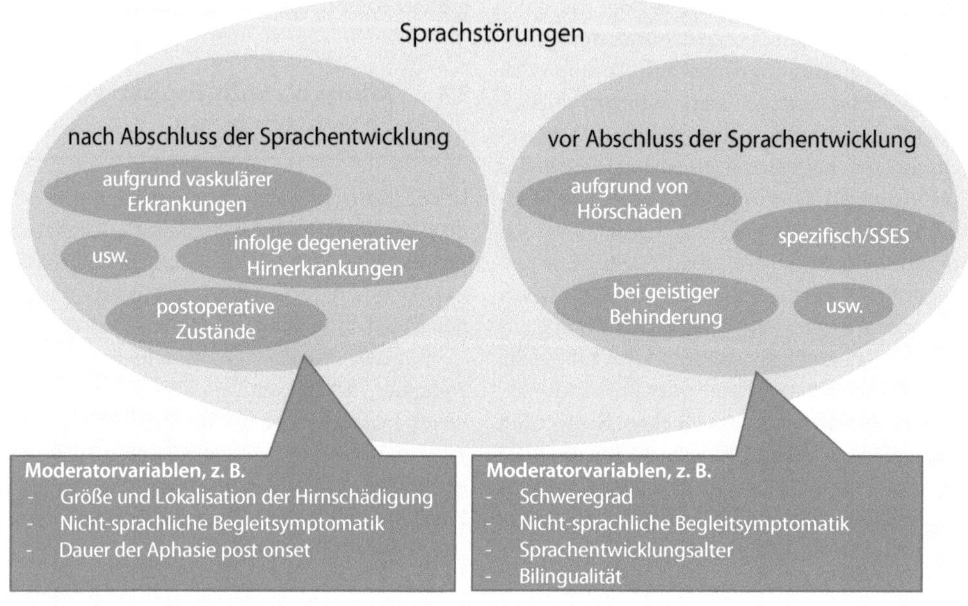

◘ Abb. 3.1   Klinische Subgruppen von Sprachstörungen

Teilpopulationen verallgemeinert werden, aus denen die untersuchte Stichprobe gezogen wurde (vgl. Haynes und Johnson 2009). In der evidenzbasierten Praxis kann dem individuellen klinischen Profil eines Patienten grundsätzlich dadurch Rechnung getragen werden, dass bei der Formulierung einer Fragestellung im PICO-Format bzw. bei der nachfolgenden Recherche die Patientenvariable detailliert eingegrenzt wird (Dawes et al. 2005).

3.5   Kognitive bzw. psycholinguistische Variablen von Sprachstörungen

Eine bedeutsame, methodisch wesentlich schwerer zu kontrollierende Quelle für Heterogenität innerhalb der klinisch subklassifizierten Patientengruppen ergibt sich jedoch aus der großen Vielfalt der kognitiven Verursachungshintergründe, die sowohl bei erworbenen Sprachstörungen als auch bei Entwicklungsstörungen der Sprache zugrunde liegen können (z. B. Blanken und Ziegler 2010; Hulme und Snowling 2009). Um Sprache produzieren und verstehen

zu können, muss eine Vielzahl unterschiedlicher Prozesse der sprachlichen Informationsverarbeitung erworben und in Echtzeit ausgeführt werden können (z. B. Aitchison 2008; Coltheart et al. 2001; Field 2004; Levelt 1993). Diese hochautomatisierten Vorgänge erfolgen bei Menschen, die nicht von einer Sprachstörung bzw. -behinderung betroffen sind, in der Regel mühelos, denn Aktivitäten wie **Sprechen, Sprachverstehen, Lesen** und **Schreiben** unterliegen überwiegend nicht der bewussten Kontrolle. Aus diesem Grund können Sprecher bzw. Hörer auch keine zuverlässige Auskunft darüber geben, wie es ihnen zum Beispiel gelungen ist, einen Satz zu verstehen oder ein Wort zu lesen. Die Mühelosigkeit kaschiert die Komplexität der kognitiven Mechanismen, die das Verstehen und Produzieren von Sprache ermöglichen und die bei Menschen mit Sprachstörungen nur eingeschränkt verfügbar sind (Bishop et al. 2014; Treiman et al. 2003).

Prozesse und Strukturen der mentalen sprachlichen Informationsverarbeitung werden in der Psycholinguistik mit experimentellen Methoden untersucht und in Form von Sprachverarbeitungsmodellen veranschaulicht (z. B. Field 2004). Viele

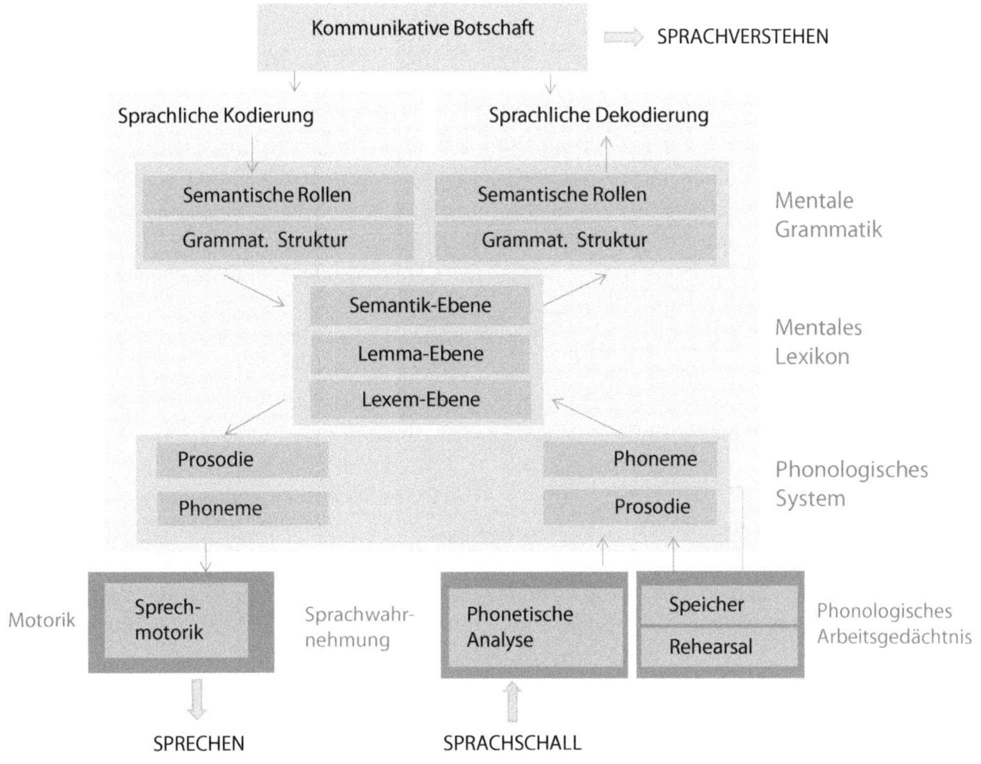

Abb. 3.2   Modulares Modell der Sprachverarbeitung. (In Anlehnung an Levelt 1989; Cutler und Clifton 1999)

Psycholinguisten verstehen ihr Fach als Teilgebiet der **Kognitionswissenschaften.** In diesem interdisziplinären Forschungsfeld arbeiten Psychologen, Linguisten und Neurowissenschaftler zusammen, um die mentalen und neuronalen Mechanismen aufzuklären, die den sog. **kognitiven Leistungen** zugrunde liegen. Hierzu werden neben der Fähigkeit zur Produktion und zum Verstehen mündlicher und schriftlicher Sprache unter anderem auch auditive und visuelle Wahrnehmung, Gedächtnis, Denken, Lernen, Bewegungsplanung und exekutive Funktionen gezählt (z. B. Frankish und Ramsey 2012; Gazzaniga et al. 2009). Die meisten modernen Theorien zur Verursachung von Sprachstörungen knüpfen an Erkenntnissen und Modellen der psycholinguistischen bzw. kognitionswissenschaftlichen Forschung an.

In ▢ Abb. 3.2 ist exemplarisch in vereinfachender Weise ein in der Grundlagenforschung gut etabliertes und auch in der Sprachtherapieforschung einflussreiches psycholinguistisches Modell des Verarbeitungssystems skizziert, das die mentale Sprachverarbeitung beim auditiven Verstehen und bei der mündlichen Produktion von Sprache ermöglicht[3] (vgl. Cutler und Clifton 1999; Levelt 1989). In dem Modell sind verschiedene Teilsysteme vorgesehen, die für die Ausführung bestimmter Aspekte der sprachlichen Informationsverarbeitung spezialisiert sind und die beim Verstehen und Produzieren von Sprache in fein abgestimmter Weise zusammenwirken.

---

3   Es sei an dieser Stelle angemerkt, dass in der Psycholinguistik zahlreiche mehr oder weniger unterschiedliche und teilweise auch konkurrierende Modellkonzeptionen zur Verarbeitung und zum Erwerb von mündlicher und schriftlicher Sprache diskutiert werden. Es gehört zu den großen Herausforderungen der Sprachtherapieforschung, mit den Fortschritten in der psycholinguistischen und kognitionswissenschaftlichen Grundlagenforschung Schritt zu halten und deren Potenzial für die Sprachtherapieforschung auszuloten.

Zu den zentralen Komponenten des Sprachverarbeitungssystems zählen die sog. **mentale Grammatik,** mit deren Hilfe syntaktische Strukturen (z. B. Sätze und ihre syntaktischen Konstituenten) kodiert und dekodiert werden können, sowie das **mentale Lexikon,** in dem z. B. die Bedeutung, die Klanggestalt sowie die grammatischen Formmerkmale von Wörtern langfristig gespeichert sind und bei Bedarf in Bruchteilen von Sekunden aktiviert werden können. Beide Systeme sind weiter in spezialisierte Subsysteme gegliedert, die für spezifische Aspekte der lexikalischen und grammatischen Verarbeitung zuständig sind. So werden innerhalb der mentalen Grammatik beispielsweise Komponenten für die Verarbeitung von Wortreihenfolgen (z. B. die Verbstellung) und von sog. morpho-syntaktischen Informationen (z. B. Subjekt-Verb-Kongruenz oder Kasus) unterschieden. Im mentalen Lexikon werden spezialisierte Teilsysteme für die Speicherung und den Abruf von Wortbedeutungs- und Wortforminformationen angenommen sowie zu formalen Worteigenschaften, die ausschlaggebend für die möglichen grammatischen Umgebungen eines Wortes sind (z. B. das sog. grammatische Geschlecht von Nomina, oder die sog. Valenzeigenschaften von Verben).

Eine zentrale Rolle bei der Sprachverarbeitung wird auch dem **phonologischen System** zugeschrieben, in dem die Bausteine von Wortformen, Phoneme und Silben verarbeitet werden, sowie dem **phonologischen Arbeitsgedächtnis,** das darauf spezialisiert ist, phonologische Informationen kurzfristig zu speichern, solange dies für einen aktuellen Verarbeitungsprozess erforderlich ist. Beim Sprachverstehen wird weiterhin noch auf ein **auditives Sprachwahrnehmungssystem** zurückgegriffen, das die phonetischen Merkmale im Sprachschall extrahiert, die der Erkennung und Unterscheidung von Sprachlauten zugrunde liegen. Da Sprachschall bereits bei normaler Sprechgeschwindigkeit ca. 15 verschiedene, teilweise sehr ähnlich klingende Sprachlaute enthält, sind die Anforderungen an die zeitliche und spektrale Auflösung dieses Verarbeitungssystems sehr hoch.

Eine wichtige Quelle der Evidenz für modulare Sprachverarbeitungsmodelle – wie das in ◻ Abb. 3.2 skizzierte – liefert traditionell besonders die modellgeleitete Untersuchung von Patienten mit **Aphasie.** In den meisten Fällen zeigt sich hierbei, dass bei dieser Patientengruppe in der Regel kein globaler Sprachverlust vorliegt, sondern umschriebene bzw. unterschiedlich stark ausgeprägte Defizite für bestimmte sprachliche Leistungen. Beispielsweise können primär die grammatische oder die lexikalische Verarbeitung durch die Hirnschädigung beeinträchtigt sein. Auch noch wesentlich enger eingegrenzte sprachliche Defizite kommen bei Aphasie häufig vor, beispielweise nur bei der Ausführung ganz bestimmter grammatischer Operationen oder für bestimmte Aspekte der Wortverarbeitung oder bei der Verarbeitung von Lautstrukturen etc. (z. B. Blanken und De Bleser et al. 2004; Stadie et al. 2013; Ziegler 2010). Art und Ausmaß sprachlicher Defizite bei Aphasie sind deshalb außerordentlich variabel.

Hieraus ergeben sich auch Konsequenzen für die im Einzelfall durchzuführenden sprachtherapeutischen Interventionen, die an das jeweilige Stärken- und Schwächenprofil individuell angepasst werden müssen (z. B. Blanken und Ziegler 2010; Stackhouse et al. 2007; Stadie und Schröder 2008; Whitworth et al. 2005).

Auch bei Kindern mit **Sprachentwicklungsstörungen** werden bei differenzierter, modellgeleiteter Untersuchung häufig selektive Verarbeitungsdefizite beobachtet. So können Wortfindungsstörungen z. B. von unauffälligen grammatischen Leistungen begleitet sein (Dockrell et al. 2008). Aber auch das reziproke Leistungsmuster – schwere grammatische Defizite bei normal oder zumindest wesentlich besser entwickeltem Wortschatz – wurde beobachtet (Friedmann und Novogrodzky 2008). Auch müssen phonologische Defizite nicht mit grammatischen Defiziten einhergehen (Gathercole et al. 2005). Bei manchen Kindern mit lexikalischen und grammatischen Defiziten wurden Schwierigkeiten im Bereich der auditiven Wahrnehmung beobachtet, während bei anderen Kindern keinerlei Hinweise auf basale perzeptive Defizite vorliegen (Bishop und McArthur 2005). SSES gilt heute – genau wie Aphasie – im Hinblick auf die zugrunde liegenden psycholinguistischen Ursachen als extrem heterogen (z. B. Hulme und Snowling 2009), und es wird oft davon ausgegangen, dass eine Sprachtherapie oder -förderung nur dann erfolgreich sein kann, wenn sie auf einer zielgenauen Diagnose der zugrunde liegenden Sprachverarbeitungsprozesse beruht (Bishop et al. 2014; Grimm 2010; Stackhouse et al. 2007).

Aufgrund dieser psycholinguistischen bzw. kognitiven Heterogenität innerhalb der sprachtherapeutisch zu versorgenden klinischen Populationen gelten Sprachverarbeitungsmodelle wie das in ◘ Abb. 3.2 skizzierte als wichtige Ausgangspunkte für die Suche nach diagnostisch isolierbaren Defizitmechanismen, die bei erworbenen und entwicklungsbedingten Sprachstörungen im Allgemeinen und auch im Einzelfall zugrunde liegen können und an denen dann mit einer individuellen Therapieplanung bzw. mit konkreten sprachtherapeutischen Forschungsfragen angeknüpft werden könnte (Blanken und Ziegler 2010; Chiat 2000; Stackhouse et al. 2007; Whitworth et al. 2005). Auch in der interdisziplinären AWMF-Leitlinie *Sprachdiagnostik bei SES* wird ausdrücklich für ein an Sprachverarbeitungsmodellen orientiertes sprachdiagnostisches Vorgehen plädiert, durch das sprachliche Symptome trennscharf erfasst und theoretisch eingeordnet und sprachtherapeutische Interventionen an den jeweiligen Einzelfall angepasst werden können (De Langen-Müller et al. 2011).

3.6 Forschungsmethodische Konsequenzen

Aufgrund der Heterogenität in den psycholinguistischen Verursachungshintergründen von Sprachstörungen halten viele Forscher die pauschale Planung von Sprachtherapie für große Gruppen, die nur nach groben klinischen Kriterien zusammengestellt wurden, für problematisch. Dementsprechend wird auch Aussagen über die Wirksamkeit von Sprachtherapie, die für solche nur klinisch definierten, psycholinguistisch jedoch undefinierten und oft extrem heterogen zusammengesetzten Gruppen getroffen werden, mit großer Skepsis begegnet (Cholewa und Siegmüller 2017; Howard 1986; Nickels et al. 2015; Pring 2004). Für die Annahme, dass nicht alle Arten von sprachlichen Defiziten, die in klinisch definierten Gruppen auftreten können, in gleichem Ausmaß oder durch die gleiche sprachtherapeutische Vorgehensweise positiv beeinflusst werden können, spricht zum einen der unklare und zum Teil sogar widersprüchliche Forschungsstand aus klinischen Studien (▶ Abschn. 3.2). Zum anderen liegen hierfür zwischenzeitlich aber auch empirische Belege vor (z. B.

Law et al. 2012 für Sprachentwicklungsstörungen und Jacquemot et al. 2012 für Aphasie).

Die sich aus dieser Problemanalyse ergebenden forschungsmethodischen Konsequenzen werden nachfolgend exemplarisch anhand von zwei RCTs zur Wirksamkeit von Sprachtherapie bei spezifischen Sprachentwicklungsstörungen skizziert (Gillam et al. 2008 sowie Glogowska et al. 2000). In beiden Studien konnten keine positiven Effekte von professioneller Sprachtherapie nachgewiesen werden, und beide wurden in einem gesundheitspolitisch einflussreichen, vom Institut für Qualitätssicherung und Wirtschaftlichkeit im Gesundheitswesen (IQWiG) verfassten, systematischen Review als besonders ergebnissicher hervorgehoben, weil sie sich konsequent an den methodischen Standards der klinischen Forschung orientieren.

■ ■ **Beispiel 1: Gillam et al. (2008) The efficacy of Fast ForWord Language intervention in school-age children with language impairment: A randomized controlled trial**

Im RCT von Gillam et al. (2008) wurde die Wirksamkeit des computergestützten Therapieprogramms Fast ForWord Language bei 54 6- bis 9-jährigen Kindern mit SSES erprobt. Dieses kommerzielle Sprachlernprogramm ist besonders in den USA verbreitet und gilt bei vielen Praktikern in der Therapie von Kindern mit SSES als erfolgversprechend. Es zielt auf eine Verbesserung der Fähigkeit ab, rasch aufeinander folgende akustische Reize, insbesondere Sprachlaute, unterscheiden und wahrnehmen zu können. Das Training erfolgt in unterschiedlichen Schwierigkeitsstufen, die an den individuellen Lernfortschritt angepasst werden. Die Geschwindigkeit der Lautabfolge nähert sich sukzessive den Gegebenheiten in natürlicher Sprache an, und in verschiedenen Spielformaten werden die Lauterkennungsübungen in Übungen zur Wort- und Satzverarbeitung eingebettet.

Die Stichprobe wurde in diesem RCT absichtlich nach sehr allgemeinen klinischen Gesichtspunkten aus der SSES-Population ausgewählt, und diese wurde randomisiert in eine Interventionsgruppe und eine Kontrollgruppe aufgeteilt. Der Logik des klinischen Ansatzes folgend sollten dadurch die Ergebnisse der Studie intern valide und auch auf die Gesamtpopulation der Kinder mit

SSES verallgemeinerbar sein. Die Effekte der Fast ForWord Language Intervention wurden inferenzstatistisch mit Lerneffekten einer Kontrollintervention verglichen. Diese war im Hinblick auf die Dosierung und die allgemeinen Darbietungsmodalitäten mit der Fast ForWord Language Intervention vergleichbar, zielte jedoch nicht speziell auf die Förderung sprachlicher Kompetenzen ab. Im Vergleich mit der Kontrollgruppe zeigten die Kinder der Fast ForWord Language Gruppe keine signifikant besseren Lernfortschritte.

Vor dem Hintergrund der oben skizzierten psycholinguistischen Heterogenität in der SSES-Population erscheint die Konzeption der Studie allerdings von vornherein wenig erfolgversprechend, denn die überprüfte Interventionsmethode zielte speziell auf die Behandlung eines bestimmten kognitiven Defizits ab, nämlich auf die temporale Verarbeitung akustischer Reize. In allen Fällen von SSES, bei denen dieser Verursachungshintergrund gar nicht vorlag, sondern stattdessen andere Komponenten des in ◘ Abb. 3.2 skizzierten Verarbeitungsmodells von der Entwicklungsstörung betroffen waren, konnte eine Wirkung des Therapieverfahrens auch aus psycholinguistischer Perspektive gar nicht erwartet werden. Möglicherweise wäre in dieser Studie ein Wirkeffekt der Fast ForWord Language-Intervention nachweisbar gewesen, wenn die Stichprobe auf Fälle von SSES eingegrenzt worden wäre, bei denen tatsächlich die spezifischen Defizite vorlagen, auf die mit dieser Therapiemethode abgezielt wurde.

Darüber hinaus wurden in Längsschnittstudien ganz unterschiedliche individuelle Entwicklungsverläufe für solche auditiv-phonetischen Verarbeitungsdefizite beobachtet. Beispielsweise zeigten sich bei manchen Kindern spontan, d. h., auch ohne gezielte sprachtherapeutische Intervention, gute Rückbildungen (z. B. Bishop und McArthur 2005). Auch Heterogenität innehrhalb von relativ eng umschriebenen Subgruppen (wie beispielsweise Kinder mit Entwicklungsdefiziten der auditiv-phonetischen Verarbeitung) könnten im RCT von Gillam et al. (2008) also einen signifikanten und nicht kontrollierten Einfluss auf das Wirkungspotenzial von Fast ForWord Language ausgeübt haben und hätten demgemäß bei der Durchführung der Interventionsstudie kontrolliert bzw. systematisch variiert werden müssen. Möglicherweise hätte sich dadurch ein wesentlich

differenziertes und letztlich valideres Bild von den Möglichkeiten und Grenzen der Fast ForWord Language Intervention ergeben.

▪▪ Beispiel 2: Glogowska et al. (2000) Randomised controlled trial of community based speech and language therapy in preschool children

In der englischen Studie von Glogowska et al. (2000) wird die Therapiemethodik im Unterschied zur oben skizzierten Interventionsstudie von Gillam et al. (2008) nicht von den Versuchsleitern vorgegeben. Stattdessen sollen die an der Studie teilnehmenden Sprachtherapeuten die individuellen Therapiepläne aufgrund ihrer professionellen Erfahrung und Expertise für 70 Kinder mit Sprachentwicklungsstörungen auf den Einzelfall zuschneiden. Bei diesem Studientypus steht dementsprechend im Kontrast zum oben skizzierten RCT kein bestimmtes Therapieverfahren auf dem Prüfstand, sondern ein mehr oder weniger repräsentativer Ausschnitt des sprachtherapeutischen Versorgungsangebots, das inhaltlich nicht genauer spezifiziert wird.

Da an der Studie 16 verschiedene Behandlungszentren im Großraum Bristol teilnahmen, kam zwangsläufig ein breites Spektrum sehr unterschiedlicher und experimentell nicht kontrollierter sprachtherapeutischer Methoden bei einer sehr heterogen zusammengesetzten Stichprobe zum Einsatz. Die Therapieeffektivität wurde mit sehr unterschiedlichen und ebenfalls unkontrollierten Leistungsmaßen beurteilt. Das ernüchternde Ergebnis dieses RCTs fassen die Autorinnen folgendermaßen zusammen: Die Studie liefere keine Evidenz für die Effektivität von Sprachtherapie. Das Ausbleiben von Verbesserungen für die meisten der Kinder spräche dafür, dass weitere Forschungen erforderlich seien, um effektive Wege zur Unterstützung dieser Population zu finden.

Die Studie selbst liefert allerdings keinerlei Hinweise darauf, welche Interventionsmethoden bei welchen Kindern mit welcher Vorgehensweise nicht erfolgreich waren und aus welchen Gründen. Deshalb können aus diesem RCT auch keine konkreten Konsequenzen für den Umgang mit psycholinguistisch heterogenen Patientenpopulationen bzw. für die Verbesserung des sprachtherapeutischen Versorgungsangebotes abgeleitet werden. Zwar legt diese

	Ziel	Methode
I	- Konzepte für Interventionen entwickeln - Sprachtherapeutische Vorgehensweisen in Pilotstudien erproben	- (Multiple) kontrollierte Fallstudien
II	- Replikation der Ergebnisse aus Phase I - Verfeinerung/Festlegung der experimentellen Variablen - Hypothesen zu Wirkmechanismen und Effektgrößen	- Studien mit kleinen (homogenen) Gruppen mit und ohne Kontrollgruppe
III	- Nachweise der Effektivität unter Idealbedingungen (efficacy)	
IV	- Nachweis Effektivität unter Normalbedingungen (effectiveness)	- RCT - Metaanalysen
V	- Kosten-Nutzen-Analysen (efficiency)	

◘ Abb. 3.3   Phasen der Sprachtherapieforschung

Studie die unbefriedigende Versorgungssituation in einem umschriebenen (mutmaßlich repräsentativen) Bereich des englischen Gesundheitssystems offen, jedoch vermag sie trotz stringenter Orientierung an den methodischen Standards der klinischen Forschung keinen weiterführenden bzw. konstruktiven Beitrag zur Entwicklung einer evidenzbasierten sprachtherapeutischen Praxis zu leisten.

3.7 Ein methodisches Rahmenkonzept für die Sprachtherapieforschung

Aufgrund dieser komplexen Problemlage setzt sich in der Sprachtherapieforschung immer stärker die Auffassung durch, dass die uneingeschränkte Fokussierung auf RCTs, die mit großen, klinisch definierten, psycholinguistisch jedoch extrem heterogenen Patientengruppen durchgeführt werden, möglicherweise nicht zielführend ist (Howard 1986; Pring 2004). Stattdessen wird sowohl im Hinblick auf die

erworbenen Sprachstörungen (Robey 2004) als auch auf Entwicklungsstörungen (Fey und Finestack 2009; Parkinson und Humphreys 2009) für ein differenzierteres forschungsmethodisches Rahmenkonzept plädiert (◘ Abb. 3.3).

Nach diesem Ansatz sind RCTs und Metaanalysen erst am Ende eines mehrphasigen Forschungsprozesses sinnvoll. Zuvor müssten jedoch vor dem Hintergrund theoretischer, insbesondere psycholinguistischer Modelle innovative Ideen für modellgeleitete und möglichst passgenau zugeschnittene Interventionen erdacht[4] und in Einzelfallanalysen oder in Therapiestudien mit kleinen, möglichst homogenen Gruppen erprobt werden (Phase I). Erweist sich in dieser initialen Forschungsphase eine neue Intervention als potenziell erfolgreich, so kann in der nächsten Phase in einer Serie von aufeinander abgestimmten Studien mit detailliert beschriebenen

---

4   Für eine Konkretisierung der dabei zu berücksichtigenden Planungselemente vgl. Cholewa und Siegmüller (2017).

Einzelfällen oder kleinen homogenen Gruppen untersucht werden, welche Faktoren den Erfolg oder Misserfolg der neuen Intervention beeinflussen können, beispielsweise sprachliche und nichtsprachliche Komorbiditäten, der Schweregrad der sprachlichen Defizite oder auch wenig beeinträchtigte sprachliche Teilfähigkeiten, die für die Intervention nutzbar gemacht werden können. Bei komplexen Interventionen müssen in Phase II auch aktive Faktoren, die für den Therapieerfolg bedeutsam sind, von inaktiven und damit verzichtbaren unterschieden werden, und auch plausible Hypothesen zu den kognitiven Wirkmechanismen der Intervention sind zu entwickeln.

Erst nach Abschluss dieser sog. „feasibility studies" kann in Phase III versucht werden, das Wirkungspotenzial der Intervention in einer Gruppenstudie nachzuweisen – zunächst unter experimentell genau kontrollierten Idealbedingungen (sog. **efficacy-Nachweis**). Auch in Phase III werden zunächst noch Studien mit relativ kleinen, aber psycholinguistisch und klinisch detailliert beschriebenen Stichproben empfohlen. Erst nach erfolgreichem Abschluss von Phase III wird die Evaluation der Intervention unter weniger streng kontrollierten sprachtherapeutischen Alltagsbedingungen anhand von randomisiert kontrollierten Studien als erfolgversprechend erachtet, wobei auch hier die psycholinguistische Heterogenität der teilnehmenden Probandengruppen nicht außer Acht gelassen werden darf (sog. **effectiveness-Nachweis**).

Viele Sprachtherapieforscher haben sich zwischenzeitlich diesem Konzept in den wesentlichen Punkten angeschlossen und halten das voreilige Verlassen oder gar Überspringen von Forschungsphasen bzw. die Durchführung von RCTs ohne gründliche theoretisch fundierte Vorbereitung für nicht zielführend. M. Rogers, Forschungsreferentin der American Speech and Hearing Association (ASHA), fasst diese Position auf der ASHA-Homepage folgendermaßen zusammen:

> One of the most important messages about Phase II research is that these foundational studies should not be skipped by prematurely jumping to experimental tests of efficacy, as that can waste both time and money. The need to support publications of Phase II research is

also underscored, and even though the data may not yield high levels of evidence, the theoretical and/or empirical motivation for the intervention approach can serve as the primary focus. Describing the intervention and the methods used to evaluate treatment fidelity are examples of highly valuable contributions that are worthy of publishing, but claims of efficacy should not be made in relation to Phase II studies. If positive outcomes are observed, certainly those findings can be used to motivate the next level of testing. (http://www.asha.org/academic/questions/PhasesClinicalResearch)

- **Sprachtherapieforschung „beyond randomized control"**

- ■ **Beispiel 3: Pascoe et al. (2005) Phonological therapy within a psycholinguistic framework: Promoting change in a child with persisting speech difficulties**

Ein für den psycholinguistischen Ansatz charakteristisches Beispiel einer Einzelfallstudie zur Wirksamkeit von Sprachtherapie geben Pascoe, Stackhouse und Wells (2005). Berichtet wird die Evaluation einer Therapiemaßnahme (ca. 30 h, 2-mal wöchentlich) mit der 6,8-jährigen monolingual englischen Katy, bei der klinisch die Symptome einer SSES[5] vorlagen. Forschungsmethodisch lässt sich die Studie der Phase I des Phasenmodells von Fey und Finestack (2009) zuordnen. Es wurde ein Multiple-Baseline-Design verwendet mit wiederholten, intra-individuellen Leistungsmessungen in verschiedenen, modellorientiert ausgewählten Aufgabenstellungen zu verschiedenen Zeitpunkten vor, während und nach der Intervention.

Das vorrangige Therapieziel bestand darin, die von Katy produzierten Wortformen, die klanglich häufig gravierend entstellt und besonders für Außenstehende unverständlich waren, näher an die Klanggestalt der Zielformen heranzuführen. Ausgangspunkt und Maßstab für die Planung und Evaluation

---

5   Aufgrund von grenzwertigen Ergebnissen in verschiedenen Intelligenztests war die Abgrenzung zur SES in diesem Fall allerdings nicht eindeutig möglich.

der sprachtherapeutischen Vorgehensweise bildete eine detaillierte modellorientierte Sprachdiagnostik. Das dabei zugrunde gelegte Sprachverarbeitungsmodell (Stackhouse und Wells 1997) ist ebenso wie das in ◘ Abb. 3.2 skizzierte modular aufgebaut, es bildet jedoch die verschiedenen an der phonetisch-phonologischen Verarbeitung beteiligten Systeme noch differenzierter ab. Aus dem auf diese Weise ermittelten kognitiv-sprachlichen Stärken- und Schwächenprofil leiteten die Autoren dann individuell zugeschnittene Schwerpunktziele für die Therapie bei Katy ab sowie auch mögliche Hilfestellungen für die sprachtherapeutische Vorgehensweise und Annahmen darüber, auf welche nicht speziell behandelten sprachlichen Leistungsbereiche sich die Intervention positiv auswirken könnte. Solche Generalisierungs- bzw. Transfereffekte gelten als wichtige Indikatoren für die Qualität sprachtherapeutischer Interventionen.

Die Genauigkeit in der psycholinguistischen Konzeption der Studie, die hier nur bruchstückhaft wiedergegeben werden kann, soll dabei zum einen die Chancen für einen Therapieerfolg verbessern und zum anderen im Falle eines Miss- oder Teilerfolges Hinweise darauf liefern, welche alternativen oder weiterführenden Interventionen bei Katy zielführend sein könnten. Zusammenfassend zeigten sich bei Katy in dem speziell trainierten Leistungsbereich und teilweise auch für nicht trainierte Leistungen signifikante und nachhaltige Fortschritte. Allerdings gelang es Katy auch nach der Therapie noch nicht, ihre verbesserten phonologischen Fähigkeiten konsequent in kommunikativen Alltagssituationen einzusetzen, so dass die Autoren weitere defizitspezifische Interventionen als notwendig erachteten, um an den mit Katy erzielten Therapieerfolgen anzuknüpfen.

Die Autoren fassen die Möglichkeiten und Grenzen des von ihnen erprobten Studientyps folgendermaßen zusammen:

>> The present study aimed to evaluate the effectiveness of a particular intervention. The design of the intervention does not allow for comparisons with other approaches to intervention: we do not know if other approaches to intervention would have been more or less effective. It is for this reason that further detailed intervention studies including wide-ranging outcome measures are required. However, this present approach offers an explicit framework for understanding intervention studies and interpreting the results, drawing on psycholinguistic and phonological theory.
(Pascoe et al. 2005, S. 216)

3.8 Heterogene Populationen in anderen Bereichen der klinischen Forschung

Das Problem heterogener Patientenpopulationen und kleiner bis sehr kleiner Stichproben führt auch in anderen Bereichen der klinischen Forschung zu Schwierigkeiten bei der Durchführung von RCTs. In einem Interview in der *Süddeutschen Zeitung* vom 31.07.2014 äußerte sich beispielsweise F. Holsboer, ehemaliger Direktor am Max-Planck-Institut für Psychiatrie in München, zu der Frage, warum die großen klinischen Studien zur Wirksamkeit pharmakologischer Therapien bei Depressionen alle gescheitert seien, folgendermaßen:

>> Sie sind gescheitert, weil ein Grundfehler gemacht wurde. Alle Patienten wurden über einen Kamm geschert. Wenn Sie einer großen Gruppe Depressiver ein Medikament geben, das nur bei einer Teilgruppe wirkt, dann wird ein möglicher Effekt natürlich verwischt.
(Holsboer 2014, S. 18)

Auch in der klinischen Forschung zu **seltenen Erkrankungen** finden sich Parallelen zur Sprachtherapieforschung. Als selten gilt eine Erkrankung, wenn sie mit einer Prävalenz von maximal 0,5/1000 auftritt (Cornu et al. 2013). Es wird angenommen, dass es weltweit ca. 6000–8000 solcher überwiegend genetisch bedingter Erkrankungen gibt und dass in der EU insgesamt ca. 30 Mio. Menschen davon betroffen sind, ca. die Hälfte davon Kinder. Die Ausgangslage in der klinischen Forschung ist hier ähnlich wie bei SSES oder Aphasie. Insgesamt sind zwar sehr viele Patienten betroffen, aber jede psycholinguistisch definierte Subgruppe ist so klein, dass die für einen RCT erforderlichen Stichprobenumfänge nur schwer erreicht werden können. Darüber hinaus ist das kommerzielle Interesse an der pharmakologischen Erforschung seltener Erkrankungen aufgrund des ungünstigen Verhältnisses zwischen Aufwand und erwartbarem wirtschaftlichem Gewinn gering ausgeprägt. Deshalb müssen klinische Studien in diesem Bereich oftmals mit geringen finanziellen Mitteln durchgeführt werden – eine weitere Parallele zur Sprachtherapieforschung.

In der Überblicksarbeit zu **seltenen Erkrankungen** von Cornu et al. (2013) werden vor diesem Hintergrund alternative Methoden zum klassischen RCT vorgeschlagen, die sich für Wirksamkeitsnachweise in kleinen bis sehr kleinen Populationen eignen, sowie ein Algorithmus, nach dem entschieden werden kann, welche Methode fallabhängig am besten geeignet erscheint. Das Committee for Medical Products for Human Use (CHMP)[6] empfiehlt demgemäß, besondere methodische Standards für die Beurteilung von Therapiewirksamkeit in kleinen klinischen Populationen zu akzeptieren.

> » It may be that in conditions with small and very small populations, less conventional and/or less commonly seen methodological approaches may be acceptable if they help to improve the interpretability of the study results.
> (CHMP 2005).

3.9   Fazit

Die Vielfalt und Vielschichtigkeit der kognitiven Verursachungshintergründe von Sprachstörungen und die Notwendigkeit, Ziele und Vorgehensweisen von Interventionen hierauf anzupassen, stellen die Sprachtherapieforschung vor erhebliche Herausforderungen. Die Suche nach Wegen, um mit der Heterogenitätsproblematik klinisch, theoretisch und forschungsmethodisch überzeugend umzugehen, bildet die wichtigste Zukunftsaufgabe sowohl für die Sprachtherapieforschung als auch für die

evidenzbasierte sprachtherapeutische Praxis. Verschiedene Zugänge sind hierbei denkbar:

1. Möglicherweise gelingt es im Rahmen des RCT-Ansatzes zukünftig besser als bisher, die Unschärfe im aktuellen Stand der klinischen Sprachtherapieforschung mit den Methoden der Metaanalytik aufzuklären. Durch einen systematischen Vergleich zahlreicher RCTs könnten zumindest einige der Einflussfaktoren bzw. Moderatorvariablen identifizierbar sein, die zur Heterogenität der Wirkeffekte beitragen (Haynes und Johnson 2009). Voraussetzung hierfür wäre allerdings, dass potenzielle Einflussgrößen, also z. B. sprachliche und kognitive Stärken- und Schwächenprofile der teilnehmenden Patienten und die psycholinguistische Konzeption der Intervention bei der Durchführung von RCTs auch differenziert, konsequent und systematisch erfasst werden. Idealerweise sollte diese Erfassung in den verglichenen Studien vor dem Hintergrund eines möglichst einheitlichen, modelltheoretischen Bezugsrahmens erfolgen (vgl. Cholewa und Siegmüller 2017; Jacquemot et al. 2012). Denn nur dann können aus der erfolgreichen oder nicht-erfolgreichen Anwendung einer Intervention bei einer spezifischen Patientengruppe theoretisch plausible Schlussfolgerungen und Konsequenzen für weiterführende Forschungsarbeiten gezogen werden. Vielleicht gelingt es auf diese Weise, d. h., durch konsequentere Orientierung an kognitiven Modellen, mittel- und langfristig im Rahmen des klassischen klinischen Forschungsansatzes, die Effektivität semi-standardisierter sprachtherapeutischer bzw. sprachfördernder Programme bei größeren Subgruppen von Patienten mit Sprachstörungen nachzuweisen.

2. Als Reaktion auf die gravierenden Probleme, die bei der Anwendung des klassischen klinischen Forschungsparadigmas im Bereich der Sprachtherapie immer deutlicher zu Tage treten, wird jedoch von vielen Sprachtherapieforschern zumindest im derzeitigen, noch sehr frühen Stadium der Sprachtherapieforschung ein anderer – oder zumindest zusätzlicher – Weg eingeschlagen. Im sog. **modellorientierten, kognitiven bzw. psycholinguistischen**

Ansatz steht die Randomisierung von größeren Patientengruppen zunächst gar nicht im Vordergrund, sondern die möglichst optimale Passung zwischen dem individuellen Stärken- und Schwächenprofil eines oder einiger Patienten und der spezifischen psycholinguistischen Konzeption der Therapiemethodik. Auch in diesem Ansatz kommt kognitiven Modellen der Verarbeitung und des Erwerbs von Sprache eine entscheidende Bedeutung zu, wie dies im folgenden Zitat aus Pascoe et al. (2005) zum Ausdruck kommt:

》 The psycholinguistic approach is concerned with investigating underlying processing skills. If intervention is carefully targeted at an individual's specific point of breakdown, and carried out with an awareness of the strengths and weaknesses that underlie the individual's speech processing system, then it seems more likely that (a) intervention will be successful in bringing about change in the speech processing system, and (b) if intervention is not successful then it is possible to isolate the level of the speech processing system that therapy tasks were tapping, and make appropriate revisions (S. 191).

Literatur

Adler G, von Knesebeck JH (2010) Gesundheitsfachberufe: Auf akademischen Wegen. Deutsches Ärzteblatt 107 (9): 386–390

Aitchison J (2008) The Articulate Mammal: An Introduction to Psycholinguistics. 5th ed. Oxon: Routledge

Alt M, Meyers C, Ancharski A (2012) Using principles of learning to inform language therapy design for children with specific language impairment. Int J of Lang Comm Disord 47 (5): 487–498

Basso A, Forbes M, Boller F (2013) Rehabilitation of Aphasia. Handbook of Clinical Neurology, Vol. 110: 325–334

Bakheit AM, Shaw S, Carrington S, Griffiths S (2007) The rate and extent of improvement with therapy from the different types of aphasia in the first year after stroke. Clinical Rehabilitation 21 (10): 941–949

Bishop D, McArthur GM (2005) Individual differences in auditory processing in specific language impairment: A follow-up study using event-related potentials and behavioral thresholds. Cortex 41 (3): 327–341

Bishop D, Nation K, Patterson K (2014) When words fail us: insights into language processing from developmental and acquired disorders. Philosophical Transactions of the Royal Society B 369: 20120403

Blanken G, Ziegler W (Hrsg) (2010) Klinische Linguistik und Phonetik: Ein Lehrbuch für die Diagnose und Behandlung von erworbenen Sprach– und Sprechstörungen im Erwachsenenalter, Bd 6. Reihe Mentale Sprachverarbeitung. Freiburg: Hochschulverlag

Bock K, Levelt WJM (1994) Language production. Grammatical encoding. In: Gernsbacher MA (Ed) Handbook of Psycholinguistics. New York: Academic Press, pp 741–779

Brady M, Kelly H, Godwin J, Enderby P, Campbell P (2016) Speech and language therapy for aphasia following stroke. Cochrane Database of Systematic Reviews 2016, Issue 6. Art. No.: CD000425

Breitenstein C, Grewe T, Flöel A, Ziegler W, Springer L, Martus P, Huber W, Willmes K, Ringelstein EB, Haeusler KG, Abel S, Glindemann R, Domahs F, Regenbrecht F, Schlenck KJ, Thomas M, Obrig H, de Langen E, Rocker R, Wigbers F, Rühmkorf C, Hempen I, List J, Baumgaertner A for the FCET2EC study group (2017) Intensive speech and language therapy in patients with chronic aphasia after stroke: a randomized, open-label, blinded-endpoint, controlled trial in health-care setting. http://dx.doi.org/10.1016/S0140-6736(17)30067-3

Cappa SF, Benke T, Clarke S, Rossi B, Stemmer B, van Heugten (2003) European Federation of Neurological Societies. EFNS Guidelines on Cognitive Rehabilitation: Report of an EFNS Task Force. European Journal of Neurology, 10 (1): 11–23

Cappa SF, Benke T, Clarke S, Rossi B, Stemmer B, van Heugten CM (2011) European Handbook of Neurological Management, Vol. 1, 2nd ed. Oxford: Blackwell Publishing Ltd

Chiat S (2000) Understanding Children with Language Problems. Cambridge: Cambridge University Press

Cholewa J, Siegmüller J (2017) „Beyond randomized control": Plädoyer für mehr inhaltliche Transparenz, Systematik und Programmatik in der Sprachtherapieforschung bei SSES. LOGOS. Fachzeitschrift für Akademische Sprachtherapie und Logopädie (im Erscheinen)

Cheng HC, Chen HY, Tsai CL, Chen YJ, Cherng RJ (2009) Comorbidity of motor and language impairments in preschool children of Taiwan. Research in Developmental Disabilities 30 (5): 1054–1061

Cicerone KD, Dahlberg C, Malec JF, Langenbahn DM, Felicetti T, Kneipp S, Ellmo W, Kalmar K, Giacino JT, Harley JP, Laatsch L, Morse PA, Catanese J (2005) Evidence-based cognitive rehabilitation: updated review of the literature from 1998 through 2002. Archives of Physical Medicine and Rehabilitation 86 (8): 1681–92

Coltheart M, Rastle K, Perry C (2001) DRC: A dual route cascaded model of visual word recognition and reading aloud. Psychological Review 108 (1): 204–256

Committee for Medical Products for Human Use (CHMP) (2006) Guideline on Clinical Trials in Small Populations. London, Doc. Ref. CHMP/EWP/83561/2005

Cornu C, Kassai B, Fisch R, Chiron C, Alberti C, Guerrini R (2013) Experimental designs for small randomised clinical trials: an algorithm for choice. Orphanet Journal of Rare Diseases 8: 48

Cutler A, Clifton C (1999) Comprehending spoken language: A blueprint for the listener. In: Brown C, Hagoort P (Eds) The Neurocognition of Language. Oxford: Oxford University Press, pp 123–166

Dawes M, Summerskill W, Glasziou P, Cartabellotta A, Martin J, Hopayian K, Porzsolt F, Burls A, Osborne J (2005) Sicily statement on evidence-based practice. Second International Conference of Evidence-Based Health Care Teachers and Developers. BMC Medical Education 5 (1): 1–7

De Bleser R, Cholewa J, Stadie N, Tabatabaie S (2004) LEMO Lexikon modellorientiert. München: Urban & Fischer

De Langen-Müller U, Kauschke C, Kiese-Himmel C, Neumann K, Noterdaeme M (2011) Diagnostik von Sprachentwicklungsstörungen (SES), unter Berücksichtigung umschriebener Sprachentwicklungsstörungen (USES) – Interdisziplinäre S2k-Leitlinie. Düsseldorf: Arbeitsgemeinschaft der Wissenschaftlichen Medizinischen Fachgesellschaften e.V. (AWMF)

Dilling H, Mombour W, Schmidt M (2006) ICD 10, Internationale Klassifikation psychischer Störungen. Diagnostische Kriterien für Forschung und Praxis, 4. Aufl. Göttingen: Huber

Dockrell JE, Messer D, Murphy V (2008) Language profiles and naming in children with word finding difficulties. Presentation at the 10th IASCL 2005, Freie Universität Berlin. Zitiert nach Friedman, Novogrodzky (2008)

Ebbels S (2014) Effectiveness of intervention for grammar in school-aged children with primary language impairments: A review of the evidence. Child Language Teaching and Therapy 30 (1): 7–40

Fey ME, Finestack LH (2009) Research and development in child language intervention: A five-phase model. In: Schwartz RG (Ed) Handbook of Child Language Disorders. New York: Psychology Press, pp 513–529

Field J (2004) Psycholinguistics: The Key Concepts. New York: Routledge

Frankish K, Ramsey WM (Eds.) (2012) The Cambridge Handbook of Cognitive Science. New York: Cambridge University Press

Friedmann N, Novogrodsky R (2008) Subtypes of SLI: SySLI, PhoSLI, LeSLI, and PraSLI. In: A. Gavarró, M. João Freitas (Eds.) Language Acquisition and Development. Newcastle UK: Cambridge Scholars Press/CSP, pp 205–217

Gathercole SE, Tiffany C, Briscoe J, Thorn A (2005) The ALSPAC Team. Developmental consequences of poor phonological short-term memory function in childhood: A longitudinal study, Journal of Child Psychology and Psychiatry, 46 (6): 598–611

Gazzaniga MS, Ivry RB, Mangun R (2014) Cognitive Neuroscience: The Biology of the Mind. W. W. Norton, Company

Gillam R, Loeb D, Hoffman L, Bohman T, Champlin C, Thibodeau L, Widen J, Brandel J, Friel-Patti S (2008) The efficacy of Fast ForWord Language intervention in school-age children with language impairment: A randomized controlled trial. Journal of Speech and Hearing Research, 51 (1): 97–119

Glogowska M, Roulstone S, Enderby P, Peters T (2000) Randomized controlled trial of community based speech and language therapy in preschool children. British Medical Journal 321 (7266)

Goldenberg G, Spatt J (1994) Influence of size and site of cerebral lesions on spontaneous recovery of aphasia and on success of language therapy. Brain and Language 47 (4): 684–698

Grimm H (2010) Sprachentwicklungstest für 3- bis 5-jährige Kinder (SETK 3–5). Göttingen: Hogrefe

Haynes W, Johnson C (2009) Understanding Research and Evidence-Based Practice in Communication Disorders. Boston: Pearson

Holsboer F (2014) Patienten in den Mittelpunkt. Interview in der Süddeutsche Zeitung vom 31.07.2014

Howard D (1986) Beyond randomized controlled trials: The case for effective case studies of the effects of the treatment of aphasia. British Journal of Disorders of Communication 21 (1): 89–102

Hulme Ch, Snowling M (2009) Developmental Disorders of Language Learning and Cognition. Chichester: Wiley

IQWiG-Berichte (2009) Nr. 57 Abschlussbericht: Früherkennungsuntersuchung auf umschriebene Entwicklungsstörungen des Sprechens und der Sprache. Institut für Qualität und Wirtschaftlichkeit im Gesundheitswesen (Hrsg) Köln. www.iqwig.de/index.541.html

Jacquemot Ch, Dupoux E, Robotham L, Bachoud-Levì A (2012) Specificity in rehabilitation of word production: A meta-analysis and a case study. Behavioural Neurology 25: 1–29

Khayum B, Wieneke C, Rogalski E, Robinson J, O'Hara M (2012) Thinking Outside the Stroke: Treating Primary Progressive Aphasia (PPA). Perspectives on Gerontology 17 (2): 37–49

Kelly H, Brady MC, Enderby P (2010) Speech and language therapy for aphasia following stroke. Cochrane Database of Systematic Reviews, 5, CD000425

Law J, Garrett Z, Nye C, Dennis JA (2012) Speech and language therapy interventions for children with primary speech and language delay or disorder: Update. Cochrane Database of Systematic Reviews 3, CD004110

Levelt WJM (1989) Speaking: From Intention to Articulation. Cambridge, MA: MIT Press

Levelt WJM (Ed) (1993) Lexical Access in Speech Production. Cambridge, MA: Blackwell

Nickels L, Best W, Howard D (2015) Optimising the ingredients for evaluation of the effects of intervention. Aphasiology 29 (5): 619–643

Paradis J (2007) Bilingual children with specific language impairment: Theoretical and applied issues. Applied Psycholinguistics 28: 551–564

Parkinson G, Humphrey N (2009) Intervention for children with language impairments: A model of evidence-based outcome research. Journal of Research in Special Educational Needs 8 (1): 2–12

Pascoe M, Stackhouse J, Wells B (2005) Phonological therapy within a psycholinguistic framework: Promoting change in a child with persisting speech difficulties. Int J of Lang Comm Disord 40 (2): 189–220

Pennington BF (2006) From single to multiple deficit model of developmental disorders. Cognition 101 (2): 385–413

Pring T (2004) Ask a silly question: Two decades of troublesome trials. Int J of Lang Comm Disord 39 (3): 285–302

Robey R (2004) A five-phase model for clinical-outcome research. Journal of Communication Disorders 37 (5): 401–411

Roelofs A, Özdemir R, Levelt WJM (2007) Influences of spoken word planning on speech recognition. Journal of Experimental Psychology Learning Memory and Cognition 33 (5): 900–913

Salter K, Teasell R, Bhogal S et al (2010) Aphasia. In: Teasell R, Foley N, Salter K, Bhogal S, Jutai J, Speechley M Evidence-based review of stroke rehabilitation. Executive summary, 13th ed. Toronto: Canadian Stroke Network

Sozialgesetzbuch V (SGB V) www.sozialgesetzbuch-sgb.de

Stackhouse J, Vance M, Pascoe M, Wells B (2007) Compendium of Auditory and Speech Tasks: Children's Speech and Literacy Difficulties. Chichester: John Wiley

Stadie N, Schröder A (2008) Kognitiv orientierte Sprachtherapie: Methoden, Material und Evaluation für Aphasie, Dyslexie und Dysgraphie. München: Urban, Fischer

Stadie N, Cholewa J, De Bleser R (2013) LEMO 2.0. Hofheim: NAT-Verlag

Treiman R, Clifton C Jr, Meyer AS, Wurm LH (2003) Language comprehension and production. In: Healy A, Proctor R (Eds) Experimental Psychology, Vol. 4: Handbook of Psychology. New York: Wiley

Waltersbacher K (2013) AOK-Heilmittelbericht. Berlin: Wissenschaftliches Institut der AOK

Whitworth A, Howard D, Webster J (2005) A Cognitive Neuropsychological Approach to Assessment and Intervention in Aphasia: A Clinician's Guide. Hove: Psychology Press

WHO (2001) International Classification of Functioning, Disability and Health. Genf: WHO

Zens N, Gillon G, Moran, Ch (2009) Effects of phonological awareness and semantic intervention on word-learning in children with SLI. International Journal of Speech-Language Pathology 11 (6): 509–524

Metaepidemiologie und Qualitätssicherung klinischer Evidenzproduktion

Robin Haring

© Springer-Verlag GmbH Deutschland 2018
R. Haring, J. Siegmüller (Hrsg.), *Evidenzbasierte Praxis in den Gesundheitsberufen*,
https://doi.org/10.1007/978-3-662-55377-0_4

4.1 Professionalisierung klinischer Evidenzproduktion

Systematische Übersichtsarbeiten und Metaanalysen haben in den letzten Jahrzehnten medizinischer Forschung zunehmend an Bedeutung gewonnen. Als Methode zur Integration und Bewertung wissenschaftlicher Forschungsergebnisse, als Entscheidungsgrundlage zur Allokation von Forschungsressourcen und als Ausgangspunkt zur Entwicklung evidenzbasierter Leitlinien gelten systematische Übersichtsarbeiten und Metaanalysen als Goldstandard der Evidenzproduktion. Gegenüber traditionellen Formen systematischer Übersichtsarbeiten stellt die Metaanalyse den wissenschaftshistorisch und methodologisch jüngsten Versuch dar, dem exponentiellen Wachstum empirischer Ergebnisse der medizinischen Forschung gerecht zu werden. Inzwischen veröffentlichen über 5.600 medizinische Fachzeitschriften jährlich mehr als 2 Mio. Artikel. Darin enthalten ist die tägliche Publikation von 75 klinischen Studien und 11 Übersichtsarbeiten (Bastian et al. 2010). Diese Zahlen verdeutlichen die Notwendigkeit, verschiedenste Einzelstudien eines bestimmten Fachgebiets bzw. zu einer definierten Fragestellung zusammenzufassen und zu bewerten. Dafür stehen verschiedene Formen der Ergebnissynthese von Einzelstudien zur Verfügung: narratives Review, systematisches Review, Metaanalyse aggregierter Daten und Metaanalyse gepoolter Individualdaten. Diese werden auch durchgeführt, wenn die Ergebnisse der vorliegenden Einzelstudien inkonsistent oder widersprüchlich sind bzw. die statistische Teststärke aufgrund geringer Fallzahlen unzureichend ist.

Seit der ersten quantitativen Ergebniszusammenfassung zur Wirksamkeit der Typhusimpfung vor über 100 Jahren, publiziert durch den Mathematiker Karl Pearson im *British Medical Journal* (Pearson 1904), wurde die Metaanalyse über die folgenden Jahrzehnte methodisch konsequent weiterentwickelt. Basierend auf den beispielhaften Anstrengungen des schottischen Arztes und Epidemiologen Archibald Cochrane (1909–1988) wurde im Jahr 1993 in Großbritannien die Cochrane Collaboration gegründet, um Primärliteratur zu therapeutischen Fragestellungen und vor allem zu randomisierten kontrollierten klinischen Studien (RCT) systematisch aufzuarbeiten und zusammenzufassen (Chandler et al. 2013).

Seither hat die Cochrane Collaboration das erklärte Ziel, mithilfe systematischer Übersichtsarbeiten zu themenspezifischen Fragen der Diagnostik, Therapie und Prävention die Evidenzbasierung der modernen Medizin voranzutreiben. In diesem weltweiten Netzwerk filtern, sichten und klassifizieren internationale Arbeitsgruppen von Wissenschaftlern und Ärzten nach expliziten methodischen Regeln sämtliche publizierten Ergebnisse klinischer Studien zur einer definierten Fragestellung, um auf dieser Evidenzgrundlage deren Nutzen zu bewerten. Schätzungen zufolge publiziert die Cochrane Collaboration etwa 20 % aller jährlich erscheinenden systematischen Übersichtsarbeiten (Moher et al. 2007).

Während aber eine systematische Übersichtsarbeit unter einer klar formulierten Fragestellung relevante Forschungsergebnisse systematisch identifiziert, auswählt und kritisch beurteilt, verwendet eine Metaanalyse zusätzlich statistische Verfahren, um die Ergebnisse der eingeschlossenen Studien zusammenzufassen und zu analysieren. Diese Synthetisierung medizinischer Forschung bildet die Entscheidungsgrundlage der evidenzbasierte Medizin (EBM) und unterstützt die Überführung der effektivsten und effizientesten wissenschaftlich nachgewiesenen Behandlungsmethoden in den klinischen Alltag. Eingeführt wurde dieses „neue Paradigma" für die Ausbildung und Praxis klinischer Medizin bereits vor 25 Jahren (Evidence-Based Medicine Working Group 1992): Tradition, Anekdoten und grundlagenwissenschaftliche Theoriebildung sollten ersetzt werden durch Evidenz aus hochqualitativen RCTs und Beobachtungsstudien, in Kombination mit klinischer Expertise und Patientenpräferenzen.

Inzwischen wächst die Kritik am EBM-Paradigma jedoch aus drei Gründen:

1. **Exponentielle Evidenzentwicklung:** Das Volumen der wissenschaftlichen Evidenzproduktion in Form von Publikationen ist in den letzten Jahrzehnten exponentiell gewachsen. Am deutlichsten wird diese Proliferation klinischer Forschungspublikationen am Anstieg veröffentlichter Reviews (+2.728 %) bzw. Metaanalysen (+2.635 %) zwischen 1991 und 2014. Der klinischen Entscheidungsfindung für den einzelnen Patienten ist damit jedoch nicht geholfen. Trotz dieses beachtlichen Publikationsvolumens ist das meiste davon für die

klinische Versorgungspraxis praktisch nutzlos (exemplarisch s. Ioannidis 2016).

2. **Epidemiologischer Übergang:** Die Verschiebung des Krankheitsspektrums von akuten Einfacherkrankungen zu chronischen Mehrfacherkrankungen macht ein EBM-Paradigma obsolet, das Erkrankungen als diskrete Entitäten interpretiert und medizinisch entsprechend versorgt. In der 24-stündigen Bilanz eines durchschnittlichen Akutkrankenhauses fallen für 18 Patienten insgesamt 44 Diagnosen an, zu deren direkter medizinischer Versorgung 3.679 Seiten relevanter Leitlinienliteratur gehören. Als Voraussetzung einer leitliniengerechten, evidenzbasierten Versorgung würde deren vertiefte Lektüre jedoch geschätzte 122 h benötigen (Allen und Harkins 2005). Dem One-disease-one-guideline-Anspruch des EBM-Paradigmas ist es damit unmöglich, der komplexen Versorgungsrealität einer alternden, chronisch-degenerativ erkrankten und multimorbiden Patientenpopulation gerecht zu werden.

3. **Abnehmender Grenznutzen:** Nachdem das EBM-Paradigma in den ersten Jahren durchaus zu großen Fortschritten in der medizinischen Versorgung geführt hat, stößt die Evidenzproduktion nun selbst an eine Sättigungsgrenze, die statistische Signifikanz immer häufiger mit klinischer Relevanz gleichsetzt, eher Risiken statt etablierter Diagnosen behandelt und dadurch Überversorgung bzw. Fehlversorgung provoziert (Glasziou et al. 2013).

Die begründete Krisenhaftigkeit des EBM-Paradigmas (Greenhalgh 2014) zur Sammlung, Synthetisierung und Anwendung hochqualitativer empirischer Evidenz in der klinischen Versorgung wird zusätzlich durch die Entwicklung des neuen Wissenschaftsfeldes der Metaepidemiologie verstärkt.

4.2 Metaepidemiologie klinischer Evidenzproduktion

Der Begriff Metaepidemiologie wurde erstmals im Jahr 1997 in die Literatur eingeführt (Naylor 1997) und bezeichnet als Kofferwort aus Epidemiologie und Metaanalyse einen methodischen Ansatz, um Metaanalysen zu einer bestimmten Fragestellung zu versammeln und den Einfluss methodischer Charakteristika der Planung, Durchführung und des Designs der gepoolten Einzelstudien auf den geschätzten Behandlungseffekt zu untersuchen (Sterne et al. 2002). Im Zuge der fortschreitenden Ausdifferenzierung forschungsmethodologischer Designs hat sich somit auch die Metaanalyse von einer statistischen Technik zu einer Forschungsperspektive weiterentwickelt. Untersuchungsgegenstand der Metaepidemiologie sind somit weniger Probanden oder Patienten als vielmehr Publikationen bzw. Designcharakteristika von klinischen Studien und Beobachtungsstudien. Diese Charakteristika umspannen den gesamten Prozess klinischer Evidenzproduktion: Einschlusskriterien, Randomisierung, Studiengröße, Studienablauf, Studienergebnis, Finanzierung, Ergebnispublikation und viele mehr (**□ Abb. 4.1**).

Entgegen der weitverbreiteten Auffassung, dass systematische Übersichtsarbeiten und Metaanalysen qua Definition die höchste Evidenzqualität produzieren, deuten jüngste Erkenntnisse der Metaepidemiologie eine erhebliche Verzerrung klinischer Evidenz durch methodische Defizite der zugrunde liegenden Einzelstudien an. Weil die Ergebnisse systematischer Übersichtsarbeiten und Metaanalysen durch die Designcharakteristika der eingeschlossenen

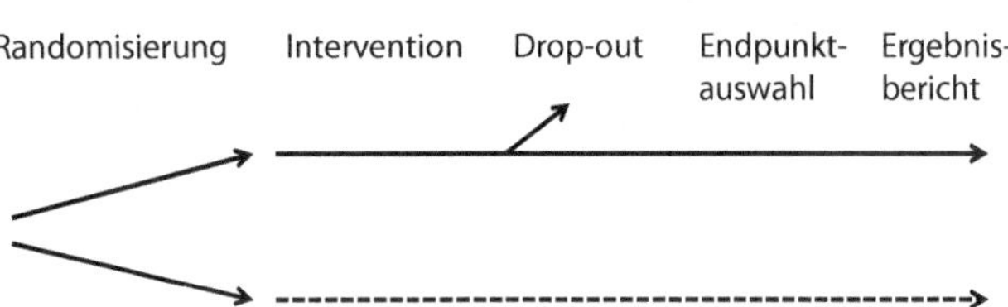

□ Abb. 4.1 Auswahl potenzieller Meta-Confounder randomisierter klinischer Studien

Studien beeinflusst sind, bietet das Konzept der Metaepidemiologie eine neue Forschungsmethode, um das Ausmaß der Verzerrung von Studienergebnissen und Effektschätzern durch Meta-Confounder zu identifizieren und die inhärenten Verzerrungen medizinischer Forschung offenzulegen. Damit ist die Metaepidemiologie definiert als quantitative Methode zur Analyse qualitativer Probleme medizinischer Forschung.

Diese Kombination aus Epidemiologie und Metaanalyse erlaubt es, die Evidenzlage hinsichtlich einer spezifischen Fragestellung zu beschreiben, die Heterogenität der Studienlage zu analysieren und die darin enthaltenen potenziellen Verzerrungen bzw. Meta-Confounder zu kontrollieren. Nachfolgend werden die in ◘ Tab. 4.1 aufgeführten Meta-Confounder vertiefend erörtert.

4.2.1 Studiengröße

Um den Einfluss der Studiengröße auf die Einschätzung der Therapiewirksamkeit zu untersuchen, hat die metaepidemiologische Studie von Dechartres et al. (2013) 93 Metaanalysen mit insgesamt 735 RCTs berücksichtigt. Das gesamte Verteilungsspektrum mit Studiengrößen zwischen <50 und ≥1.000 Patienten wurde in Quartile unterteilt, wobei Quartil 1 die kleinsten 25 % und Quartil 4 die größten 25 % der eingeschlossenen Studien beinhaltete. Im Vergleich zwischen Quartil 1 und 4 zeigte sich, dass die Effektstärke in kleinen Studienpopulationen um 32 % höher bewertet wurde als in großen Studienpopulationen. Noch deutlicher wurde das Ausmaß der Verzerrung im Vergleich zwischen Studien mit weniger als 50 Patienten vs. Studien mit mehr als 1.000 Patienten. Hierbei lag der Unterschied in der geschätzten Effektstärke bei 48 %. Somit fallen die geschätzten Effekte zur Therapiewirksamkeit in kleinen Studien systematisch höher aus. Diese methodische Verzerrung durch den Meta-Confounder „Studiengröße" wurde ebenfalls in fachspezifischen metaepidemiologischen Analysen zum Endpunkt Osteoarthritis bzw. in psychischen Interventionsstudien identifiziert (Contopoulos-Ioannidis et al. 2005; Nüesch et al. 2010). Wenn aber die durchschnittlich geschätzte Effektstärke zu einem gewichtigen Teil eine Funktion der Studiengröße ist, dann entspricht der erwartete Behandlungseffekt mit hoher Wahrscheinlichkeit nicht dem tatsächlichen Behandlungseffekt. Als Konsequenz verfehlen die Ergebnisse aus Metaanalysen kleiner Studienpopulationen die Ergebnisse aus darauffolgenden großen Studien in einem Drittel der Fälle (LeLorier et al. 1997).

Diese Befunde erheben die Frage, ob die generelle Praxis, sämtliche verfügbare Studien in Metaanalysen einzuschließen, nicht überdacht werden sollte. Vorschläge zur Limitierung von Metaanalysen auf „große" Studienpopulationen (Rücker et al. 2011) werden in diesem Zusammenhang ebenso intensiv diskutiert wie der Vorzug von Ergebnissen „großer" Studienpopulationen gegenüber den

◘ **Tab. 4.1** Metaepidemiologische Studien unterschiedlicher Meta-Confounder. (Vgl. Page et al. 2016)

Meta-Confounder	Referenz
Studiengröße	Dechartres 2013; Nüesch 2010
Endpunkt	Ciani 2013
Studientyp	Tzoulaki 2011; Anglemyer 2014
Single- vs. Multi-Center	Dechartres 2011; Bafetta 2012
Exklusion von Patienten	Nüesch 2009
Placebokontrolle vs. unbehandelte Kontrolle	Zhang 2008
Verblindung und Randomisierung	Wood 2008; Armijo-Olivo 2015
Finanzierung	Moynihan 2000; Moher 2007
Studienergebnis	Hopewell 2009; Dwan 2013

Ergebnissen „kleiner" Studienpopulationen (LeLorier et al. 1997). Jedoch erweist sich die definitorische Unterscheidung zwischen „großer" und „kleiner" Studienpopulation forschungsmethodologisch als äußerst anspruchsvoll. Während eine Studie mit 100 Patienten für einige Erkrankungen als „groß" bezeichnet werden kann, ist diese Studiengröße für andere Untersuchungsbereiche „klein". Somit variiert die Studiengrößen zum einen abhängig vom Fachgebiet, und zum anderen steht die Festlegung einer optimalen Studiengröße in Abhängigkeit der Prävalenz der untersuchten Erkrankung, der Größe des erwarteten Interventionseffekts und der erwarteten Anzahl relevanter Studienoutcomes. Grundsätzlich gilt aber in jedem Fall, dass die Schlussfolgerungen jeder gepoolten Analyse mit Vorsicht zu interpretieren sind, wenn die Ergebnisse zwischen der Metaanalyse und der größten zu der untersuchten Fragestellung durchgeführten klinischen Studie nicht übereinstimmen.

4.2.2 Endpunkt

In RCTs zum Wirksamkeitsnachweis therapeutischer Interventionen werden oftmals sogenannte Surrogatparameter zur Prognose bzw. als Ersatz finaler patientenrelevanter Endpunkte herangezogen. Schätzungen gehen davon aus, dass etwa ein Viertel klinischer Studien ausschließlich Surrogatparameter als primären Endpunkt berichten (Ciani et al. 2013). Während patientenrelevante Endpunkte beispielsweise Lungenkrebs, Herz-Kreislauf-Ereignisse oder die Mortalität betreffen können, stellen Surrogatparameter wie Blutdruck, Cholesterinspiegel, Knochendichte oder Blutzucker indirekte Ersatzmessgrößen dar. Diese stehen zwar statistisch mit dem Auftreten patientenrelevanter Endpunkte im Zusammenhang, erlauben aber keine garantierte Prognose.

Bereits bekannt ist in diesem Zusammenhang, dass Studien mit „weichen" Endpunkten (Biomarker, subjektive Assessments) allgemein anfälliger sind für Verzerrungen als Studien mit „harten" Endpunkten (Herz-Kreislauf-Erkrankungen, Mortalität). Um das Ausmaß dieser potenziellen Verzerrung durch die Wahl des Endpunktes auf die Einschätzung der Therapiewirksamkeit systematisch zu quantifizieren, wurden in einer metaepidemiologischen

Studie 84 RCTs mit Surrogat-Endpunkten und 101 RCTs mit patientenrelevanten Endpunkten verglichen (Ciani et al. 2013). Sämtliche Studien wurden während einer 2-jährigen Publikationsperiode in den Jahren 2005 und 2006 in sechs medizinischen Fachzeitschriften mit hohem Impact-Faktor publiziert. Die Auswertung ergab, dass der geschätzte Behandlungseffekt in Studien mit Surrogat-Endpunkten höher ausfiel als in Studien mit patientenrelevanten Endpunkten.

In einer vorhergehenden Untersuchung zur patientenseitigen Relevanz kombinierter Endpunkte („weiche" + „harte" Endpunkte) zeigte die metaepidemiologische Analyse von 114 kardiovaskulären RCTs, dass die patientenrelevanten harten Endpunkte geringere Effektstärken zeigten als die weniger relevanten Surrogat-Endpunkte. Darüber hinaus wurden die Surrogat-Endpunkte im Studienverlauf häufiger registriert als die patientenrelevanten Endpunkte (Ferreira-Gonzalez et al. 2007). Somit verzerren die höhere Frequenz bzw. die größeren Behandlungseffekte von Surrogatparametern aber nicht nur die Wahrnehmung der Wirksamkeit der untersuchten Interventionen, sondern zielen offensichtlich auch an den Präferenzen der Patienten vorbei. Weil es Trugschlüsse eben nicht nur in der Musik gibt, sollten zum Wirksamkeitsnachweis therapeutischer Interventionen primär patientenrelevante Endpunkte statt Surrogatparameter untersucht werden. Darüber hinaus gilt es, die generelle Eignung von Biomarkern, Ersatzmessgrößen und anderen intermediären Endpunkten vorab zu validieren und deren Zusammenhang mit finalen patientenrelevanten Endpunkten zu quantifizieren (Prentice 2009).

4.2.3 Studientyp

Hinsichtlich des Wirksamkeitsnachweises therapeutischer Interventionen existiert eine substanzielle Debatte zur Inkonsistenz der Ergebnisse aus randomisierten vs. nicht-randomisierten klinischen Studien. Bereits im Jahr 2001 hat eine metaepidemiologische Studie im *Journal of American Medical Association* erste Hinweise auf eine überzufällige Verzerrung medizinischer Behandlungseffekte in Abhängigkeit vom Studientyp geliefert (Ioannidis et al. 2001). Untersucht wurden dabei 45 verschiedene Indikationen, für die jeweils sowohl randomisierte (N = 240) als auch nicht-randomisierte Studien (N = 168) vorlagen. Im Ergebnis bestand zwar eine gute Korrelation zwischen den verschiedenen Studientypen, aber trotzdem zeigten die geschätzten Behandlungseffekte sehr häufig systematische Differenzen.

Im Bereich der Herz-Kreislauf-Forschung erscheint die oben beschriebene Verzerrung durch Unterschiede im Studientyp noch ausgeprägter. In einer Untersuchung von 7 klinisch relevanten kardiovaskulären Risikomarkern aus 31 Metaanalysen wurde deutlich, dass deren prognostische Effektstärke in randomisierten Studien bis zur Hälfte geringer ausfiel als in Beobachtungsstudien. Über das gesamte Biomarkerpanel hinweg belief sich die systematische Verzerrung durch den Studientyp auf rund ein Viertel des gesamten prognostischen Effekts (Tzoulaki 2011).

Um dieses enorme Potenzial für Fehlinterpretationen auch außerhalb der Herz-Kreislauf-Forschung zu quantifizieren, haben Anglemyer et al. (2014) im Rahmen der Cochrane Collaboration die bisher größte metaepidemiologische Analyse zum Meta-Confounder „Studientyp" durchgeführt. Unter dem Titel „Healthcare outcomes assessed with observational study designs compared with those assessed in randomized trials" haben die Autoren für 228 verschiedene Erkrankungen 14 Reviews mit insgesamt 1.583 Metaanalysen inkludiert und ausgewertet. In der Gesamtschau war kein signifikanter Unterschied zwischen RCTs und Beobachtungsstudien erkennbar. Damit scheint der Studientyp per se keine systematische Verzerrung des Wirksamkeitsnachweises zu verursachen. Trotzdem sollte in der Durchführung von Metaanalysen auf methodische Differenzen zwischen verschiedenen Studientypen kontrolliert werden. Dies wurde nur von der Hälfte der ausgewerteten Übersichtsarbeiten berücksichtigt (Anglemyer et al. 2014). Somit bleiben studientypabhängige Verzerrungen hinsichtlich spezifischer Erkrankungen oder für spezifische Fachbereiche weiterhin eine potenzielle Quelle für Fehlinterpretationen der therapeutischen Wirksamkeit (Reid und Bolland 2013; Vandenbroucke 2004), auch wenn die Analyse und Interpretation der Heterogenität von Einzelstudien im Fokus einer Metaanalyse steht.

4.2.4 Single- vs. Multi-Center-Studie

Beim Wirksamkeitsnachweis klinischer Interventionen in verschiedenen medizinisch-therapeutischen Bereichen haben metaepidemiologische Untersuchungen einen signifikanten Einfluss des Center-Status auf den geschätzten Behandlungseffekt identifiziert (Unverzagt et al. 2013). Daher werden die Ergebnisse aus Single-Center-Studien oftmals von ähnlichen Untersuchungen in Multi-Center-Studien widerlegt.

In dem Versuch, die potenzielle Verzerrung durch den Center-Status zu quantifizieren, wurden sowohl RCTs mit binären Endpunkten (z. B. Fraktur, Herz-Kreislauf-Ereignis oder Mortalität) als auch RCTs mit kontinuierlichen Endpunkten (z. B. Knochendichte, Blutdruck oder Lebensqualität) untersucht. In der metaepidemiologischen Analyse binärer Endpunkte (Dechartres et al. 2011) wurden 48 Metaanalysen mit insgesamt 421 RCTs (223 Single-Center und 198 Multi-Center) berücksichtigt und hinsichtlich kontinuierlicher Endpunkte (Bafeta et al. 2012) 26 Metaanalysen mit insgesamt 292 Single- und Multi-Center-RCTs. Im Ergebnis fiel die geschätzte Effektstärke in Single-Center-Studien höher aus als in Multi-Center-Studien. Diese Differenz war unabhängig von der Studiengröße (Single-Center-Studien involvieren häufig kleinere Studienpopulationen), der methodischen Qualität (Single-Center-Studien sind anfälliger für methodenbedingte Verzerrungen) und der Finanzierung der Studie (Single-Center-Studien sind häufiger industriefinanziert) (Bafeta et al. 2012; Dechartres et al. 2011). Im Vergleich zu der angegebenen Effektstärke in den einzelnen Metaanalysen entspricht die Verzerrung durch die Differenz zwischen Single- und Multi-Center-Studie etwa einem Viertel des durchschnittlichen Gesamteffekts. Zwar erhebt einer repräsentativen Schätzung zufolge nur etwa ein Viertel aller RCTs binäre Endpunkte, und nahezu Drei Viertel erheben kontinuierliche Endpunkte (Yu et al. 2010), aber der identifizierte Einfluss des Center-Status auf die geschätzte Effektstärke scheint weitestgehend unabhängig von der Wahl des untersuchten Endpunktes zu bestehen. Vor diesem Hintergrund sollte der Center-Status in der Interpretation der Ergebnisse aus RCTs und deren Metaanalyse routinemäßig Berücksichtigung finden.

4.2.5 Exklusion von Patienten

In klinischen Studien gibt es verschiedene Gründe für den Ausschluss von Patienten aus der statistischen Analyse. Studienabbrüche, „losses to follow-up" oder Abweichungen vom Studienprotokoll können jedoch zu einem selektiven Studienaustritt und dadurch verzerrten Studienergebnissen führen, weil die von einer Studie exkludierten Patienten sich mit hoher Wahrscheinlichkeit von den in der Studie verbleibenden Patienten unterscheiden. Um diesen Selektionsbias („attrition bias") zu verhindern, hat sich im Rahmen des Wirksamkeitsnachweises klinischer Interventionen die Anwendung des Intention-to-treat-Prinzip etabliert, wonach die Daten aller Patienten („as randomized") in der statistischen Auswertung berücksichtigt werden. Alternativ werden hingegen oftmals nur die Daten der protokollgerecht behandelten Patienten („per protocol") zur Auswertung herangezogen. Da die Effektschätzer zur Wirksamkeit einer untersuchten Intervention aber von der verwendeten Patientenpopulation abhängen, führen beide Auswertungsprinzipien zu je unterschiedlichen Ergebnissen.

Um den Einfluss des Patientenausschlusses auf die Einschätzung der Therapiewirksamkeit zu untersuchen, hat die metaepidemiologische Studie von Nüesch et al. (2009) 14 Metaanalysen mit insgesamt 167 RCTs zu Interventionen bei Arthrose des Knie- oder Hüftgelenks berücksichtigt. Im Ergebnis wurden nur bei etwa einem Viertel der Studien (23 %) alle Patienten in der statistischen Analyse eingeschlossen, wohingegen bei 77 % der Studien Patienten von der Analyse ausgeschlossen wurden. Dadurch wurden die Effektgrößen in Studien mit Patientenausschluss vorteilhafter bewertet als in Studien ohne Patientenausschluss. Demnach führt der Ausschluss von Patienten aus der statistischen Auswertung klinischer Studien zu Fehleinschätzungen der Therapiewirksamkeit.

Das Ausmaß und die Richtung der resultierenden Verzerrung sind a priori jedoch schwer prognostizierbar und variieren zwischen einzelnen Metaanalysen in Abhängigkeit der verwendeten Studienprotokolle, Methoden und Fachgebiete teilweise erheblich. Trotzdem stellt die durch die Verwendung verschiedener Auswertungspopulationen entstehende Heterogenität im Rahmen von Metaanalysen eine besondere Herausforderung dar. Berücksichtigen Metaanalysen heterogene Einzelstudien, fällt der geschätzte Behandlungseffekt im Vergleich zu Metaanalysen mit geringer Heterogenität zwischen den einzelnen Studien vorteilhafter aus. Zur Verminderung der Heterogenität zwischen Einzelstudien sollten statistische Auswertungen daher grundsätzlich nach dem Intention-to-treat-Prinzip erfolgen, potenzieller Selektionsbias sollte durch eine hohe Compliance-Rate minimiert werden und, wann immer möglich, sollten Endpunkt-Daten vollständig vorliegen.

4.2.6 Placebokontrolle vs. unbehandelte Kontrolle

Bei unbehandelten Kontrollgruppen verzerrt die Nichtberücksichtigung des Placeboeffekts die geschätzte Effektstärke zur Wirksamkeit der untersuchten Intervention. Das Ausmaß dieser Verzerrung wurde in einer metaepidemiologischen Studie zur Behandlung von Osteoarthritis deutlich. Für diese mit Abstand häufigste chronisch-degenerative Knochenerkrankung, die Gelenkveränderungen, Knorpelabbau, Schmerz und Funktionseinschränkungen verursacht, stehen vielfältige medizinische Optionen der pharmakologischen, nicht-pharmakologischen und operativen Intervention zur Verfügung. Über die gesamte Bandbreite an Versorgungsoptionen hinweg wurden 198 RCTs (193 Placebogruppen und 14 unbehandelte Kontrollgruppen) in die Studie eingeschlossen. Im Vergleich zur unbehandelten Kontrollgruppe hat die Placebokontrolle effektiv Schmerz gelindert und die Gelenkfunktion wie auch die Steifigkeit verbessert (Zhang et al. 2008). In der Behandlung von Osteoarthritis verursacht die Placebokontrolle somit einen relevanten therapeutischen Effekt, der umso ausgeprägter ist, je stärker das subjektive Schmerzempfinden zu Studienbeginn ausfällt, je größer die Studienpopulation ist und je invasiver das Placebo verabreicht wird (Injektion vs. Nadel). Vor dem Hintergrund dieser Ergebnisse sollte die Implementierung einer placebokontrollierten Kontrollgruppe, wann immer die untersuchte Intervention dies zulässig und durchführbar erscheinen lässt, bereits in der Studienplanung bzw. -konzeption Berücksichtigung finden.

4.2.7 Studiendesign (Randomisierung, verdeckte Zuordnung und Verblindung)

Methodische Verfahren zur Randomisierung („random sequence generation") der verdeckten Zuordnung („allocation concealment") und der Geheimhaltung der randomisierten Zuteilungsfolge zur Interventions- oder Kontrollgruppe dienen in klinischen Studien dem Schutz vor Selektionsbias und gehören zu den wesentlichen Qualitätsmerkmalen der internen Validität von RCTs. Der Einfluss dieser Studiendesigncharakteristika auf die geschätzte Effektstärke der untersuchten Intervention wurde in einer kombinierten Analyse von sieben metaepidemiologischen Studien mit insgesamt 234 einzelnen Metaanalysen untersucht (Savović et al. 2012). Auch wenn das Ausmaß und die Richtung der entstehenden Verzerrung im Einzelnen nicht vorhersehbar ist, lautete der generelle Befund, dass RCTs mit inadäquaten oder unklaren Verfahren zur Randomisierung, verdeckten Zuordnung und Verblindung den Behandlungseffekt höher einschätzten im Vergleich zu RCTs mit adäquatem Studiendesign. Hinsichtlich der Verblindung lag der geschätzte Behandlungseffekt in RCTs mit fehlender oder unklarer Verblindung durchschnittlich 13 % höher als in RCTs mit Doppelverblindung (Savović et al. 2012).

Im Bereich der Gesundheitsberufe ist der potenzielle Einfluss von Studiendesigncharakteristika beim Wirksamkeitsnachweis physiotherapeutischer Interventionen erstmals im Jahr 2015 metaepidemiologisch untersucht worden. Um den Einfluss einer adäquaten Randomisierung und verdeckten Zuordnung auf den geschätzten Behandlungseffekt der physiotherapeutischen Intervention zu bestimmen, wurden 43 systematische Übersichtsarbeiten der Cochrane Collaboration mit 393 klinischen Studien und insgesamt 44.622 Patienten herangezogen (Armijo-Olivo et al. 2015). In der Gesamtschau haben nur wenige physiotherapeutische Studien adäquate Verfahren zur Randomisierung (40 %) und verdeckten Zuordnung (12 %) angewendet. Die Verwendung inadäquater oder unklarer methodischer Verfahren hatte aber trotzdem nur eine leichte Überschätzung der durchschnittlichen Therapiewirksamkeit zur Folge.

Dieser fachspezifische Befund stimmt mit den Ergebnissen metaepidemiologischer Analysen anderer Fachbereiche, Interventionen und Endpunkte überein (Kjaergard et al. 2001; Savović et al. 2012; Wood 2008). Interessant ist dabei jedoch die fachübergreifende Beobachtung, dass die Verzerrung durch Designcharakteristika in Studien mit subjektiven Endpunkten generell stärker ausfällt als in Studien mit objektiven Endpunkten (Wood et al. 2008). Vor diesem Hintergrund sollten Wirksamkeitsstudien auf der Basis subjektiver Endpunkte ganz besondere Anstrengungen zur Minimierung potenzieller Verzerrungen durch inadäquate methodische Verfahren zur Randomisierung, verdeckten Zuordnung und Verblindung unternehmen. Darüber hinaus sollte das Ausmaß der potenziellen Verzerrung durch unangemessene Studiendesigncharakteristika im Rahmen systematischer Übersichtsarbeiten und Metaanalysen fachspezifisch, endpunktspezifisch und interventionsspezifisch evaluiert und quantifiziert werden.

4.2.8 Finanzierung

Im Rahmen der klinischen Evidenzproduktion repräsentiert die Art der Studienfinanzierung einen besonders pikanten Meta-Confounder. Unter dem Begriff „Interessenkonflikt" wird die metaepidemiologische Beobachtung subsumiert, dass industriefinanzierte Studien systematisch höhere Effektstärken produzieren im Vergleich zu öffentlich finanzierten Studien (Bekelman et al. 2003). Genannte Interessenkonflikte treten dabei immer dann auf, wenn individuelle Interessen mit professionellen Anforderungen konfligieren. Das bedeutet i. d. R., dass durch Entscheidungen auf einer professionellen Ebene ein Profit auf der persönlichen Ebene entsteht. Dieser Profit muss nicht zwangsläufig monetär sein, sondern kann auch Gründen der Reputation, der individuellen Karrierebeförderung oder des kollegialen Erfolgsdrucks geschuldet sein (Young 2009). Im Bereich der medizinischen Forschung führen Interessenkonflikte jedoch zu gravierenden Verzerrungen der geschätzten therapeutischen Wirksamkeit. Auswertungen von Autorenschaften und Interessenkonflikten bei industriefinanzierten Studien ergaben, dass bei Ergebnisberichten die den Medikamenteneinsatz unterstützen, 96 % der Autoren finanziell „verstrickt" sind, während bei kritischen Publikationen nur 37 %

der Autoren finanzielle Verbindungen unterhalten (van Kolfschooten 2002). Besonders viel Aufmerksamkeit hat in diesem Zusammenhang ein Review zur Verzerrung durch Interessenkonflikte bei industriefinanzierten Studien zur Wirksamkeit von Antidepressiva provoziert. Während von den 38 Studien mit einem positiven Effekt insgesamt 37 Studien publiziert wurden, sind von den 36 Studien mit einem negativen Effekt nur 14 Studien publiziert worden (Turner et al. 2008). Auch in klinischen Nutzen-Risiko-Studien zur Testosterontherapie berichten industriefinanzierte RCTs eine 50% geringere Rate an schwerwiegenden kardiovaskulären Ereignissen im Vergleich zu nicht-industriefinanzierten RCTs (Xu et al. 2013).

Um der wachsenden Abhängigkeit von externen Geldgebern und der damit verbundenen systematischen Verzerrung in Richtung positiver Berichterstattung industriefinanzierter Forschung entgegenzusteuern, steigt parallel, unter dem Stichwort **Open Science**, der Bedarf an unabhängiger Forschungsfinanzierung und einem öffentlichen bzw. transparenten Zugang zu wissenschaftlichen Ergebnissen und deren Datengrundlage. Grundsätzlich können Interessenkonflikte im gesamten Produktionsprozess klinischer Evidenz, von der Studienplanung bis zur Ergebnispublikation, involviert sein. Deshalb existieren im Umgang mit der potenziellen Verzerrung durch Interessenkonflikte bislang noch keine vollständig zufriedenstellenden Lösungen. Selbst bei der Synthetisierung von Einzelstudien beinhalten 41 % der erstellten systematischen Überblicksarbeiten keine Angaben zu potenziellen Interessenkonflikten (Moher et al. 2007). Trotzdem sollte die Scientific Community fachübergreifend um die potenzielle Verzerrung von Studienergebnissen durch Interessenkonflikte wissen und alle notwendigen und möglichen Anstrengungen unternehmen, diese so weit wie möglich zu minimieren.

4.2.9 Studienergebnis

Obwohl systematische Übersichtsarbeiten und Metaanalysen als Goldstandard klinischer Evidenzproduktion gelten, steht die Qualität dieser Ergebniszusammenfassungen in direkter Abhängigkeit von der Qualität der darin eingeschlossenen Einzelstudien.

Vor diesem Hintergrund ist die Publikationsverzerrung durch das selektive Berichten positiver Studienergebnisse besonders problematisch. Denn die Systematik des „publication bias" wirkt in beide Richtungen: Negative bzw. ergebnislose Studien werden nicht publiziert, während positive Studien mehrfach publiziert werden. Wenn die Ergebnisse aus neun Studien in 23 einzelnen Publikationen von jeweils völlig verschiedenen Autoren veröffentlicht werden (Tramèr et al. 1997), dann verzerrt diese viel kritisierte „Salami-Taktik" eine Metaanalyse der zugrunde liegenden Einzelstudien ebenso (Wood 2007) wie das selektive (41 % vs. 73 %) und verspätete (6–8 Jahre vs. 4–5 Jahre) Publizieren negativer Studien im Vergleich zu positiven Studien (Hopewell et al. 2009). Eine Schätzung zur Publikationsrate klinischer Forschungsprojekte in Deutschland zeigt beispielsweise, dass weniger als die Hälfte der beendeten Studien auch tatsächlich final publiziert wurden (Blümle et al. 2008).

Neben dieser ergebnisabhängigen Publikationsverzerrung *zwischen* einzelnen Studien können Publikationsverzerrungen aber auch *innerhalb* einer Studie auftreten. Dabei werden Studienergebnisse selektiv berichtet bzw. positiver interpretiert, als die zugrunde liegenden Daten es erlauben würden. Diese als „Spin" bezeichnete Praxis (Ochodo et al. 2013) sorgt nicht nur dafür, dass Studien in hochrangigen Fachzeitschriften ihre Ergebnisse mit einer höheren Wahrscheinlichkeit überinterpretieren (Lumbreras et al. 2009), sondern auch für final publizierte Ergebnisse, die inkonsistent mit dem initialen Studienprotokoll sind. Metaepidemiologischen Schätzungen zufolge weisen 40–60 % der publizierten RCTs relevante Diskrepanzen zwischen dem laut Protokoll spezifizierten und letztlich publizierten primären Endpunkt auf (Chan et al. 2004).

Obwohl der genaue Einfluss dieser Inter-Studien- und Intra-Studien-Publikationsverzerrungen auf die Durchführung und Interpretation systematischer Übersichtsarbeiten und Metaanalysen unbekannt ist, wirken diese Verzerrungen mit hoher Wahrscheinlichkeit qualitätsmindernd (Dwan et al. 2013). Umso erstaunlicher ist der metaepidemiologische Befund, dass potenzielle Publikationsverzerrungen selbst in den veröffentlichten systematischen Reviews der 10 hochrangigsten medizinischen Fachzeitschriften kaum Berücksichtigung finden. Dadurch wird die Effektstärke des geschätzten Behandlungseffekts der gepoolten Einzelstudien um durchschnittlich bis zu 51 % überschätzt (Onishi und Furukawa 2014).

Die untenstehende Übersicht zu relevanten Meta-Confoundern klinischer Evidenzproduktion (◘ Tab. 4.2) erhebt angesichts der kurzen metaepidemiologischen Forschungstradition keinen Anspruch auf Vollständigkeit. Das geometrische Wachstum metaepidemiologischer Publikationen während des letzten Jahrzehnts bedeutet nicht nur, dass 59 % aller metaepidemiologischen Studien innerhalb der letzten fünf Jahre publiziert wurden (Papageorgiou 2016), sondern verspricht auch die zukünftige Identifizierung weiterer potenzieller Meta-Confounder klinischer Evidenzproduktion.

Trotzdem erlaubt der gegenwärtige Erkenntnisstand eine kritische Bestandsaufnahme, der in der Fachzeitschrift *Lancet* unter dem Titel „Increasing value, reducing waste" im Jahr 2014 eine ganze Artikelserie gewidmet wurde. Federführend tritt hierbei John Ioannidis, Mediziner und Professor an der Stanford University in den USA, in Erscheinung. Über alle Fächergrenzen hinweg gehört Ioannidis zu den meistzitierten Wissenschaftlern des derzeitigen Wissenschaftsbetriebs. Dieser Umstand geht auf seine Publikation *Why most published research findings are false* aus dem Jahr 2005 zurück (Ioannidis 2005). In dieser Gründungspublikation der Metaepidemiologe konnte Ioannidis schlüssig nachweisen,

dass 80 % der medizinischen Forschungsergebnisse falsch sind. Durch kleine Fallzahlen, Schwächen im Studienablauf, unerkannte Fehlerquellen, „flexible" statistische Auswertungen, Interessenkonflikte, selektive Veröffentlichung und andere Meta-Confounder sind die meisten Ergebnisse der medizinischen Forschung falsch oder übertrieben. Dieser Befund betrifft 80 % der Ergebnisse nicht-randomisierter Studien, 25 % der Ergebnisse von Goldstandard-RCTs und 10 % der Ergebnisse der methodisch saubersten RCTs. Unter Berücksichtigung sämtlicher bisher identifizierter Störvariablen, Verzerrungen und Meta-Confounder klinischer Evidenzproduktion gelten geschätzte 85 % biomedizinischer Forschungsressourcen als verschwendet (McLeod et al. 2014). Vor diesem Hintergrund stellt sich die Frage hinsichtlich methodischer Ansätze und Initiativen zur Qualitätssicherung klinischer Evidenzproduktion mit besonderer Dringlichkeit (siehe hierzu auch Kap. 11).

4.3 Qualitätssicherung klinischer Evidenzproduktion

Die primäre Herausforderung einer Metaanalyse ist das Synthetisieren der Behandlungseffekte aus Einzelstudien zu einer bestimmten Fragestellung mit dem Ziel, die tatsächliche Effektgröße zu ermitteln

◘ **Tab. 4.2** Relevante Meta-Confounder klinischer Evidenzproduktion

Meta-Confounder	Behandlungseffekt ist größer in …
Studiengröße	kleinen Studienpopulationen vs. großen Studienpopulationen
Endpunkt	Studien mit Surrogat-Endpunkten vs. Studien mit patienten-relevanten Endpunkten
Studientyp	randomisierten Studien vs. nicht-randomisierten Studien
Center-Status	Single-Center-Studien vs. Multi-Center-Studien
Exklusion von Patienten	Studien mit Patientenausschluss vs. Studien ohne Patientenausschluss
Placebo-Kontrolle	Studien mit unbehandelter vs. placebokontrollierten Kontrollgruppe
Studiendesign	Studien mit fehlender oder unangemessener Randomisierung vs. Studien mit adäquatem Studiendesign
Finanzierung	industriefinanzierten Studien vs. öffentlich finanzierten Studien
Studienregistrierung	nicht-registrierten oder nach Abschluss registrierten Studien vs. vorab registrierten Studien
Studienergebnis	publizierten Studien vs. nicht-publizierten Studien

und festzustellen, ob die Einzelstudien den Behandlungseffekt über- oder unterschätzen. Aber durch die systematische Verzerrung der identifizierten Meta-Confounder ist es oftmals schwierig, unterschiedliche Ergebnisse verschiedener Studien hinsichtlich ihrer Qualität, Evidenz und klinischen Konsequenzen im Detail zu bewerten.

Systematische Übersichtsarbeiten und Metaanalysen belegen innerhalb des EBM-Paradigmas die höchste Stufe der Evidenzhierarchie und beeinflussen damit maßgeblich medizinische, therapeutische und gesundheitspolitische Entscheidungen. Auch wenn die in ■ Abb. 4.2 dargestellte Hierarchie klinischer Evidenzproduktion es anders vermuten lässt, variiert die Qualität systematischer Übersichtsarbeiten und Metaanalysen jedoch ebenso stark wie bei anderen, niedriger eingestuften Studientypen (Silagy et al. 2002).

Bereits im Jahr 1987 konstatierte eine im *New England Journal of Medicine* veröffentlichte Studie die mangelhafte Qualität bzw. Güteeigenschaften von Metaanalysen (Sacks et al. 1987) – ein Befund, der auch Jahrzehnte später nicht an Aktualität verloren hat (Moher et al. 2007). So hängt die Qualität systematischer Übersichtsarbeiten und Metaanalysen sehr stark von der Qualität der eingeschlossenen Studien ab. Ist diese als mangelhaft zu beurteilen, wird das Problem der Fehlinterpretation, geringen Relevanz und Verzerrung im Rahmen der Ergebnissynthese nur fortgeschrieben. Daher hängt der Nutzen systematischer Übersichtsarbeiten und Metaanalysen für die Entwicklung klinischer Leitlinien von einer Vielzahl von Qualitätsmerkmalen ab.

In dem Versuch, diese Qualitätsanforderungen verbindlich zu definieren, entwickelte eine internationale Arbeitsgruppe im Jahr 1996 einen Leitfaden zur „Qualität des Reports von Metaanalysen". Die Überarbeitung dieses Leitfadens bietet unter dem Akronym PRISMA (**P**referred **R**eporting **I**tems for **S**ystematic reviews and **M**eta**a**nalyses) eine Checkliste mit 27 Punkten zum verbesserten Erstellen und Berichten systematischer Übersichtsarbeiten und Metaanalysen (Moher et al. 2009). Zusätzlich wurden für jeden Punkt die Evidenzbasis bzw. Rationale zur Aufnahme in die Checkliste ausführlich erklärt und dokumentiert (Liberati et al. 2009). Darüber hinaus haben eine ganze Reihe weiterer Initiativen (CONSORT, Moher et al. 2001; STROBE, von Elm et al. 2007; AMSTAR, Shea et al. 2007) verschiedenste Anstrengungen zur Qualitätssicherung und methodischen Verbesserung unterschiedlicher Studientypen und Studiendesigns medizinischer Forschung unternommen.

Aber trotz der existierenden Vielzahl von Parametern zur Abschätzung der Durchführungsqualität klinischer Studien und deren Metaanalyse besteht das entscheidende Kriterium weiterhin in dem Unterschied zwischen einem Cochrane Review und einem Non-Cochrane Review (Moher et al. 2007). Unverändert hat sich die Qualität von Non-Cochrane Reviews im zeitlichen Verlauf der letzten zwei Jahrzehnte nicht angeglichen. Verschärfend kommt hinzu, dass die Berücksichtigung etablierter Parameter zur Durchführungsqualität klinischer Studien durchaus zu einer höheren Ergebnisqualität führt (Kane et al. 2007); diese in der klinischen Forschung aber trotzdem nur selten zur Anwendung kommen. Laut einer meta-metaepidemiologischen Auswertung von insgesamt 58 Parametern zur Durchführungsqualität aus 56 metaepidemiologischen Studien mit 3.199 Metaanalysen und 21.468 RCTs wurden in nur 23 % der berücksichtigen Studien alle Parameter adressiert (Dechartres et al. 2016). Auch systematische Übersichtsarbeiten und Metaanalysen basieren nur zu einem geringen Teil auf einem vorab definierten Studienprotokoll, welches Parameter wie Auswahlkriterien, Suchbegriffe, Informationsquellen oder Fragestellung expliziert. Innerhalb der Cochrane Collaboration berichten nur 10 % aller Übersichtsarbeiten von der Existenz eines solchen Studienprotokolls (Moher et al. 2007). Selbst für den Fall eines vorliegenden Studienprotokolls kommt es bei der Erstellung der überwiegenden Mehrzahl von Übersichtsarbeiten zu nicht-dokumentierten

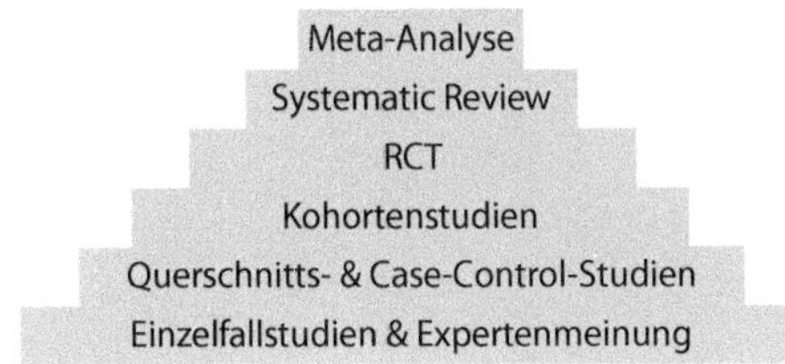

■ **Abb. 4.2** „Evidenzpyramide" zur Hierarchie klinischer Evidenzproduktion

Abweichungen mit unbekanntem Einfluss auf die präsentierten Schlussfolgerungen (Page et al. 2014). Dass diese Intransparenz auf allen Ebenen klinischer Forschung einen weiteren Meta-Confounder darstellt, wird durch den Befund erhärtet, dass nicht-registrierte oder nach Studienabschluss registrierte klinische Studien einen höheren Behandlungseffekt aufweisen als vorab registrierte Studien (Dechartres et al. 2016).

Beispielhaft sei zum Umgang mit diesem Meta-Confounder die Initiative PROSPERO (**P**rospective **R**egister of **O**ngoing **S**ystematic **R**eviews) erwähnt, die eine transparente Vorab-Registrierung von RCTs und deren Ergebniszusammenfassung ermöglicht (Stewart et al. 2012). Durch die vorzeitige Dokumentation dessen, was getan werden soll, bevor es getan wird, sinkt die Wahrscheinlichkeit bzw. Möglichkeit systematischer Verzerrungen von Studienergebnissen durch nachträgliche „Anpassungen" des Studienprotokolls, der Fragestellung oder der Auswahl des Endpunkts bzw. der Datenauswertungsstrategie. Schon mehr als 50 Fachzeitschriften haben die Registered-Report-Initiative (◘ Abb. 4.3) zur Voraussetzung der Publikation von Forschungsergebnissen erklärt. Dabei wird eine geplante Studie bei der Fachzeitschrift präregistriert, durchläuft bereits vor der Datenerhebung ein erstes Peer Review, um nach Studienabschluss auf Grundlage einer transparenten Methodik bzw. relevanten Fragestellung unabhängig vom Studienergebnis publiziert zu werden.

In Anbetracht der Vielzahl und Heterogenität identifizierter Meta-Confounder würde eine ausführliche Thematisierung der unterschiedlichen Lösungsansätze den Rahmen des vorliegenden Beitrags überschreiten. Einen beispielhaften Überblick liefert das „Manifesto for reproducible science", jüngst publiziert in *Nature Human Behaviour* (Munafò et al. 2017).

Die darin aufgeführten praktischen Maßnahmen und Initiativen adressieren unterschiedlichste Meta-Confounder, um die Transparenz, Reproduzierbarkeit und Effektivität des wissenschaftlichen Produktionsprozesses zu verbessern. Doch wie alle Bemühungen um eine qualitativ hochwertige klinische Evidenzproduktion, stellt auch die Ergebnissynthese eine „lebendige" Methode dar. Die Durchführung und Erstellung systematischer Übersichtsarbeiten und Metaanalysen ist ein iterativer Prozess, der der aktuellen Erkenntnislage metaepidemiologischer Studien nach einer Vielzahl systematischer Verzerrungen durch Meta-Confounder unterliegt. Die grundlegende Annahme einer jeden Ergebnissynthese, dass Differenzen in den Studienergebnissen primär zufallsverteilt wären, erscheint im Lichte der Metaepidemiologie betrachtet mehr als unangemessen. Analog bekräftigen die Erkenntnisse der Metaepidemiologie, dass die Nützlichkeit der EBM in dem Maße steigt, in dem die Durchführungsqualität systematischer Übersichtsarbeiten und Metaanalysen bzw. deren synthetisierter Einzelstudien steigt.

Abschließend bietet die Metaepidemiologie klinischer Evidenzproduktion einen willkommenen Anlass, die methodischen Anforderungen zur Erfüllung des EBM-Paradigmas in der Forschungspraxis der Gesundheitsberufe kritisch zu überprüfen. Denn RCTs mit großen Fallzahlen sind im Rahmen typischer Interventionsstudien der Gesundheitsberufe ebenso selten, wie eine Doppel-Verblindung oder Placebokontrolle oftmals nicht durchführbar sind. Auch wenn das exakte Ausmaß der daraus entstehenden Verzerrungen schwer zu quantifizieren ist, sollten Ansätze empirischer Meta-Forschung in der zukünftigen Forschungspraxis der Gesundheitsberufe unbedingt Berücksichtigung finden. Als Vorreiter innerhalb der Gesundheitsberufe

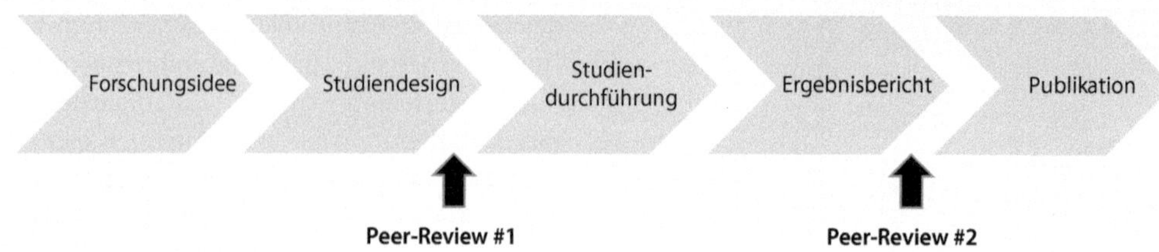

◘ **Abb. 4.3** Prototypischer Ablauf der Registered-Report-Initiative

kann hierbei die physiotherapeutische Wirksamkeitsforschung gelten, die bereits einige methodische Ansätze zur Identifizierung und Quantifizierung von Meta-Confoundern zur Verfügung stellt (Armijo-Olivo et al. 2013, 2014).

Diese Notwendigkeit fachspezifischer Anstrengungen zur Identifikation relevanter Meta-Confounder ergibt sich aus dem Umstand, dass trotz der Vielzahl identifizierter Meta-Confounder deren potenziell verzerrender Einfluss auf den geschätzten Behandlungseffekt einer untersuchten Intervention nicht fachübergreifend verallgemeinerbar ist:

> » Individual quality measures are not reliably associated with the strength of treatment effect across studies and medical areas. Although use of specific quality measures may be appropriate in specific well-defined areas in which there is pertinent evidence, findings of associations with treatment effect cannot be generalized to all clinical areas or meta-analyses.
> (Balk et al. 2002)

Beispielsweise konnte im Bereich der Neugeborenen- und Kindermedizin bislang kein signifikanter Einfluss von Meta-Confoundern bzw. der Verzerrung durch Variationen in der Durchführungsqualität auf die berichtete Effektstärke der untersuchten Behandlungen identifiziert werden (Bialy et al. 2014; Hartling et al. 2014).

4.4 Zusammenfassung

Der vorliegende Beitrag hat Art, Richtung und Ausmaß der systematischen Verzerrung von Behandlungseffekten durch Meta-Confounder zusammengefasst und diese in Abhängigkeit der Durchführungsqualität der eingeschlossenen Studien dargestellt. Vor dem Hintergrund der ausgeführten metaepidemiologischen Erkenntnisse sollte der EBM-Anspruch der Gesundheitsberufe soweit adjustiert werden, dass die Übertragung externer Evidenz immer unter Berücksichtigung der zugrunde liegenden internen Evidenzqualität stattfindet. Die GRADE-Initiative („Grades of Recommendation, Assessment, Development,

and Evaluation") bietet dazu einen vielversprechenden Ansatz (Guyatt et al. 2011). Tatsächlich existieren aber eine ganze Reihe durchaus konsensfähiger Vorschläge (Chalmers et al. 2014; Ioannidis 2014; Ioannidis et al. 2014; Savović et al. 2016; Yao et al. 2015), um die Reflektion über methodologische Aspekte der Qualitätssicherung, -bewertung und -übertragbarkeit externer Evidenz zum sinnvollen und angemessenen Versorgungseinsatz auch in den Gesundheitsberufen weiter voranzutreiben. In Anbetracht des oben genannten, erschreckend geringen Wirkungsgrads derzeit investierter Forschungsressourcen unterstützt die metaepidemiologische Perspektive die notwendige fachübergreifende Anstrengung, mehr klinische Forschung nicht nur richtig, sondern auch nützlich zu machen.

Literatur

Allen D, Harkins K (2005) Too much guidance? Lancet 365: 1768

Anglemyer A, Horvath HT, Bero L (2014) Healthcare outcomes assessed with observational study designs compared with those assessed in randomized trials. Cochrane Database Syst Rev 4: MR000034

Armijo-Olivo S, Fuentes J, Rogers T, Hartling L, Saltaji H, Cummings GG (2013). How should we evaluate the risk of bias of physical therapy trials?: a psychometric and meta-epidemiological approach towards developing guidelines for the design, conduct, and reporting of RCTs in Physical Therapy (PT) area: a study protocol. Syst Rev 2: 88

Armijo-Olivo S, Cummings GG, Fuentes J, Saltaji H, Ha C, Chisholm A, Pasichnyk D, Rogers T (2014) Identifying items to assess methodological quality in physical therapy trials: a factor analysis. Phys Ther 4: 1272–1284

Armijo-Olivo S, Saltaji H, da Costa BR, Fuentes J, Ha C, Cummings GG (2015). What is the influence of randomisation sequence generation and allocation concealment on treatment effects of physical therapy trials? A meta-epidemiological study. BMJ Open (9): e008562

Balk EM, Bonis PA, Moskowitz H, Schmid CH, Ioannidis JP, Wang C, Lau J (2002) Correlation of quality measures with estimates of treatment effect in meta-analyses of randomized controlled trials. JAMA 87: 2973–2982

Bafeta A, Dechartres A, Trinquart L, Yavchitz A, Boutron I, Ravaud P (2012) Impact of single centre status on estimates of intervention effects in trials with continuous outcomes: meta-epidemiological study. BMJ 44: e813

Bastian H et al (2010) Seventy-five trials and eleven systematic reviews a day: How will we ever keep up? PLoS Med 7: e1000326

Bialy L, Vandermeer B, Lacaze-Masmonteil T, Dryden DM, Hartling L (2014) A meta-epidemiological study to examine the association between bias and treatment effects in neonatal trials. Evid Based Child Health 9: 1052–1059

Bekelman JE, Li Y, Gross CP (2003) Scope and impact of financial conflicts of interest in biomedical research: a systematic review. JAMA 89: 454–465. PMID: 12533125

Bertram L, Tanzi RE (2008). Thirty years of Alzheimer's disease genetics: the implications of systematic meta-analyses. Nat Rev Neurosci : 768–878

Blümle A, Antes G, Schumacher M, Just H, von Elm E (2008) Clinical research projects at a German medical faculty: follow-up from ethical approval to publication and citation by others. J Med Ethics 4:e20. PMID: 18757621

Booth A, Clarke M, Dooley G, Ghersi D, Moher D, Petticrew M, Stewart L (2012) The nuts and bolts of PROSPERO: an international prospective register of systematic reviews. Syst Rev 1: 2

Chalmers I, Bracken MB, Djulbegovic B, Garattini S, Grant J, Gülmezoglu AM, Howells DW, Ioannidis JP, Oliver S (2014) How to increase value and reduce waste when research priorities are set. Lancet 83: 156–165

Chan AW, Hrobjartsson A, Haahr MT, Gotzsche PC, Altman DG (2004) Empirical evidence for selective reporting of outcomes in randomized trials: comparison of protocols to published articles. JAMA 91: 2457–2465

Chandler J, Hopewell S (2013) Cochrane methods – twenty years experience in developing systematic review methods. Syst Rev 2: 76

Ciani O, Buyse M, Garside R, Pavey T, Stein K, Sterne JA, Taylor RS (2013) Comparison of treatment effect sizes associated with surrogate and final patient relevant outcomes in randomised controlled trials: meta-epidemiological study. BMJ 46: f457

Contopoulos-Ioannidis DG, Gilbody SM, Trikalinos TA, Churchill R, Wahlbeck K, Ioannidis JP (2005) Comparison of large versus smaller randomized trials for mental health-related interventions. Am J Psychiatry 62: 578–584

Dechartres A, Boutron I, Trinquart L, Charles P, Ravaud P (2011) Single-center trials show larger treatment effects than multicenter trials: evidence from a meta– epidemiologic study. Ann Intern Med 55: 39–51

Dechartres A, Trinquart L, Boutron I, Ravaud P (2013) Influence of trial sample size on treatment effect estimates: meta-epidemiological study. BMJ 46: f2304

Dechartres A, Trinquart L, Faber T, Ravaud P (2016) Empirical evaluation of which trial characteristics are associated with treatment effect estimates. J Clin Epidemiol 7: 24–37

Dechartres A, Ravaud P, Atal I, Riveros C, Boutron I (2016) Association between trial registration and treatment effect estimates: a meta-epidemiological study. BMC Med 4: 100

Dwan K, Gamble C, Williamson PR, Kirkham JJ (2013) Reporting Bias Group. Systematic Review of the Empirical Evidence of Study Publication Bias and Outcome Reporting Bias – An Updated Review. PLoS One 8(7): e66844

Dumas-Mallet E, Smith A, Boraud T, Gonon F (2017) Poor replication validity of biomedical association studies reported by newspapers. PLoS One 2(2): e0172650

Elm E von, Altman DG, Egger M, Pocock SJ, Gøtzsche PC, Vandenbroucke JP (2007) STROBE Initiative. Strengthening the Reporting of Observational Studies in Epidemiology (STROBE) statement: guidelines for reporting observational studies. BMJ 35: 806–808

Evidence-Based Medicine Working Group (1992) Evidence-based medicine. A new approach to teaching the practice of medicine. JAMA 68: 2420–2425

Ferreira-Gonzalez I, Busse JW, Heels-Ansdell D, Montori VM, Akl EA, Bryant DM, Alonso-Coello P, Alonso J, Worster A, Upadhye S, Jaeschke R, Schünemann HJ, Permanyer-Miralda G, Pacheco-Huergo V, Domingo-Salvany A, Wu P, Mills EJ, Guyatt GH (2007) Problems with use of composite end points in cardiovascular trials: systematic review of randomised controlled trials. BMJ 334: 786.

Glasziou P, Moynihan R, Richards T, Godlee F (2013) Too much medicine too little care. BMJ 47: f4247

Greenhalgh T, Howick J, Maskrey N (2014) Evidence Based Medicine Renaissance Group. Evidence based medicine: a movement in crisis? BMJ 48: g3725

Guyatt GH, Oxman AD, Schünemann HJ, Tugwell P, Knottnerus A (2011) GRADE guidelines: a new series of articles in the Journal of Clinical Epidemiology. J Clin Epidemiol 4: 380–382

Hartling L, Hamm MP, Fernandes RM, Dryden DM, Vandermeer B (2014) Quantifying bias in randomized controlled trials in child health: a meta-epidemiological study. PLoS One 9: e88008

Hopewell S, Loudon K, Clarke MJ, Oxman AD, Dickersin K (2009) Publication bias in clinical trials due to statistical significance or direction of trial results. Cochrane Database Syst Rev 1: MR000006

Ioannidis JP, Haidich AB, Pappa M, Pantazis N, Kokori SI, Tektonidou MG, Contopoulos-Ioannidis DG, Lau J (2001) Comparison of evidence of treatment effects in randomized and nonrandomized studies. JAMA 86: 821–830

Ioannidis JP (2014) How to make more published research true. PLoS Med 1(10): e1001747

Ioannidis JP, Greenland S, Hlatky MA, Khoury MJ, Macleod MR, Moher D, Schulz KF, Tibshirani R (2014) Increasing value and reducing waste in research design, conduct, and analysis. Lancet 383: 166–175

Ioannidis JP (2005) Why most published research findings are false. PLoS Med 8: e124

Ioannidis JP (2016) The Mass Production of Redundant, Misleading, and Conflicted Systematic Reviews and Meta-analyses. The Milbank quarterly 4: 485–514

Ioannidis JP (2016) Why Most Clinical Research Is Not Useful. PLoS Med 3(6): e1002049

Kane RL, Wang J, Garrard J (2007) Reporting in randomized clinical trials improved after adoption of the CONSORT statement. J Clin Epidemiol 60: 241–249

Kjaergard LL, Villumsen J, Gluud C (2001) Reported methodologic quality and discrepancies between large and small randomized trials in meta-analyses. Ann Intern Med 35: 982–989

Kolfschooten F van (2002) Conflicts of interest: Can you believe what you read? Nature 16: 360–363

LeLorier J, Gregoire G, Benhaddad A, Lapierre J, Derderian F (1997) Discrepancies between meta-analyses and subsequent large randomized, controlled trials. N Engl J Med 37: 536–542

Liberati A, Altman DG, Tetzlaff J et al (2009) The PRISMA statement for reporting systematic reviews and meta-analyses of studies that evaluate health care interventions: explanation and elaboration. PLoS Med 6: e1000100

Lumbreras B, Parker LA, Porta M, Pollán M, Ioannidis JP, Hernández-Aguado I (2009) Overinterpretation of clinical applicability in molecular diagnostic research. Clin Chem 5: 786–94

Macleod MR, Michie S, Roberts I, Dirnagl U, Chalmers I, Ioannidis JP, Al-Shahi Salman R, Chan AW, Glasziou P (2014) Biomedical research: increasing value, reducing waste. Lancet 83: 101–104

Moher D, Tetzlaff J, Tricco AC, Sampson M, Altman DG (2007) Epidemiology and reporting characteristics of systematic reviews. PLoS Med 4: e78

Moher D, Liberati A, Tetzlaff J, Altman DG, The PRISMA Group (2009) Preferred Reporting Items for Systematic Reviews and Meta-Analyses: The PRISMA Statement. PLoS Med 7: e1000097

Moher D, Schulz KF, Altman D, CONSORT Group (2001) The CONSORT statement: revised recommendations for improving the quality of reports of parallel-group randomized trials. JAMA 85: 1987–1991

Munafò MR, Nosek BA, Bishop DVM, Button KS, Chambers CD, Percie du Sert N, Simonsohn U, Wagenmakers E, Ware JJ, Ioannidis JPA (2017) A manifesto for reproducible science. Nat Hum Behav 1: 0021

Nüesch E, Trelle S, Reichenbach S, Rutjes AW, Bürgi E, Scherer M et al (2009) The effects of excluding patients from the analysis in randomised controlled trials: meta-epidemiological study. BMJ 39: b3244

Nüesch E, Trelle S, Reichenbach S, Rutjes AW, Tschannen B, Altman DG et al (2010) Small study effects in meta-analyses of osteoarthritis trials: meta-epidemiological study. BMJ 41: c3515

Ochodo EA, de Haan MC, Reitsma JB, Hooft L, Bossuyt PM, Leeflang MM (2013) Overinterpretation and misreporting of diagnostic accuracy studies: evidence of „spin". Radiology 67: 581–588.

Onishi A, Furukawa TA (2014) Publication bias is underreported in systematic reviews published in high-impact-factor journals: metaepidemiologic study. J Clin Epidemiol 7: 1320–1326

Page MJ, McKenzie JE, Kirkham J, Dwan K, Kramer S, Green S, Forbes A (2014) Bias due to selective inclusion and reporting of outcomes and analyses in systematic reviews of randomised trials of healthcare interventions. Cochrane Database Syst Rev. 10: MR000035

Page MJ, Higgins JPT, Clayton G, Sterne JAC, Hróbjartsson A, Savović J (2016) Empirical Evidence of Study Design Biases in Randomized Trials: Systematic Review of Meta-Epidemiological Studies. PLoS ONE 1(7):e0159267

Papageorgiou SN (2016) Overview provides insights on the current status and future of meta-epidemiology. J Clin Epidemiol 7: 11–12

Pearson K (1904) Report on Certain Enteric Fever Inoculation Statistics. British Medical Journal 3: 1243–1246

Prentice RL (2009) Surrogate and mediating endpoints: current status and future directions. J Natl Cancer Inst 101: 216–217

Reid IR, Bolland MJ (2013) Observational studies – just telling us what we want to hear or telling us where we need to look? J Bone Miner Res 8: 980–983

Ressing M, Blettner M, Klug SJ (2009) Systematische Übersichtsarbeiten und Metaanalysen. Dtsch Arztebl Int 106: 456–463

Rücker G, Schwarzer G, Carpenter JR, Binder H, Schumacher M (2011) Treatment-effect estimates adjusted for small-study effects via a limit meta-analysis. Biostatistics 2: 122–142.

Sacks HS, Berrier J, Reitman D, Ancona-Berk VA, Chalmers TC (1987) Meta-analysis of randomized controlled trials. New Engl J Med 16: 450–455

Savović J, Jones HE, Altman DG, Harris RJ, Jüni P, Pildal J, Als-Nielsen B, Balk EM, Gluud C, Gluud LL, Ioannidis JP, Schulz KF, Beynon R, Welton NJ, Wood L, Moher D, Deeks JJ, Sterne JA (2012) Influence of reported study design characteristics on intervention effect estimates from randomized, controlled trials. Ann Intern Med 57: 429–438

Savović J, Harris RJ, Wood L, Beynon R, Altman D, Als-Nielsen B, Balk EM, Deeks J, Gluud LL, Gluud C, Ioannidis JP, Jüni P, Moher D Pildal J, Schulz KF, Sterne JA (2010) Development of a combined database for meta-epidemiological research. Res Synth Methods 1: 212–225

Shea BJ, Grimshaw JM, Wells GA, Boers M, Andersson N, Hamel C, Porter AC, Tugwell P, Moher D, Bouter LM (2007) Development of AMSTAR: a measurement tool to assess the methodological quality of systematic reviews. BMC Med Res Methodol 7: 10

Smith GC, Pell JP (2003) Parachute use to prevent death and major trauma related to gravitational challenge: systematic review of randomised controlled trials. BMJ 27: 1459–1461

Stewart L, Moher D, Shekelle P (2012) Why prospective registration of systematic reviews makes sense. Syst Rev 1: 7

Sterne JA, Juni P, Schulz KF, Altman DG, Bartlett C, Egger M (2002) Statistical methods for assessing the influence of study characteristics on treatment effects in „meta-epidemiological" research. Stat Med 1: 1513–1524

Tramèr MR, Reynolds DJ, Moore RA, McQuay HJ (1997) Impact of covert duplicate publication on meta-analysis: a case study. BMJ 15: 635–640

Turner EH, Matthews AM, Linardatos E, Tell RA, Rosenthal R (2008) Selective publication of antidepressant trials and its influence on apparent efficacy. N Engl J Med 58: 252–260

Tzoulaki I, Siontis KC, Ioannidis JP (2011) Prognostic effect size of cardiovascular biomarkers in datasets from observational studies versus randomised trials: meta-epidemiology study. BMJ 43:e2014019

Unverzagt S, Prondzinsky R, Peinemann F (2013) Single-center trials tend to provide larger treatment effects than multicenter trials: a systematic review. J Clin Epidemiol 6: 1271–1280

Vandenbroucke JP (2004) When are observational studies as credible as randomised trials? Lancet 63: 1728–1731

Wood L, Egger M, Gluud LL, Schulz KF, Jüni P, Altman DG et al (2008) Empirical evidence of bias in treatment effect estimates in controlled trials with different interventions and outcomes: meta-epidemiological study. BMJ 36: 601–605

Wood JA (2007) Methodology for dealing with duplicate study effects in a meta-analysis. Organ res methods 1: 79–95

Xu L, Freeman G, Cowling BJ, Schooling CM (2013) Testosterone therapy and cardiovascular events among men: a systematic review and meta-analysis of placebo-controlled randomized trials. BMC Medicine 1: 108

Yao L, Li Y, Ghosh S, Evans JA, Rzhetsky A (2015) Health ROI as a measure of misalignment of biomedical needs and resources. Nat Biotechnol 3: 807–811

Young SN (2009) Bias in the research literature and conflict of interest: an issue for publishers, editors, reviewers and authors, and it is not just about the money. J Psychiatry Neurosci 4: 412–417

Yu LM, Chan AW, Hopewell S, Deeks JJ, Altman DG (2010) Reporting on covariate adjustment in randomised controlled trials before and after revision of the 2001 CONSORT statement: a literature review. Trials 1: 59

Zhang W, Robertson J, Jones AC, Dieppe PA, Doherty M (2008) The placebo effect and its determinants in osteoarthritis: meta-analysis of randomised controlled trials. Ann Rheum Dis 67: 1716–1723

Kritik der evidenzbasierten Praxis – Demarkation und „Reflexion im Handeln" als Wege der Erneuerung

Heinrich Weßling

© Springer-Verlag GmbH Deutschland 2018
R. Haring, J. Siegmüller (Hrsg.), *Evidenzbasierte Praxis in den Gesundheitsberufen*,
https://doi.org/10.1007/978-3-662-55377-0_5

5.1   Einleitung

Die im Jahre 2012 angesichts der „Veränderungen der Versorgungsbedarfe in Folge des demografisch-epidemiologischen Wandels und des medizinisch technischen Fortschritts" ergangenen Empfehlungen des deutschen Wissenschaftsrates „zu hochschulischen Qualifikationen für das Gesundheitswesen" (Deutscher Wissenschaftsrat 2012, S. 78) stellen einen Aufruf zu einer Umgestaltung der bisher in Deutschland in diesem Bereich gültigen Standards dar, die im Falle ihrer Verwirklichung im Bereich der gesundheitsrelevanten Institutionen „revolutionäre" Veränderungen hervorrufen würde.

Die im deutschen Gesundheitswesen tätigen Berufsgruppen sind bis dato in einer Art und Weise hierarchisch angeordnet, die sich seit dem Beginn der modernen institutionalisierten Gesundheitsversorgung, d. h., seit den Anfangsjahren des Wilhelminischen Reiches und der durch Bismarck veranlassten Begründung der gesetzlichen Krankenversicherung, nicht wesentlich verändert hat. Eine Umsetzung der Empfehlungen des Wissenschaftsrates zur systematischen Professionalisierung und insbesondere Akademisierung aller Gesundheitsberufe würde durch die damit einhergehende Aufwertung der Stellung dieser Berufe im Gesundheitsbetrieb diese historisch begründete Hierarchisierung weitgehend aufheben oder zumindest umgestalten. Unter Gesundheitsberufen versteht der Wissenschaftsrat hierbei die Pflegeberufe und die den Bereichen Physiotherapie, Ergotherapie, Logopädie sowie Hebammen- und Geburtshelferwesen zugehörigen Berufe. Die Krankenbehandlung würde sich von einem in jeder Hinsicht allein ärztlich zu indizierenden und zu verantwortenden und daher unter ärztlicher Leitung stehenden Tätigkeitsfeld in ein Projekt der „interprofessionellen Zusammenarbeit in multidisziplinären Teams" wandeln. Hierzu

» … hält es der Wissenschaftsrat für erforderlich, dass künftig auch ein Teil der Angehörigen der Gesundheitsfachberufe in die Lage versetzt wird, ihr eigenes pflegerisches, therapeutisches und geburtshelferisches Handeln auf der Basis wissenschaftlicher Erkenntnis zu reflektieren, die zur Verfügung stehenden Versorgungsmöglichkeiten hinsichtlich ihrer Evidenzbasierung kritisch zu prüfen und das eigene Handeln entsprechend anzupassen. Die gewachsene Komplexität erfordert vermehrt sogenannte reflective practitioners.
(Deutscher Wissenschaftsrat 2012, S. 78)

Das hier wiedergegebene Zitat scheint dem Begriff der „Evidenzbasierung" eine Rolle als zentrales Motiv für die vorgesehene Akademisierung der Gesundheitsberufe zuzuweisen. Gleichzeitig spannt es einen Bogen zu einem zweiten, offenbar als wesensverwandt verstandenen Motiv, nämlich dem Erfordernis „sogenannte[r] reflective practitioners".

Gegenstand dieses Kapitels ist die kritische Betrachtung der Reichweite und der Grenzen des Paradigmas der evidenzbasierten Praxis (EBP) im Rahmen der Akademisierung und Professionalisierung der Gesundheitsberufe. D. h., es wird der Frage nachgegangen, inwieweit die Evidenzbasierung einerseits notwendig ist, um dem Professionalisierungsprozess einen akademischen, d. h., wissenschaftlichen Rahmen zu verleihen, und ob diese Evidenzbasierung andererseits hinreichend ist, um den damit einhergehenden Ansprüchen im Rahmen der vom Wissenschaftsrat geforderten Interdisziplinarität gerecht zu werden. „Kritische Betrachtung" soll also hier keinesfalls als Ablehnung verstanden werden, sondern als Exploration des Wirkungsbereichs der Evidenzbasierung und ggf. als Definition von Wirkfeldern anderer, komplementärer Grundlagen der Verwissenschaftlichung der Gesundheitsberufe. Dies ist umso mehr erforderlich, als es sich bei den durch die Gesundheitsberufe in ihrer akademisierten Form abgedeckten Wissensbereichen ja nicht um Natur-, Geistes- oder Gesellschaftswissenschaften handeln wird, sondern um neue Angehörige einer Gruppe von Wissenschaften, die – wie dies auch bei der Medizin der Fall ist – unter dem Begriff der Handlungswissenschaften subsumiert werden können (Raspe 2013).

So wird die Kritik der Evidenzbasierung auch für den Bereich der Gesundheitsberufe herausarbeiten, dass diese Form der Findung wissenschaftlich begründeter Konzepte zwar ein wesentlicher und notwendiger Anteil des Akademisierungs- und damit auch des Professionalisierungsprozesses ist, jedoch einer Komplementierung bedarf, wenn es um den Aspekt des Handelns geht. Dies wird zu der Frage führen, ob die Figur des „reflective practitioner", wie sie vom Wissenschaftsrat für den Ansatz einer interdisziplinären Herangehensweise an Behandlungssituationen in Gesundheitsinstitutionen gefordert wird, sich – wie in der Empfehlung nahegelegt zu werden scheint – allein durch die konsequente Anwendung des Paradigmas der Evidenzbasierung konstituieren lässt oder ob nicht vielmehr gerade hier die Eintrittspforte für die erwähnten komplementären Grundlagen der Wissenschaftlichkeit liegt.

Die Forderung des Wissenschaftsrates nach einer Evidenzbasierung der zukünftigen verwissenschaftlichten Gesundheitsberufe ist natürlich nicht ohne den Rückgriff auf die evidenzbasierte Medizin (EBM) beziehungsweise das ihr zugrunde liegende Paradigma zu verstehen. Die den Gegenstand dieses Kapitels bildende kritische Bewertung dieses Paradigmas muss dementsprechend weitgehend parallel zur Kritik der EBM verlaufen, weshalb ein Abschnitt dieses Kapitels der Geschichte und Kritik der EBM gewidmet sein wird. Allerdings besteht hier keine völlige Identität; dies wird deutlich, wenn die Kritik für den Bereich der Medizin aus der Sorge genährt wird, diese könne durch das EBM-Paradigma wesentliche Teile ihrer für den althergebrachten Begriff der ärztlichen Profession definitorischen Merkmale einbüßen. Wo also für die Gesundheitsberufe die Evidenzbasierung gerade der Weg zur Professionalisierung zu sein scheint, fürchteten und fürchten viele, dass für den Bereich der Medizin die EBM ein Irrweg der Deprofessionalisierung (Weßling 2011, S. 106 ff) sein könnte.

Die Professionalisierung der Gesundheitsversorgungsbesuche ist ein Prozess, der in Deutschland im Vergleich zu der Situation in anderen Ländern vergleichbaren ökonomischen, politischen und sozialen Entwicklungsstandes sehr spät beginnt. Das Berufsbild und das Selbstverständnis eines oder einer akademisch ausgebildeten englischen, irischen oder US-amerikanischen „nurse" gleicht zwar dem der ebenfalls akademisch ausgebildeten spanischen „enfermeros" und „enfermeras", ist aber kaum mit dem der deutschen Kranken- und Gesundheitspfleger vergleichbar. Dieses Phänomen der Verspätung und zum Teil Verweigerung von Modernisierungsströmungen und -impulsen ist ein erklärungsbedürftiges Charakteristikum des deutschen Gesundheitswesens, an dem auch die Einführung und Institutionalisierung der EBM in Deutschland krankte (Raspe 2007, S. 22), sodass sich hier ein

weiterer – vielleicht eher unerwarteter – Berührungspunkt zwischen beiden Bereichen ergibt. Ebenso gilt wohl für beide Bereiche, dass in der letztendlichen Realisierung der Prozesse in erster Linie von dem wiederum „typisch deutschen" Begriff einer „Revolution von oben" gesprochen werden kann (Winkler 2000, S. 184).[1] So kam die Forderung nach einer weitgehenden Akademisierung von Gesundheitsberufen, die in Deutschland bisher keine akademische Ausbildung erforderlich machten, weniger aus dem Kreise der in diesen Berufen Tätigen als vielmehr aus einem die Politik beeinflussenden wissenschaftlichen Beratungsgremium der Bundesregierung (und wurde auch für diesen Bereich gleich mit der Forderung nach Evidenzbasierung verbunden). Entsprechend wurde auch die Art der Einführung der EBM in Deutschland von vielen als ein gesundheitspolitischer Prozess bewertet und daher als eine solche „Revolution von oben" interpretiert (Raspe 2007, S. 22).

Es wird also die Aufgabe dieses Kapitels sein, sowohl die Ideengeschichte der „Evidenzbasierung" des Handelns in der Gesundheitsversorgung als auch die Geschichte der Institutionalisierung der EBM und – so bereits vorhanden – ihrer „Nachfolger" im Bereich der Gesundheitsberufe nachzuzeichnen und dadurch einen klaren Begriff des Konzeptes einer EBP herzustellen und dann festzustellen, welche Defizite ggf. noch auszugleichen sind, um eine tragfähige wissenschaftstheoretische Grundlage der Akademisierung und Professionalisierung herzustellen.

5.2 Was ist EBP?

Eine mögliche Antwort auf die Frage nach dem begrifflichen Inhalt, der sich hinter der Bezeichnung EBP verbirgt, besteht sicher darin, diesen Inhalt durch eine einfache Erweiterung des Anwendungsfeldes der EBM zu definieren. Wie wir sehen

---

1 Dieser Begriff diente zunächst als Umschreibung der Bismarck'schen (Außen-)politik, die zur Reichsgründung führte; es ist bemerkenswert, dass schon die Gründung des deutschen GKV-Systems durch Bismarck im darauffolgenden Jahrzehnt zwar auch revolutionär war, aber eben auch „revolutionär von oben". Diese Tendenz hat das deutsche Gesundheitswesen bis heute nicht verloren.

werden, gibt es hierfür auch eine Reihe schlüssiger Argumente; so wird in dem für die weltweite Implementierung evidenzbasierter Praxis in den Gesundheitsversorgungberufen grundlegenden *Sicily Statement* gefordert, dass

> » das Konzept der Evidenzbasierten Medizin zu einer Evidenzbasierten Praxis verbreitert werde, um den Vorteil zu reflektieren, der sich für ganze Gesundheitsversorgungsteams und -organisationen aus der Anwendung einer gemeinsamen evidenzbasierten Herangehensweise ergibt.
> (Dawes et al. 2005, S. 3)[2]

Andererseits gibt es auch Hinweise darauf, dass sich aufgrund unterschiedlicher Rahmenbedingungen der verschiedenen Gesundheitsberufe auch unterschiedlich akzentuierte Anwendungen des Konzeptes der Evidenzbasierung ergeben können. So bemerken Satterfield et al. bei ihrer Neuformulierung eines „transdisziplinären Modells evidenzbasierter Praxis", dass

> » EBN (evidence-based nursing) die EBM in den Bereichen der qualitativen Forschung und der Integration der Patientenerfahrung in die praktischen Entscheidungsprozesse übersteigt. Teilweise wegen des Mangels an Evidenz aus randomisierten kontrollierten Studien, flacht EBN die Evidenzhierarchie ab und verleiht qualitativen Daten, Patientenzufriedenheit, Qualitätskontrolldaten und Kosteneffizienz ein höheres Gewicht.
> (Satterfield et al. 2009, S. 374)

Ungeachtet der hier angerissenen Streitfrage steht aber doch fest, dass die EBP konzeptuell in ihren wesentlichen Säulen auf den Inhalten der EBM fußt und eine Beschreibung dieser letzteren für die Darstellung der ersteren, wenn auch vielleicht nicht hinreichend, so doch notwendig ist.

Die hier folgende Darstellung der Grundzüge der EBM wird sich auf das für ihre kritische Bewertung notwendige beschränken; herausgearbeitet werden

soll aber insbesondere, dass der ihr zugrunde liegende Evidenzbegriff – wie anderenorts festgestellt wurde (Weßling 2011) – in wissenschaftstheoretischer Hinsicht vollständig identisch ist mit dem der klinischen Epidemiologie, dass aber die EBM sich insofern von dieser unterscheidet, als es in ihr „um die Praxis geht, d. h., darum, die Evidenz der als Grundlagenwissenschaft verstandenen klinischen Epidemiologie für die ärztliche Praxis nutzbar zu machen" (Weßling 2011, S. 16).

Dies geht schon aus der viel zitierten, 1996 von David Sackett (Sackett et al. 1996) formulierten Definition der EBM hervor, die in ihrer deutschen Übersetzung lautet: „EBM ist der gewissenhafte, ausdrückliche und vernünftige Gebrauch der gegenwärtig besten externen, wissenschaftlichen Evidenz für Entscheidungen in der medizinischen Versorgung individueller Patienten" (Deutsches Cochrane Zentrum 2017). Wenn allerdings der Gegenstand dieses Artikels die Frage nach der Reichweite und den Grenzen der EBP ist, dann begründet dieses Vorhaben in erster Linie natürlich eine kritische Auseinandersetzung mit dem hier zugrunde gelegten Evidenzbegriff, da ja gerade dieser die gesamte Methodologie vor anderen auszeichnet.

Dies zeigen schon die ersten Sätze des „Gründungsdokumentes" der EBM, des 1992 von der Evidence-based Medicine Working Group publizierten Artikels „Evidence-based medicine. A new approach to teaching the practice of medicine". Die Autoren sehen sich hier als die Begründer eines „neuen Paradigma(s) für die Praxis der Medizin" und führen weiter aus:

> » Die EBM verlagert den Akzent bei der Angabe hinreichender Gründe im klinischen Entscheidungsprozess von der Intuition, der unsystematischen klinischen Erfahrung und der pathophysiologischen Rationale auf die Untersuchung von Evidenz aus klinischer Forschung.
> (Evidence-based Medicine Working Group 1992)

Diese Auffassung von der EBM, die durch den ausdrücklichen Bezug auf Thomas Kuhns Begriff des Paradigmenwechsels den Eindruck eines „revolutionären" Wandels hervorgerufen hat und die EBM in

---

2   Alle fremdsprachigen Zitate wurden durch den Autor übersetzt.

den Ruf der „Bilderstürmerei" (Day 2006) gebracht hat, ist vermutlich aufgrund dieses polemischen Grundtons anfangs auch im Bereich der englischsprachigen institutionalisierten Medizin diesseits und jenseits des Atlantiks auf erhebliche Widerstände gestoßen. Die oben erwähnte von Sackett et al. (1996) im BMJ vorgenommene Modifikation des Ansatzes der EBM entstand als Reaktion auf diese zum Teil ebenso polemisch vorgetragene Kritik aus den Reihen der Ärzteschaft. Die Autoren versuchen in dieser Publikation, Sorgen vor einer nur statistisch untermauerten „Kochbuchmedizin", die auf die jeweils individuellen Umstände keine Rücksicht nimmt, durch einen Bezug auf die „medizinische Versorgung individueller Patienten" auszuräumen. Zudem führen sie den Begriff der „individuellen klinischen Expertise" als – neben der „Evidenz aus systematischer klinischer Forschung" – dritte Säule der EBM ein. Dieses Dreisäulenmodell – klinische Forschung, individuelle Expertise und individuelle Patientenbedürfnisse – gilt seither bei den Vertretern der EBM weltweit als das Grundmuster wissenschaftlicher Patientenbehandlung.

Jedoch steht trotz dieser Verteidigungsposition bei der tatsächlichen Entwicklung der Methodologie und der Politik der EBM der statistisch-epidemiologische, studienbasierte Evidenzbegriff klar im Vordergrund. Dies zeigt sich nicht nur in dem ja trotz der erwähnten Modifikation beibehaltenen Namen des Unternehmens (eben nicht **expertise**basiert, sondern ausdrücklich **evidenz**basiert), sondern auch in sämtlichen Publikationen, die der Anwendung der Methodologie dienen.

So publizierte Sackett in seinem später verfassten Lehrbuch der evidenzbasierten Medizin (Sackett et al. 2000) eine Liste von 5 Verfahrensschritten, die umreißen, wie sich der in seiner Definition der EBM (s. oben) erwähnte „Gebrauch" der „besten externen Evidenz" idealerweise zu vollziehen hat. Die Liste wurde von J. Köbberling (2007, S. 3) wie folgt ins Deutsche übertragen:

1. Formulierung beantwortbarer klinischer Fragen
2. Suche nach der besten externen Evidenz
3. Kritische Bewertung dieser Evidenz bezüglich Validität und klinischer Relevanz
4. Umsetzung dieser Erkenntnisse in die klinische Arbeit
5. Bewertung der eigenen Leistung

Diese Auflistung ist seit ihrem Erscheinen Teil so gut wie jeder der Verbreitung des EBM-Gedankens gewidmeten Publikation geworden. Gleiches gilt auch für die aus der EBM hervorgegangenen, für die Gesundheitsversorgungswissenschaften formulierten Methodologien zur Evidenzbasierung. So erscheint die Liste beispielsweise auch an prominenter Stelle in dem bereits erwähnten *Sicily Statement* zur Einführung der EBP (Dawes et al., S. 3).

Der 3. Punkt dieses Kataloges kann hierbei als das eigentliche definitorische Element dieser Methodologie bezeichnet werden; er enthält den Ausdruck „kritische Bewertung", der in seiner englischen Version „critical appraisal" schon die Anfänge dieser Forschungsrichtung in den 80er Jahren des vergangenen Jahrhunderts an der McMaster University (Ontario, Kanada) bestimmt hat, als es den Begründern der EBM zunächst darum ging, Klinikern eine neue und kritische Art des Studiums klinisch-wissenschaftlicher Literatur zu vermitteln (Weßling 2011, S. 33).

So ist auch für die Analyse und Kritik des in der EBP verwendeten Evidenzbegriffes innerhalb dieser Liste dieser 3. Punkt vorrangig zu bewerten, da hier mit der statistischen Validität und klinischen Relevanz in gewisser Weise diejenigen verwendeten Gütekriterien der Evidenz angesprochen werden, die ihrerseits wiederum die definitorischen Elemente des Begriffes reflektieren. Die Frage nach der Validität einer Evidenz wird von Bertelsmann et al. (2007) in dem deutschsprachigen Referenzlehrbuch der EBM in erster Linie durch Verweis auf die im Oxforder Zentrum für EBM entwickelte Hierarchie der Evidenzstufen beantwortet, nach der die Glaubwürdigkeit einer Studie in dem Maße abnimmt, in dem sie sich von den Charakteristiken eines RCT oder – besser noch – denen einer systematischen Übersicht von mehreren RCTs entfernt. Der Vorrang einer Metaanalyse vor der einzelnen Studie ergibt sich hierbei aus der Notwendigkeit, Zufallsfehler oder systematische Fehler zu vermeiden, was aus mathematischen Gründen umso besser gelingt, je höher die betrachteten Fallzahlen sind (Weßling 2011, S. 21). Hierdurch entstehen in diesem System 9 verschiedene Evidenzstufen mit abnehmender Beweiskraft für den jeweils untersuchten Zusammenhang, also etwa der Wirksamkeit einer bestimmten Therapie bei einer bestimmten

Gesundheitsstörung im Vergleich zu anderen Therapien oder zum natürlichen Verlauf ohne therapeutische Intervention.

Ein RCT ist eine Studie, bei der zwei Patientengruppen im Verlauf miteinander im Hinblick auf ihre Krankheit verglichen werden. Die beiden Gruppen sollen sich idealerweise nur durch ein Merkmal voneinander unterscheiden, nämlich dem der auf seine Wirkung hin zu untersuchenden Intervention. Um unerwünschte Fehler durch Voreingenommenheit der Patienten oder der Untersucher auszuschließen, wird hierbei die Zuordnung zu den beiden Gruppen, nämlich der Interventions- und der Kontrollgruppe, durch einen geeigneten zufallsbasierten (randomisierten) Zuordnungsmechanismus doppelt verblindet. D. h., weder der Untersucher noch der Studienteilnehmer wissen, welcher der beiden Gruppen letzterer angehört.

Weitere in der angesprochenen Hierarchie erwähnte epidemiologische Studienformen sind in der Reihenfolge der abnehmenden Glaubwürdigkeit der jeweiligen Studienresultate sog. kontrollierte Kohortenstudien und deren systematische Übersichten sowie Fallkontrollstudien und deren systematische Übersichten. Insbesondere eine bewusste oder unbewusste Untersucher- und Untersuchteneinflussnahme auf das Resultat wird bei diesen Arten des Studiendesigns mit abnehmender Hierarchiestufe jeweils immer wahrscheinlicher.

5.3   Geschichte der EBM und der EBP

Wenn man es unternimmt, die Geschichte der EBM und ihrer „Ableger" im Bereich der Gesundheitswissenschaften nachzuvollziehen, dann gibt es zwei Ordnungskriterien, unter denen dies geschehen kann. Zum einen kann diese Geschichte unter dem Aspekt der Institutionalisierung einer neuen Sichtweise auf die wissenschaftliche Begründung der Medizin und der anderen Gesundheitswissenschaften dargestellt werden. Zum anderen kann die hierhergehörige Ideengeschichte analysiert werden, d. h., die Herausbildung des dem der EBM zugrunde liegenden Evidenzbegriffes als wissenschaftstheoretischer Grundpfeiler dieses Paradigmas der Evidenzbasierung nachvollzogen werden. Wir haben es also einerseits mit einer medizin- bzw. wissenschaftshistorischen

und andererseits mit einer medizin- bzw. wissenschaftstheoretischen Aufgabe zu tun.[3]

Die Geschichte der EBM als institutionalisiertes Paradigma der Medizin als Wissenschaft und als abgrenzbares Phänomen im Gesamtzusammenhang der Gesundheitsversorgung braucht in ihrer Darstellung im Grunde nur wenig Raum, da sie nur einen überschaubaren Zeitraum von etwa 25 Jahren umfasst. Sie begann im akademischen Umfeld der McMaster University, wo der damalige Direktor des internistischen Aus- und Weiterbildungsprogrammes, Gordon Guyatt, den Begriff „evidence-based medicine" erstmalig in dem heute gebräuchlichen Sinne publikatorisch verwendete (Guyatt 1991). Dies war die Folge eines am selben Institut schon lange bestehenden Bestrebens, eine neue Art des Studiums wissenschaftlicher Daten und Veröffentlichungen in der klinischen Medizin zu etablieren, die „kritische Würdigung" („critical appraisal"). Dieser Terminus steht – wie wir gesehen haben – noch heute im Zentrum des Gesamtkonzeptes sowohl der EBM als auch der EBP.

Die Trägerin dieses Bestrebens war eine aus Epidemiologen und klinisch tätigen Internisten bestehende Gruppe um David Sackett und Gordon Guyatt, die 1992 kollektiv den in ▶ Abschn. 5.2 erwähnten Artikel veröffentlichte, der als das eigentliche „Gründungsdokument" der EBM-Bewegung gilt und die Idee der Evidenzbasierung als einen Paradigmenwechsel beschreibt: „Evidence-Based Medicine. A new approach to teaching the practice of medicine" (Evidence-based medicine Working Group 1992). David Sackett wurde im darauffolgenden Jahr der erste Vorsitzende der „Steering Group" der neugegründeten, nach Archibald Cochrane (s. unten) benannten Cochrane Collaboration mit Sitz in London, die fortan die Datenbank Systematischer Übersichtsarbeiten (Cochrane Database of Systematic Reviews) verwalten würde (Weßling 2011, S. 35).

Die EBM-Bewegung errichtete dann bereits 1995 in Form der Gründung des Centre for Evidence-based Medicine an der Universität Oxford ihre erste

---

3   Der Autor dieses Kapitels hat beiden Aufgaben Teile einer Monographie (Weßling 2011) gewidmet; das hier zur Geschichte und Ideengeschichte Dargestellte ist ein dem Format eines Buchkapitels angepasstes Konzentrat der weit ausführlicheren Darstellung in dieser Schrift.

akademische Vertretung jenseits des Atlantiks. Der Aktivitätsschwerpunkt dieses Institutes liegt auf der Verbreitung der EBM-Methodologie durch verschiedenen Modalitäten der Lehre. Im angelsächsischen Raum kam es, vermutlich mitbedingt durch das im pflegerischen Bereich dort seit langem vergleichsweise hohe Niveau der Professionalisierung und Akademisierung, schon 1997 zur Gründung des ersten europäischen Zentrums für evidenzbasierte Pflege an der Universität York. Dies geschah wiederum unter Beteiligung von Wissenschaftlern der McMaster University in Kanada (Schlömer 2000). Es handelte sich hier um den wohl ersten Schritt zur Übertragung der Methodologie der EBM auf den übergeordneten Gesamtbereich der Gesundheitsberufe.

In Deutschland begann die Institutionalisierung der EBM 1997 an der Lübecker Medizinischen Universität durch einen Studentenworkshop, der unter der Leitung des Sozialmediziners Heiner Raspe stattfand. Raspe war seither die für die Verbreitung der EBM in Deutschland bestimmende Persönlichkeit (Weßling 2011, S. 36 ff). Auch hier dauerte es nur ein Jahr, bis sich 1998 auch in Deutschland ein Zentrum für Evidenzbasierte Pflege unter der Leitung von Johann Behrens gründete (Schlömer 2000), das seither gemeinsam mit den entsprechenden Instituten in Kanada, England, Australien, Neuseeland und Hongkong Bestandteil des Internationalen Netzwerkes für Evidence-Based Nursing ist.

Für die deutsche Entwicklung wichtig war dann die Aufnahme des Begriffs „evidenzbasiert" in das Sozialgesetzbuch 5 von 1999/2000, die dazu führte, dass die Kostenübernahme für Behandlungen im Bereich der GKV in der Folge zunehmend an Bedingungen geknüpft wurde, die dem Idearium der EBM entstammten. Dieser gesetzgeberische Vorgang lag zeitlich noch vor der Gründung des Deutschen Netzwerkes Evidenzbasierte Medizin durch Heiner Raspe, die ebenfalls im Jahre 2000 erfolgte. Das Aufgabenspektrum dieses Zentrums entspricht dem der Centres for evidence-based medicine, d. h., es beschäftigt sich mit der konzeptuellen Entwicklung einer evidenzbasierten Gesundheitsversorgung und bietet Ärzten und anderen Angehörigen von Gesundheitsberufen entsprechende Ressourcen und Unterstützung an. Im gleichen Jahr wurde durch den Biomathematiker Gerd Antes an der Freiburger Universität das deutsche Cochrane-Zentrum als

Niederlassung der internationalen Cochrane Collaboration gegründet (Weßling 2011, S. 35).

Im neuen Jahrhundert verlief dann die Entwicklung der EBM und insbesondere diejenige des sich unmittelbar aus ihr entwickelnden, die Gesundheitsversorgungswissenschaften und -berufe mit einschließenden und daher nun bereits als übergeordnet anzusehenden Projektes der EBP aufgrund der bis dahin schon eingetretenen Vernetzung weitgehend parallel. So wurde im Jahre 2003 durch die auf der Insel Sizilien tagende 2. International Conference of Evidence-Based Health Care Teachers and Developers ein Manifest beschlossen, dessen zusammenfassender Tenor lautet:

> **»** Alle Angehörigen von Gesundheitsfachberufen müssen die Prinzipien der EBP verstehen, angewandte EBP erkennen, evidenzbasierte Programme verwirklichen und eine kritische Haltung ihrer eigenen Praxis und der Evidenz gegenüber haben.
> (Dawes et al. 2005)

Es handelt sich zwar um ein in englischer Sprache verfasstes Dokument, das aber Resultat einer Debatte innerhalb eines internationalen – wenn auch mehrheitlich angelsächsisch geprägten – Forums war, an dem auch deutsche Wissenschaftler teilnahmen. Das Manifest wurde durch den Ulmer Gesundheitswissenschaftler Franz Porzolt mitunterzeichnet und wurde unter einem Motto veröffentlicht, das – vielleicht komplementär zu der ja dem Evidenzgedanken zugrunde liegenden englisch-empiristischen Ausrichtung – dem romantischen Spätwerk Goethes entstammt: „Es ist nicht genug, zu wissen, man muß auch anwenden; es ist nicht genug, zu wollen, man muß auch tun."

5.4 Ideengeschichte der EBP

Anders als bei der Beschreibung der Geschichte der Institutionalisierung einer Forschungsrichtung ist es bei dem Versuch eines historischen Nachvollzuges der Ideengeschichte nur schwer möglich, durch Bezug auf eine genau zu umreißende Chronologie die zu schildernden Fakten einer Ordnung zu unterwerfen. Das einzig vorstellbare chronologische Element besteht hier in der Nennung von Publikationsdaten; die sinnstiftende Ordnung liegt aber in erster Linie in der Extrapolation inhaltlicher Prinzipien, die eine Zuordnung von Theorien zu einer bestimmten Gedankentradition erlauben. Es ist an anderer Stelle (Weßling 2011) bereits ausführlich die wissenschaftstheoretisch zu begründende Zugehörigkeit des Evidenzbegriffs der EBM zu einer Spätform der Gedankenwelt des „Wiener Kreises", d. h., zur neopositivistischen, während des 20. Jahrhunderts die angelsächsische Wissenschaftstheorie dominierenden „Wissenschaftlichen Weltauffassung" (Verein Ernst Mach 1929) dargelegt worden. Diese positivistische Grundeinstellung bringt es mit sich, dass eine Hypothese nur dadurch ihre Gültigkeit erhält, dass sie durch überprüfbare Beobachtungen von Daten verifiziert bzw. bestätigt werden kann. Daten werden aber im Bereich der Wissenschaften, wie z. B. der Physik, dadurch erhoben und überprüfbar gemacht, dass genau definierte Experimente angestellt werden, um eine Hypothese zu bestätigen.

Es war diese zentrale Stellung des Experimentes in der Wissenschaftstheorie des 20. Jahrhunderts, die für Alvan Feinstein den Schlüssel zu einer in seinem 1967 publizierten Werk *Clinical Judgment* (Feinstein 1967) geforderten Verwissenschaftlichung der klinischen Medizin darstellt. Feinstein liefert in diesem Buch die Grundlegung einer klinischen Medizin, die sich nicht mehr nur mittelbar über die Erkenntnisse der Grundlagenforschung als wissenschaftlich definieren kann, sondern eine eigenständige empirische Wissenschaft ist. So ist es nur scheinbar paradox, wenn er „die wachsende Macht der Grundlagenforschung auf Kosten der klinischen Forschung" (Jensen 2007) kritisiert. Er will nicht etwa die experimentbasierte Grundlagenforschung aus der klinischen Medizin zurückdrängen, um die Bedeutung des Experimentes zu reduzieren; vielmehr ist es seine Absicht, die klinische Medizin selbst unmittelbar als eine experimentelle Wissenschaft zu etablieren. Für Feinstein ist die Durchführung von Experimenten ein zu seiner Zeit „verkannter Nebeneffekt der Patientenbehandlung" (Weßling 2011, S. 41) überhaupt:

» Bei der Patientenbehandlung führen Kliniker ständig Experimente durch. Während einer einzigen Woche aktiver Praxis führt ein vielbeschäftigter Kliniker mehr Experimente durch als die meisten seiner Laborkollegen in einem ganzen Jahr.
(Feinstein 1967, S. 21)

Feinstein beschränkt sich jedoch nicht auf diese Feststellung, sondern widmet sein Werk der Systematisierung dieser Experimente, indem er ein System der klinischen Forschung entwirft, das viele der Aspekte des Systems der EBM bereits vorwegnimmt, nämlich insbesondere die Notwendigkeit, Resultate der klinischen Forschung durch Studien zu belegen, die einer strikten Methodologie unterworfen sein müssen, die viele Elemente eines RCT aufweist. Er wird deshalb zu Recht als einer der grundlegenden geistigen Vorläufer der EBM bezeichnet (Jensen 2007). Allerdings finden sich in der Arbeit Feinsteins auch bereits die ersten Ansätze derjenigen Überlegungen, die ihn in späteren Jahren zu einem „scharfen Kritiker" (Jensen 2007) der Methodologie der EBM in ihrer seit Anfang der 1990er Jahre praktizierten Form machten.

» In der Medizin mag eine einzelne gut recherchierte Fallbeschreibung statistisch bedeutungslos erscheinen, sie kann aber die Grundlegung oder die Widerlegung eines ganzen medizinischen Konzeptes bedeuten … Andererseits können numerische Auffälligkeiten in großen Mengen medizinischer Daten manchmal statistisch signifikant, aber klinisch und therapeutisch bedeutungslos sein.
(Feinstein 1967, S. 50)

Die 5 Jahre nach *Clincal Judgment* unter dem Titel *Effectiveness and Efficiency* (Cochrane 1972) erschienene Studie des britischen Epidemiologen Archibald Cochrane stellt den zweiten Meilenstein der englischsprachigen Ideengeschichte der EBM dar. Diese Arbeit war ursprünglich als eine kritische Bewertung des britischen NHS konzipiert gewesen, ließ sich aber in ihren wesentlichen Schlussfolgerungen als Impuls für eine fundamentale Neuorientierung der klinischen Medizin lesen, der konzeptuell die Grundausrichtung der EBM vorwegnimmt, die 20 Jahre später institutionell begründet wurde. Cochrane selbst erlebte dies nicht mehr; die Tatsache, dass die Cochrane Collaboration seinen

Namen trägt, dokumentiert aber die geistige Nähe der Begründer der EBM zu diesem ideengeschichtlichen Vorläufer.

Auch Cochrane entwickelt die Idee, dass präventive, diagnostische und therapeutische Methoden, die im öffentlich finanzierten Gesundheitswesen zur Anwendung gelangen, sich mithilfe von Studien, die idealerweise die Charakteristika eines RCT aufweisen, als wirksam und kosteneffizient erweisen müssen. Hierbei gilt:

> » Der fundamentale Unterschied zwischen den von Feinstein bzw. Cochrane vorgezeichneten Lösungswegen für den von beiden für die Medizin ihrer Zeit festgestellten Mangel an klinisch-empirischer Untermauerung medizinischer Hypothesen liegt in ihrer Vorstellung von dem, was in der klinischen Wissenschaft als Experiment, d. h., als wissenschaftlich zulässige Quelle kontrollierter Datenerhebung verstanden werden kann. Für Feinstein ist hier der Ausgangspunkt die Behandlung des einzelnen Patienten, die von ihm als Experiment interpretiert wird, während der Ansatz Cochranes rein sozialmedizinisch ist, also im Grunde nur den RCT als ideale theoriebegründende Empirie zulässt. (Weßling 2011, S. 99)

Die ideen- und institutionalisierungsgeschichtliche Entwicklung der EBM ist – wie bereits erwähnt – sowohl von ihrer wissenschaftstheoretischen, dem Empirismus zugehörigen Grundbestimmung her als auch hinsichtlich ihrer Wirksamkeit in der gesamten zeitgenössischen Medizin in erster Linie angloamerikanisch geprägt. Allerdings lassen sich auch außerhalb dieses „Kulturkreises" Autoren identifizieren, die ihre Arbeiten zum Teil viele Jahrzehnte vor der Einführung der EBM veröffentlicht haben und die in diesen Arbeiten die Ansätze der EBM ebenso vorweggenommen haben wie auch – etwa parallel zu der Konzeption Feinsteins – Ansätze zu einer fundierten Kritik dieser Methodologie.

So erschien schon 1932 die *Methodenlehre der therapeutischen Untersuchung*, ein Werk des deutschen Internisten und späteren Präsidenten der deutschen Gesellschaft für Innere Medizin Paul Martini, das später unter dem Titel *Methodenlehre der therapeutisch-klinischen Forschung* (Martini 1947) wiederaufgelegt wurde. Martini verstand diese Arbeit als den Versuch, den seiner Meinung nach in der Medizin immer größer werdenden Bedarf an „klinischen Beweisen" (Martini 1947, S. 1) zu stillen und nahm damit bereits sowohl die Problemstellung als auch Teile der Lösungen der EBM-Bewegung der 1990er Jahre vorweg. Jedoch enthält auch Martinis Werk Ansatzpunkte zur Kritik einer EBM in der von Cochrane inspirierten und durch die EBM-Institutionen bis heute praktizierten Version, die ebenfalls entsprechende Ansatzpunkt in der über 30 Jahre später erschienenen Arbeit Feinsteins bereits vorwegnimmt. So kann für Martini die induktive klinische Forschung „eines deduktiven Momentes", d. h., einer Basis in der Grundlagenwissenschaft, nicht entbehren (S. 2). In einem über Jahrzehnte und den atlantischen Ozean hinweg reichenden Einklang mit Feinstein ist auch für ihn die Verlaufsbeobachtung des Einzelfalles zentral. Denn als Experiment interpretiert, sei diese „der mehr massenmäßigen Beurteilung grundsätzlich überlegen und immer dort anzuwenden, wo sie der Sachlage nach durchführbar ist" (S. 13).

In seiner Methodologie der klinischen Forschung, die auch bereits eine Vorform des RCT vorwegnimmt, bezieht sich Martini auf die ebenfalls deutschsprachigen Vorarbeiten des Schweizer Psychiaters Eugen Bleuler, der 1919 gegen Ende seiner Karriere eine polemische Schrift unter dem Titel *Das Autistisch-Undisziplinierte Denken in der Medizin und seine Überwindung* (Bleuler 1967) veröffentlichte. Bleuler, der zu den wichtigsten Psychiatern seiner Generation gehörte (er führte den Begriff der Schizophrenie in die Medizin ein), kommt bei der Analyse der wissenschaftlichen Fundierung der Medizin seiner Zeit insbesondere vor dem Hintergrund der damals gerade stattgehabten katastrophalen weltweiten Grippeepidemie zu dem Schluss, dass dieses Fundament zu weiten Teilen auf einem Denken beruht, das er als „autistisch-undiszipliniert" bezeichnet und das sich in etwa mit prämodernem magischen Denken vergleichen lässt. Auch seine Lösungswege bei der Bewertung von Heilmitteln nehmen mit der Konzeption einer Vorform von Randomisierung und Kontrolle (Weßling 2011, S. 79) das Gedankengut der EBM weitestgehend vorweg.

5.5 Der Streit um die EBM

Die im vorangegangenen Abschnitt unternommene Darstellung der Ideengeschichte der EBM hat gezeigt, dass dieses jetzt institutionalisierte Denkmodell der Medizin sich klar an den wissenschaftstheoretischen Vorgaben des Empirismus und Positivismus orientiert. Das dabei dargestellte, offenbar periodische Auftreten der im Grunde immer gleichgelagerten Klagen über den Mangel an Belegen für die jeweils zeitgenössischen Lehren der klinischen Medizin, im Gleichklang mit den immer auch in etwa gleichgelagerten Lösungsvorschlägen, kann aber zudem als ein Hinweis darauf verstanden werden, dass die jeweils entwickelte Methodologie das vorliegende Problem nicht vollständig zu lösen vermag. Der Lösungsansatz, der zuletzt zur weltweiten Institutionalisierung der EBM ab 1992 geführt hat, ist dementsprechend ebenfalls zunächst nicht unwidersprochen in den Reihen der klinisch tätigen Mediziner geblieben und war noch während des ersten Jahrzehntes des neuen Jahrhunderts und zum Teil auch noch bis in die Gegenwart Gegenstand heftiger und polemischer Debatten. Diese Debatten wurden auf verschiedenen Feldern geführt, bei denen sich mit dem Streit um die Frage der „Deprofessionalisierung" und die standespolitischen und ethischen Implikationen der EBM ein eher gesellschaftlich-politisches Feld der Kritik von einem eher wissenschaftstheoretisch-methodologischen abgrenzen lässt.

Die zum Teil mit großer Schärfe geführte Auseinandersetzung um die standespolitischen und ärztlich-berufsethischen Einwände gegen eine Anwendung der EBM, insbesondere beispielsweise bei der Erstellung des durch die GKV als Kostenträger abzubildenden Leistungskataloges, lässt sich – wie anderswo bereits ausführlich dargestellt wurde (Weßling 2011, S. 106 ff) – im Wesentlichen auf den Konflikt zwischen den beiden klassischen, sich in unversöhnlicher Gegnerschaft gegenüberstehenden Haltungen im Bereich der Gesundheitspolitik reduzieren. Es stehen auf der einen Seite diejenigen, die das Gesundheitswesen als eine Grundkompetenz der öffentlichen Hand ansehen, es also sinnvollerweise weitgehend der staatlichen oder anderweitig öffentlich-rechtlichen Regulation unterworfen sehen möchten. Die gegenteilige Position wird von denjenigen eingenommen, die die Krankenbehandlung im Wesentlichen als Gegenstand eines privaten Vertragsverhältnisses zwischen Arzt und Patient betrachten, der von staatlicher Regulierung so weit wie möglich frei zu sein hat.

Das immer wieder angeführte argumentative Motiv ist das der Autonomie, einerseits in Form der Patientenautonomie als ethisches Grundprinzip, andererseits als berufliche Autonomie oder Kurierfreiheit als Teil des professionellen Selbstverständnisses der Ärzteschaft.

Wie bereits in der Einleitung dieses Kapitels angemerkt wurde, hat der hierhergehörige Argumentationsstrang im Falle der Debatte um die Professionalisierung der Gesundheitsberufe genau die im Vergleich zu der durch den Deutschen Ärztetag 2002 angestoßene Debatte um die „Deprofessionalisierung des Arztberufes" gegenteilige Stoßrichtung. Hier wird beklagt, der Arzt habe „in seinen ureigenen Tätigkeitsfeldern zunehmend externe Vorschriften zu berücksichtigen. Der Arzt wird damit vom Gestalter zum Mitgestalter, vom Verantwortlichen zum Mitverantwortlichen". Eine „ausschließlich statistisch/epidemiologisch begründete Medizin ohne Berücksichtigung klinischer Erkenntnisse" werde abgelehnt. Leitlinien könnten … für den praktizierenden Arzt wichtige Hilfsmittel sein … Allerdings dürfen ‚Evidenzbasierte Medizin' (EBM), pauschalisierende Abrechnungssysteme … und strukturierte Behandlungsprogramme nicht instrumentalisiert werden, um Patienten zu typisieren und deren Behandlungsabläufe zu schematisieren (Deutschen Ärztetag 2002).

Diese aus der Sorge um die Aufrechterhaltung der Standards der ärztlichen Professionalisierung genährte Abwehrhaltung gegen das EBM-Paradigma steht in einem auf den ersten Blick krassen Gegensatz zu dem einleitend vom Wissenschaftsrat erwähnten Konzept der Krankenbehandlung als Projekt der „interprofessionellen Zusammenarbeit in multidisziplinären Teams" (Deutscher Wissenschaftsrat 2012, S. 78) als Zielvorstellung der Professionalisierung der Gesundheitsberufe durch Akademisierung und eben auch Evidenzbasierung.

Allerdings beruht dieser augenscheinliche Widerspruch nicht auf einem logischen Konflikt, sondern klar auf einer Differenz im Bereich standespolitischer Interessen, aus deren Sicht sich beide Positionen schon anhand der ja ebenfalls nicht unpolitischen Entstehungsgeschichte der EBM gut begründen lassen. Cochranes für die Entwicklung und Ausrichtung der institutionalisierten EBM maßgebliche Schrift *Effectiveness and Efficiency* war zunächst als eine Bestandsaufnahme des britischen Gesundheitswesens (NHS) gedacht und entwickelte dann aus der Analyse von Missständen ein Projekt, das tatsächlich eine Reform vorsah, die in ihren Auswirkungen auf die Stellung des Arztes als allein verantwortlichem Träger aller Entscheidungsprivilegien in der Krankenbehandlung die o. g. Befürchtungen des Deutschen Ärztetages ebenso bestätigt, wie sie den Zielvorstellungen des Wissenschaftsrates entspricht (Weßling 2011, S. 114 ff).

Ein ethischer Konflikt, der spezifisch mit der Anwendung der EBM im Zusammenhang steht, ergibt sich aus dem Element der Randomisierung bei den von der EBM als experimenteller Goldstandard favorisierten RCTs. Die Randomisierung bedeutet ja, dass letztendlich die Beantwortung der Frage, ob dem Patienten die zu untersuchende Intervention verabreicht wird oder nicht, für die Studienpopulation dem Zufall überlassen bleibt. Dieses Problem war lange Gegenstand bioethischer Untersuchungen, bei denen die Konzepte der „clinical uncertainty" oder „clinical equipoise" sich als die wichtigsten ethischen Rechtfertigungsmittel bei der Durchführung der entsprechenden Studien herauskristallisiert haben. Hierbei wird die Unsicherheit darüber, ob eine Intervention nützt, schadet oder wirkungslos bleibt, als ethische Rechtfertigung der zufallsbasierten Zuordnung der Probanden auf die Studienarme genutzt, die ja auf diese Weise alle einem in der Summe etwa gleichartigen Risiko ausgesetzt werden. Bei der Interventionsgruppe besteht das Risiko, dass ein Schaden eintritt, bei der Placebogruppe dagegen, dass ihr eine positive Wirkung vorenthalten wird (Weßling 2011; s. hierzu auch ▶ Kap. 6, das sich diesem Thema widmet).

Die Debatte um die EBM in dem zweiten der oben beschriebenen Felder der Auseinandersetzung, nämlich dem der Wissenschaftstheorie und -methodologie, führte zur Aufdeckung von verschiedenen logischen Problemen innerhalb des Systems der EBM, die zum Teil bis heute noch nicht wirklich bereinigt sind und daher natürlich in dem Zusammenhang der Fragestellung dieses Kapitels unserer besonderen Aufmerksamkeit bedürfen. Die hier sich

bietende Angriffsfläche ist für die institutionalisierte EBM auch deswegen in besonderer Weise exponiert, weil sie sich die Verwissenschaftlichung der klinischen Medizin ja selbst ursprünglich als eigentliche Zielsetzung auf die Fahne geschrieben hatte. Wenn also aus Sicht der Wissenschaftstheorie Zweifel an der Methodologie der EBM bestehen, können diese Zweifel das gesamte Konzept in seinen Grundfesten erschüttern.

Hierbei muss allerdings festgestellt werden, dass die Diskussion um die wissenschaftstheoretische Grundlegung der EBM, die in der deutschen Ärzteschaft insbesondere im ersten Jahrzehnt des neuen Jahrhunderts stattgefunden hat, zum Teil an einer Oberflächlichkeit krankte, die insbesondere durch eine Begriffsverwirrung entstand, die sich bei der Übersetzung des englischen Begriffs „evidence" ins Deutsche ergab. Der deutschsprachige Ausdruck „Evidenz" ist in der Tradition der kontinentalen Erkenntnistheorie, die von Persönlichkeiten wie Husserl und Brentano geprägt wurde, mit einem Inhalt versehen worden, der der Bedeutung des englischen Ausdrucks „evidence" fast diametral widerspricht. Während in der kontinentalen Tradition gerade das evident ist, was ohne weitere Prüfung für wahr gehalten kann, meint das englische „evidence" in erster Linie einen durch Beobachtung oder Messung gewonnenen Beleg für eine zu prüfende Hypothese. Jede fundamentale Kritik an der Methodologie der evidenzbasierten Medizin, die sich aus dem kontinentaleuropäischen Verständnis von Evidenz ergibt, beruht deshalb von vornherein auf einer Equivokation und ist daher kaum zielführend (Weßling 2011, S. 232).

Anders verhält es sich mit der methodologischen Kritik insbesondere Feinsteins, dessen Ansätze in der späteren Debatte auch von anderen Autoren aufgenommen und weiterentwickelt wurden (Bock 2001). Im Zentrum dieser Ansätze steht die Darstellung und Betonung der inhärenten Grenzen der Beweiskraft von RCTs und insbesondere auch der Grundlage der höchsten Evidenzklasse der EBM, d. h., der Metaanalyse verschiedener solcher Studien. Eine ausführliche Darstellung der Details dieser methodologischen Kritik Feinsteins würde den Rahmen dieses Kapitels sprengen, jedoch sollen hier kurz schlaglichtartig die von Feinstein sehr plastisch mit der polemischen Bezeichnung „Alchemie für das 21.

Jahrhundert" bezeichneten Einwände gegen eine Verabsolutierung von durch RCTs und insbesondere durch Metaanalysen (d. h., systematische Übersichten) mehrerer solcher Studien gewonnene Daten. Er rechtfertigt diesen Titel damit, dass seiner Ansicht nach die Zusammenfügung von RCTs verschiedener Autoren, die zu verschiedenen Zeiten unter verschiedenen geographischen und kulturellen Bedingungen entsteht, die klinischen Forscher der EBM dazu bringt, wie Alchemisten nicht mit den in der modernen Wissenschaft vorgeschriebenen homogenen Substanzen unter klar definierten Bedingungen zu arbeiten, sondern mit „heterogenen, schlecht identifizierten Mixturen" (Feinstein 1995).

Die Kritik beruht auf der Beobachtung, dass dem Ziel der Erhöhung der statistischen Signifikanz durch das Zusammenfügen und damit starke numerische Vergrößern von Studienpopulationen die tatsächliche klinische Relevanz der entstehenden Metaanalyse mindestens teilweise geopfert wird, da der nun untersuchte Personenkreis durch die Heranziehung von Studien verschiedener Provenienz notwendigerweise umso heterogener wird, je mehr Studien berücksichtigt werden. Die verschiedenen von den EBM-Theoretikern eingeführten Mechanismen zur Verringerung dieses Problems sind nach Feinsteins Ansicht nicht wirklich geeignet, dies zu vermeiden.

Auch bei Studien und Metaanalysen hoher Qualität, d. h., geringer Heterogenität, sei aber das Ergebnis nicht direkt auf den zu behandelnden Einzelfall zu übertragen, da es jeweils die Wirkung einer Intervention auf den Durchschnittspatienten quantifiziere; damit sind aber Vorhersagen über die Wirksamkeit der Intervention bei einem Patienten, der keine „klinische Ähnlichkeit" mit dem Durchschnittspatienten aufweist, weiter schwierig. Die „klinische Ähnlichkeit" in dem von Feinstein hier gemeinten Sinne beruht aber auf Faktoren, die in den meisten Studien keine oder nur wenig zahlenmäßige Beachtung finden. Feinstein nennt hier als Beispiele etwa „die Schwere der Erkrankung", die von einer Vielzahl von Faktoren, wie etwa Komorbiditäten, beeinflusst wird (Feinstein 1995). Das bedeutet aber, dass die Metaanalyse verschiedener RCTs weniger dem klinisch tätigen Arzt als Entscheidungsgrundlage in der Krankenbehandlung dienlich sein könnte als vielmehr Entscheidungsträgern im Bereich der Pharmaindustrie oder bei Gesundheitsbehörden, die ja aufgrund der Natur ihres Tätigkeitsfeldes von vornherein nicht den Einzelfall, sondern den Durchschnitt aus Patientenkollektiven im Auge haben müssen.

Auch stellen für Feinstein viele der statistischen Analysemethoden bei Metaanalysen „einen Anschlag auf den gesunden Menschenverstand (common sense)" dar (Feinstein 1995). In der Summe kann also laut Feinstein für die Metaanalysen zumeist nicht von der Erfüllung der wichtigsten Regeln wissenschaftlicher Studienqualität im Bereich der klinischen Medizin ausgegangen werden. Es mangelt an Homogenität und an externer und interner Validität. Feinstein lässt seine Kritik darin kulminieren, dass er gewissermaßen den EBM-Spieß umdreht und „klinische Leitlinien für Statistiker" formuliert. Er will damit „die klinisch-statistische Zusammenarbeit in eine Zweibahnstraße, statt einer einseitigen Erziehung für Kliniker umwandeln". Das zentrale der mit diesen Leitlinien verfolgten Ziele lautet, dem Statistiker „die klinische Erleuchtung" zu verleihen, die ihn in die Lage versetzt, „RCTs von rein statistischen randomisierten Studien … in wirklich klinische randomisierte Studien umzuwandeln".

5.6 Die wissenschaftstheoretische Einordnung des Evidenzbegriffes der EBM und EBP

Die sehr polemisch vorgetragenen Einwände Feinsteins beziehen sich in erster Linie auf technische Fragen, die die Übertragung der epidemiologischen Konzepte auf die klinische Medizin betreffen. Sie richten sich also nicht wirklich gegen das Fundament dieses Paradigmas, sondern zielen auf einen adäquaten Ausbau dieses Fundamentes. Gegenstand dieses Kapitels ist aber auch die Kritik des Paradigmas einer EBP in dem darüber hinausgehenden erkenntnistheoretischen Sinne, d. h., in einem Sinne, der das begriffliche Fundament dieses Paradigmas auslotet und seine Reichweite und Grenzen bestimmt sowie Ansatzpunkte für eine eventuelle Erweiterung dieses begrifflichen Fundamentes findet, um seine Reichweite zu erhöhen und seine Grenzen zu erweitern.

Dieses Fundament der EBP ist der Begriff der „evidence", der sich hinter dem in der Bezeichnung verwendeten Ausdruck verbirgt. Es wurde bereits darauf hingewiesen, dass dieser Ausdruck mit dem traditionellen kontinentaleuropäischen Verständnis von Evidenz nichts zu tun hat, sondern ausschließlich in der angelsächsischen Bedeutung, also etwa im Sinne von „Bestätigung" oder „Beweis" verwendet wird. Dieser Evidenzbegriff lässt sich – wie bereits oben dargestellt – auf den neopositivistischen Ansatz zurückführen, wie er am Anfang des 20. Jahrhunderts durch den Wiener Kreis formuliert und als „wissenschaftliche Weltauffassung" insbesondere die angloamerikanische Erkenntnis- und Wissenschaftstheorie dieses Jahrhunderts geprägt hat. In dieser Tradition waren

> » … die einzig sinnvollen Aussagen über die Welt … diejenigen, die sich auf empirische Beobachtungen stützten, und alle Meinungsunterschiede über die Welt konnten im Prinzip durch den Bezug auf beobachtbare Tatsachen aufgehoben werden. Aussagen, die weder analytisch noch empirisch überprüfbar waren, wurden als überhaupt unsinnig betrachtet. (Schön 1983, S. 32)

Die Philosophen des Wiener Kreises sind dabei größtenteils von Erfahrungen aus dem Bereich der Mathematik und der Naturwissenschaften geprägt. Sie verfolgen das Ziel, die Erkenntnissicherheit und Widerspruchsfreiheit dieser Wissenschaften, deren klassische Vertreter Physik und Chemie sind, auf alle menschlichen Erkenntnisbereiche auszuweiten. Dieses Ziel resultiert aus der zum Ende des 19. Jahrhunderts und am Anfang des 20. Jahrhunderts wahrgenommenen Diskrepanz zwischen dem rasanten Erfolg der Naturwissenschaften und der aus der Anwendung ihrer Ergebnisse resultierenden Technologie und dem dahinter auf den ersten Blick ja weit zurückbleibenden Erfolg der Geistes- und Sozialwissenschaften, die sich zum Teil seit Jahrhunderten mit den immer gleichen Problemen auseinanderzusetzen scheinen, ohne sie je einer Lösung näherzubringen. Aus Sicht der „wissenschaftlichen Weltauffassung" war dieses Phänomen dadurch bedingt, dass es sich bei vielen dieser Probleme um „Scheinprobleme" handelt, die nicht durch Bezug auf beobachtbare Fakten gelöst werden können und daher im wissenschaftlichen Sinne sinnlos sind und in den Bereich der Poesie oder Religion gehören.

Die ideale wissenschaftliche Methode der Beobachtung von Fakten ist aber das Experiment, bei dem – ebenfalls idealerweise – mithilfe einer genau definierten Apparatur unter genau kontrollierbaren Bedingungen reproduzierbar Hypothesen über die Welt geprüft werden. Die Resultate dieser Experimente heißen in der englischsprachigen Wissenschaft „evidence". Natürlich entspricht nicht jede Datenerhebung in der Wissenschaft diesem Ideal des kontrollierten Experiments; auch zufällige, fallweise Beobachtungen (etwa in der Zoologie) oder Experimente, deren Bedingungen weniger gut kontrollierbar sind (etwa in der Meteorologie), sind natürlich zulässige Referenzen zur Prüfung von Hypothesen; jedoch besteht immer die Tendenz, die hierdurch erstellten Hypothesen womöglich einer weiteren Überprüfung unter kontrollierten und dadurch reproduzierbaren Bedingungen zu erreichen.

Hierdurch wird klar, dass die EBM-Bewegung als ein spätes Resultat einer Entwicklung angesehen werden muss, deren Ausgangspunkt in den Überlegungen des Wiener Kreises liegt. Und es ist daher kein Zufall, dass alle gedanklichen Vorläufer der EBP dem Begriff des Experimentes bei der von ihnen beabsichtigten Umwandlung der klinischen Medizin in eine vollgültige Wissenschaft eine derartig herausgehobene Stellung eingeräumt haben. Die „genau definierte Apparatur" für den Bereich der EBM ist dabei der RCT, der den viel zitierten Goldstandard bei der Frage nach der Wirksamkeit medizinischer Interventionen darstellt, da er ein Höchstmaß an Kontrolle und Reproduzierbarkeit vermittelt und seine Ergebnisse innerhalb der EBM-Hierarchie die höchstwertige „evidence" liefern.

Wenn also die Frage nach dem wissenschaftstheoretischen Kern der EBM gestellt wird und der Versuch unternommen werden soll, eine Kritik in einem erkenntnisphilosophischen Sinne zu vollziehen, d. h., die Reichweite und Grenzen der EBM als Erkenntnisquelle der klinischen Medizin aufzuzeigen, dann muss dieser „evidence"-Begriff einer Analyse unterzogen werden. Rudolf Carnap, einer der Mitbegründer des Wiener Kreises und Hauptvertreter des Neopositivismus, hat in seinem 1950 erschienen Werk *The logical foundation of probability* einen Evidenzbegriff formuliert, der die Basis aller sogenannten probabilistischen Theorien der Evidenz bildet (Weßling 2011, S. 169). Er besagt im Grunde, dass *e* dann Evidenz für eine Hypothese *H* ist, wenn diese durch *e* wahrscheinlicher wird, wobei die Wahrscheinlichkeit durch die relative Häufigkeit von Beobachtungen bestimmt wird, bei denen *e* der Hypothese *H* entspricht. Es handelt sich also um eine frequenztheoretische probabilistische Theorie der Evidenz, die dem Prinzip der Induktion unterliegt. Induktion liegt dann vor, wenn aus einer Reihe von gleichartigen Beobachtungen der Rückschluss auf eine zugrunde liegende Gesetzmäßigkeit gezogen wird.

Das Induktionsprinzip ist eine der grundlegenden Festlegungen des Neopositivismus. Popper zitiert Reichenbach, eine weitere Gründungsfigur des Wiener Kreises:

» [D]ieses Prinzip entscheidet über die Wahrheit wissenschaftlicher Theorien. Es aus der Wissenschaft streichen zu wollen, hieße nichts anderes, als die Entscheidung über Wahrheit und Falschheit der Theorien aus der Wissenschaft herauszunehmen.
(Reichenbach 1930, S. 186)

Es lassen sich entsprechend im Verlauf des 20. Jahrhunderts zwei Hauptstoßrichtungen der Kritik des neopositivistischen Evidenzbegriffes eruieren, von denen sich die eine (und tiefergreifende) gegen dieses Induktionsprinzip richtet und die andere gegen die rein probabilistische Rechtfertigung der Evidenz.

Es muss hierbei gesagt werden, dass beide Ansätze der Kritik noch innerhalb des Horizontes des Positivismus argumentieren. D. h., es wird nicht die empiristische Ausgangsposition dieses Ansatzes verlassen, nach der die Tätigkeit des Forschers darin bestehe,

» Sätze oder Systeme von Sätzen aufzustellen und systematisch zu überprüfen; in den empirischen Wissenschaften sind es insbesondere Hypothesen, Theoriensysteme, die aufgestellt und an der Erfahrung durch Beobachtung und Experiment überprüft werden.
(Popper 1935, S. 3)

Das Induktionsprinzip wurde 1935 durch das für die weitere Ideengeschichte des 20. Jahrhunderts grundlegende Werk Karl Poppers, *Die Logik der Forschung*,

einer scharfen und fundamentalen Kritik unterzogen. Popper stellt zunächst fest, dass die empirischen Wissenschaften

» … nach einer weitverbreiteten, von uns aber nicht geteilten Auffassung durch die sogenannte induktive Methode charakterisiert werden … Nun ist es aber alles andere als selbstverständlich, dass wir logisch berechtigt sein sollen, von besonderen Sätzen, und seien es auch noch so viele, auf allgemeine Sätze zu schließen. Ein solcher Schluss kann sich ja immer als falsch erweisen: Bekanntlich berechtigen uns noch so viele Beobachtungen von weißen Schwänen nicht zu dem Satz, dass *alle* Schwäne weiß sind.
(Popper 1935, S. 3)

Für Popper muss das Induktionsprinzip, das man auch als Prinzip der Verifikation bezeichnen kann, da bei Zugrundelegung dieses Prinzips eine Hypothese durch experimentell erhobene Beobachtungen verifiziert wird, durch ein anderes Prinzip ersetzt werden, nämlich das der Falsifikation. Bei dieser Vorgehensweise wird eine Hypothese durch Deduktion in basale Einzelaussagen zergliedert, bis sich diese empirisch – etwa durch Experimente – überprüfen lassen. Wenn die Einzelaussagen zueinander oder zu einem bereits etablierten Satz logisch im Widerspruch stehen, oder wenn die experimentelle Beobachtung der Tatsachen einen sachlichen Widerspruch zur Darstellung erbringt, gilt die Hypothese als falsifiziert, muss daher verworfen oder modifiziert werden. Wenn aber keine Widersprüche auftreten, ist damit die Hypothese nicht etwa verifiziert, d. h., es besteht kein Anspruch auf universelle Gültigkeit.

» Die positive Entscheidung kann das System immer nur vorläufig stützen; es kann durch spätere negative Entscheidungen immer wieder umgestoßen werden. Solange ein System eingehenden und strengen deduktiven Nachprüfungen standhält und durch die fortschreitende Entwicklung der Wissenschaft nicht überholt wird, sagen wir, dass es sich bewährt.
(Popper 1935, S. 9)

Für Popper stellt der von ihm vorgestellte Ansatz gleichzeitig eine Möglichkeit dar, ein wichtiges logisches Problem der Wissenschaftstheorie als Ganzes in den Griff zu bekommen. Es handelt sich um das sogenannte Demarkationsproblem, bei dem es um die Suche nach einem Kriterium für die Unterscheidung zwischen empirischer Wissenschaft und Spekulation geht. So hat bei Zugrundelegung des rein induktiven Verifikationsprinzips jede Hypothese Anspruch darauf, experimentell oder durch andere Arten der Beobachtung überprüft und ggf. durch Verifikation in das Gesamtsystem der Wissenschaft eingefügt zu werden. Für Popper gilt aber: „Ein empirisch-wissenschaftliches System muss an der Erfahrung scheitern können!" (Popper 1935, S. 17). D. h., eine Aussage ist nur dann wissenschaftlich und kann nur dann Gegenstand wissenschaftlicher Überprüfung werden, wenn ihre Schlussfolgerungen zählbare, messbare oder sichtbare Werte enthalten können, also überhaupt in die empirisch wahrnehmbare Welt eingefügt werden können.

Wenn also beispielsweise im Jahre 1907 der amerikanische Arzt Duncan MacDougall versuchte, durch eine Serie von Experimenten mit Gewichtsmessungen vor und nach Eintritt des Todes bei Sterbenden das Gewicht der menschlichen Seele zu bestimmen und dadurch deren Existenz empirisch zu beweisen, liegt hier – trotz des wissenschaftlichen Aufbaus der Versuche – im Sinne Poppers keine Wissenschaft vor.

Die zweite der beiden oben genannten Ebenen der Kritik richtet sich gegen die rein probabilistische Grundlegung des Evidenzbegriffes, wie sie von Carnap (s oben) konzipiert wurde und die – wie oben bereits erwähnt wurde – besagt, dass e dann Evidenz für eine Hypothese h ist, wenn diese durch e wahrscheinlicher wird, wobei die Wahrscheinlichkeit durch die relative Häufigkeit von Beobachtungen bestimmt wird, bei denen e der Hypothese h entspricht. Der amerikanische Philosoph Achinstein hat 2001 eine umfassende Analyse dieses Begriffes durchgeführt und ist hierbei auf verschiedene logische Probleme gestoßen, für die er jeweils auch Lösungen anbietet, die den Evidenzbegriff zwar modifizieren, ihn aber gleichzeitig gegen diese logischen Probleme immun machen. Ein detaillierter Nachvollzug der hierhergehörigen Argumentation (Weßling 2011) würde den Rahmen dieses Kapitels

wiederum sprengen. Für den hier darzustellenden Themenbereich ist insbesondere eine der durch Achinstein vorgenommenen Modifikationen von großer Bedeutung, nämlich das von ihm definierte Evidenzkriterium des „erklärenden Zusammenhanges". Es lautet:

> » e kann nur dann Evidenz für h sein, wenn die Wahrscheinlichkeit dafür, dass es einen erklärenden Zusammenhang zwischen e und h geben kann, größer ist als ½.
> (Achinstein 2001, S. 151)

Dies bedeutet, dass nach dieser am Anfang des 21. Jahrhundert formulierten Modifikation eines das vorhergehende Jahrhundert dominierenden Evidenzbegriffes ein Experiment oder eine Studie nur dann Evidenz für eine Hypothese liefern kann, wenn gleichzeitig eine Theorie vorgelegt werden kann, die einen inhaltlich-sachlich erklärenden Zusammenhang zwischen der Hypothese und der experimentell gewonnenen Evidenz enthält.

Wir hatten gesehen, dass der Evidenzbegriff der EBP tief in der „wissenschaftlichen Weltauffassung" verankert ist; er muss sich daher der fundamentalen wissenschaftstheoretischen Kritik ebenso stellen wie jeder andere wissenschaftliche Evidenzbegriff. Wir können bereits jetzt feststellen, dass die insbesondere von Achinstein geforderte Modifikation durchaus verschiedene Probleme zumindest der EBM lösen könnte.

Die Forderung, eine Evidenz e könne nur dann einen guten Grund darstellen, eine Hypothese h als wahr zu betrachten, wenn gleichzeitig zumindest eine Wahrscheinlichkeit angegeben werden kann, nach der sich ein erklärender Zusammenhang, d. h., ein sachlich inhaltlicher Nexus zwischen e und h, darstellen lässt, führt beispielsweise notwendig zu einer vollständigen Ablehnung aller Versuche, Therapien, die sich nicht in den naturwissenschaftlichen Gesamtzusammenhang der wissenschaftlichen Weltanschauung einfügen lassen, mit den Methoden der EBM, die ja zu dieser Weltanschauung gehören, zu beweisen. Ein RCT beispielsweise zur Darstellung der Wirksamkeit homöopathischer Medikamente wäre dadurch von vornherein als Evidenz abzulehnen. Diese 2001 von Achinstein philosophisch angelegte und 2011 bereits erstmalig auf die EBM übertragene Modifikation des Evidenzbegriffes (Weßling 2011) spiegelt sich auch in dem 2013 von Weymayr vorgetragenen Konzept der sogenannten Szientibilität wieder. Im Grunde handelt es sich um eine auf den Bereich der medizinischen Wissenschaft bezogene Lösung des von Popper beschriebenen Demarkationsprinzips.

5.7 „Reflektion im Handeln" und Evidenzbasierung als konstituierende Elemente der Akademisierung der Gesundheitsberufe

Die vorangegangenen Ausführungen dieses Kapitels haben einen Einblick in die theoretischen Grundlagen der EBP vermittelt und gleichzeitig schlaglichtartig die aus der kritischen Bewertung hervorgehenden Grenzen dieser Herangehensweise aufgezeigt. Die wesentliche Kritik der EBP betrifft hierbei sowohl die methodologische als auch die logische Ebene und sollte dazu führen, für die wissenschaftliche Grundlegung der Akademisierung der Gesundheitsberufe, also für die EBP, schon von vornherein solche Modifikationen des Evidenzbegriffes einzuführen, wie sie für den Bereich der EBM erst im Nachhinein gefordert wurden. Dieses betrifft insbesondere die Forderung nach der Einführung eines „erklärenden Zusammenhanges" zwischen der zur untersuchenden Intervention und ihrer vermuteten Wirkung, um die Praxis der Gesundheitsberufe vor para- und pseudowissenschaftlichen Begründungsmustern zu schützen, die dem Sinn ihrer Akademisierung zuwiderlaufen würden.

Feinsteins methodologische Kritik an der Metaanalyse, die im Grunde die Frage aufwirft, ob der durch diese konstruierte „Durchschnittspatient" dem aktuell jeweils durch den Praktiker eines Gesundheitsberufes zu behandelnden individuellen Fall entspricht und daher Zweifel an der Anwendbarkeit der hierhergehörigen Ergebnisse auf den individuellen Einzelfall begründet, wurde – wie wir gesehen haben – bereits von ideengeschichtlichen Vorläufern wie z. B. Paul Martini vorweggenommen. Eine weitere Folge der hierhergehörigen Kritik ist auch die von Sackett et al. 1996 vorgenommene formale Hinwendung zu dem Dreisäulenmodell mit

der Berücksichtigung der „individuellen klinischen Expertise" und des „individuellen Patienten", die aber nicht darüber hinwegzutäuschen vermag, dass die „klinische Forschung" weiter die zentrale definitorische Säule der EBM darstellen muss, wenn sie ihrem Begründungsanspruch eines Paradigmenwechsels gerecht werden will.

In der Begründung für seine Empfehlung zur Akademisierung der Gesundheitsberufe gibt der Wissenschaftsrat wohl auch deshalb einen Hinweis für eine Auflösung des Widerspruchs zwischen dem klinisch-epidemiologisch geprägten Begriff von Wissenschaftlichkeit der Evidenzbasierung und der Notwendigkeit, diesen für das Handeln am Patienten nutzbar zu machen. Er führt hierzu den Begriff des sogenannten „reflective practitioners" ein. Da er diesen Terminus in seiner englischen Version benutzt, stellt er hiermit den Bezug zu einem handlungstheoretischen Ansatz her, der im Jahr 1982 durch den amerikanischen Philosophen Donald Schön begründet wurde und der in gewisser Hinsicht kontrapunktisch einer evidenzbasierten Handlungsbegründung entgegensteht und daher wohl als ein Versuch gewertet werden muss, für den Bereich der Gesundheitsberufe die Legitimationsbedürfnisse für das therapeutische Handeln, die der Evidenzbegriff der EBP offen lässt, zu komplementieren.

In seinem Anfang der 1980er Jahre des vergangenen Jahrhunderts publizierten Werk *The Reflective Practitioner* versucht Schön (1983), der damals in den USA, aber auch im Westen überhaupt wahrgenommenen Krise des Professionalismus mit einem neuen Konzept der Handlungsstrukturierung für Angehörige der Professionen zu begegnen. Zu den Professionen zählen im angloamerikanischen Sprachraum Berufe, die eine wissenschaftlich-akademische Grundlage mit einem ausgeprägten standespolitischen Regelwerk verbinden. Hierzu gehören Ärzte, Anwälte, Architekten, Lehrer, Militärs, Ingenieure etc.

Die Krise des Professionalismus entstand im letzten Drittel des 20. Jahrhunderts für Schön unter dem Eindruck zuvor nicht gekannter erheblicher Misserfolge in Bereichen, die zuvor von nicht enden wollenden Erfolgsgeschichten geprägt waren. Das institutionelle Versagen des Staates im Rahmen des Watergate-Skandals im Gegensatz zum hergebrachten amerikanischen Urvertrauen in die Institution der Präsidentschaft, die Atomkatastrophe in Harrisburg im Gegensatz zu der in der Mondlandung kulminierenden spektakulären Fähigkeitssteigerung von Wissenschaft und Technologie, die Katastrophe des Vietnamkrieges im Gegensatz zur heroischen Leistung der US-Armee im 2. Weltkrieg etc. – all diese Erfahrungen des letzten Drittels des 20. Jahrhunderts haben für Schön zu einer Vertrauenskrise hinsichtlich der Fähigkeiten der Professionen geführt, die komplexen gesellschaftlichen und wissenschaftlichen Probleme des ausgehenden 20. und beginnenden 21. Jahrhunderts mit den herkömmlichen Mitteln zu lösen.

Diese herkömmlichen Mittel sind für Schön die Mittel der „Technischen Rationalität", ein Konzept, das durch die „Anwendung wissenschaftlicher Theorie und Technik auf die instrumentellen Probleme der Praxis" (Schön 1983, S. 30) bestimmt ist. Hierbei gilt für Schön, dass die „Technische Rationalität" ein Erbe des Positivismus und – wie er weiter ausführt – insbesondere der neopositivistischen Schule des Wiener Kreises mit seiner „wissenschaftlichen Weltauffassung" ist. „Technische Rationalität ist die positivistische Epistemologie der Praxis" (S. 31).

Praktisches Wissen ist in diesem Sinne immer ein „Wissen um die Beziehung zwischen Mitteln und Zwecken" (S. 33). Diese zunächst sehr erfolgreiche Interpretation der Probleme der Praxis führte insbesondere im Bereich der Medizin, aber auch in den Ingenieurswissenschaften und anderen Bereichen „angewandter Naturwissenschaft" während der 2. Hälfte des 19. und der ersten beiden Drittel des 20. Jahrhunderts zu einer stetigen Steigerung des Fähigkeitsprofils der hierhergehörigen Professionen. Gegen Ende des 20. Jahrhunderts kam es dann zur Ausbildung eines Bewusstseins für „die Bedeutung, die Phänomene … für die tatsächliche Praxis haben, die nicht in das Modell der Technischen Rationalität passen" (Schön 1983, S. 39). Schön benennt diese Phänomene als „Komplexität, Ungewissheit, Instabilität, Einzigartigkeit und Wertkonflikt" (S. 39). Edgar Schein et al. (1972, S. 44) folgend erklärt Schön weiter, all diese Charakteristika praktischer Probleme bedingten einen Wesensunterschied zu den Problemen der Wissenschaft. Während die Eigenschaften der wissenschaftlichen Probleme so konvergieren, dass sie sich in ein experimentelles Lösungsschema einfügen lassen, sind die praktischen Probleme

zunehmend divergent und entziehen sich zunächst der Anwendung von Lösungsstandards.

>> Mit dem Schwerpunkt auf der Problemlösung ignorieren wir die Problem*setzung*, den Prozess, durch den wir die zu treffende Entscheidung definieren, die zu erreichenden Ziele und die zu wählenden Mittel. In der Praxis der realen Welt offenbaren sich die Probleme dem Praktiker nicht als gegebene. Sie müssen aus dem Material problematischer Situationen, die verwirrend, besorgniserregend und unsicher sind, konstruiert werden.
(Schön 1983, S. 40)

Für Schön ist der Hauptgrund eines angesichts der Anforderungen der Praxis wahrgenommenen Versagens des Prinzips der technischen Rationalität die Tatsache, dass diese in der *Anwendung* von allgemeinen Kenntnissen auf spezielle Problemen bestehen muss; im Bereich der Praxis sei dies die Anwendung von Mitteln zur Erreichung von Zwecken.

>> Wenn die Zwecke feststehen und klar sind, kann die Entscheidung zu handeln als ein instrumentelles Problem angesehen werden. Aber wenn die Zwecke unklar und konfliktbeladen sind, gibt es noch kein zu lösendes „Problem".
(Schön 1983, S. 41)

Daher müsse eine „Epistemologie der Praxis" konstituiert werden, die bereit ist, das Prinzip der „Technischen Rationalität" hinter sich zu lassen.

Schön sieht den Schlüssel zu dieser Epistemologie der Praxis in der Beobachtung unserer alltäglichen Handlungen, die wir völlig beherrschen, ohne von ihnen jedoch einen vermittelbaren Begriff zu haben. Unser Wissen darum sei „für gewöhnlich unausgesprochen, implizit in unseren Handlungsmustern" (S. 49). Unser Wissen sei „*in* unserer Handlung". Der gesunde Menschenverstand („common sense") kenne dieses Wissen in der Handlung; ebenso erscheine klar, dass wir als Handelnde „manchmal darüber nachdenken, was wir tun" (S. 54). Dieses Nachdenken vollzieht sich zum Teil auch in der Handlung und entzieht sich ebenso der genauen Verbalisation. Als Beispiele nennt Schön hier den

Baseballspieler, der an seinem „Ballgefühl" arbeitet, oder improvisierende Jazz-Musiker.

> Indem sie einander und sich selbst zuhören, spüren sie, wohin die Musik geht, und passen ihr Spiel entsprechend an. Das können sie tun, … weil ihr kollektives Bemühen um eine musikalische Erfindung ein Schema nutzt …, das dem Stück eine voraussagbare Ordnung verleiht. … Während die Musiker die Richtung der Musik spüren …, verleihen sie ihr einen neuen Sinn und passen ihr Spiel dem neuen Sinn an. Sie reflektieren in der Handlung die Musik, die sie gemeinsam machen, und ihre jeweiligen Beiträge dazu … Natürlich dürfen wir nicht annehmen, dass sie die Reflektion in der Handlung durch das Medium des Wortes durchführen. Wahrscheinlicher ist, dass sie durch ein Gefühl für Musik reflektieren, das dem „Ballgefühl" des Baseball-Spielers nicht unähnlich ist.
> (Schön 1983, S. 55)

Schön betrachtet diese „Reflektion in der Handlung" als der technischen Rationalität bei der Bewältigung „divergenter" Situationen der Praxis allgemein überlegen.

> Wenn jemand in der Handlung reflektiert, wird er ein Forscher im Praxis-Kontext. Er ist nicht abhängig von den Kategorien hergebrachter Theorie und Technik, sondern konstruiert eine neue Theorie des Einzelfalles.
> (Schön 1983, S. 68)

Schon diese sehr verkürzten Darstellung der Konzeption Schöns, auf die der Wissenschaftsrat wie oben dargestellt neben der Forderung nach Evidenzbasierung des Akademisierungs- und Professionalisierungsprozesses der Gesundheitsberufe ausdrücklich Bezug nimmt, zeigt, dass mit diesem Versuch, von vornherein die Schlüsse aus der Krise des Professionalismus zu ziehen, eine Verbindung zwischen zwei eigentlich diametral entgegengesetzten Sichten der Handlungswissenschaften hergestellt wird.

In den ersten Teilen dieses Kapitels konnte der Nachweis erbracht werden, dass es sich bei der Einführung EBM um einen späten Versuch gehandelt

hat, die Medizin in die Begründungsschemata der neopositivistischen wissenschaftlichen Weltanschauung einzuordnen. Die Figur des „reflective practitioner", die von Schön am MIT in Boston zur gleichen Zeit entwickelt wurde wie die wesentlichen Grundelemente der EBM an der McMaster University in Ontario, versucht aber im Grunde gerade das Gegenteil: die Überwindung der limitierten Reichweite der Handlungsbegründung durch die Prinzipien der „Technischen Rationalität", d. h., des Neopositivismus, durch eine Epistemologie der Praxis, die auf der ständigen Selbstreflexion des Handelnden über sein „Wissen in der Handlung" beruht.

Dies bedeutet aber nicht etwa eine Abkehr der Professionen von ihrer Verwurzelung in der Wissenschaft. Es handelt sich vielmehr um eine Neuinterpretation der Beziehung zwischen Forschung und professionellem Handeln. Für die Figur des „reflective practitioner" besteht die Ausübung der Profession nicht in „angewandter Wissenschaft".

> „Der *practitioner* hat … nicht die Funktion eines bloßen Anwenders des Produktes des Forschers. Er enthüllt dem reflektiven Forscher die Denkweisen, die er in seine Praxis einbringt, und nutzt die reflektive Forschung als eine Hilfe zu seiner eigenen Reflektion im Handeln. … Reflektive Forschung bedarf einer Partnerschaft zwischen Forscher-Praktikern und Praktiker-Forschern.
> (Schön 1983, S. 323)

Diese Konzeption der Beziehung zwischen Forschung und Praxis ist ein Widerhall der Forderungen, die Feinstein (1995) an eine Reform der EBM richtet, wenn er verlangt, „die klinisch-statistische Zusammenarbeit in eine Zweibahnstraße, statt eine einseitige Erziehung für Kliniker" umzuwandeln und dem Statistiker „die klinische Erleuchtung" zu verleihen, die ihn in die Lage versetzt, „RCTs von rein statistischen randomisierten Studien … in wirklich klinische randomisierte Studien umzuwandeln".

Das heißt, eine von dem Konzept der Reflexion im Handeln geleitete Epistemologie der Praxis lässt den Widerspruch zwischen Positivismus der Handlungsregeln und Divergenz der Einzelsituation zu und macht ihn für die Bearbeitung der praktischen Probleme nutzbar. Die Forderung des

Wissenschaftsrates nach einer Verbindung der Figur des „reflective practitioner" mit der Evidenzbasierung weist also implizit den Weg nicht nur in eine revolutionäre Umgestaltung der interprofessionellen Beziehungen in der Gesundheitsversorgung, sondern bietet gleichzeitig einen Ansatzpunkt für eine Reform der EBP. Hier könnten im Falle der Verwirklichung dieser Empfehlungen die Gesundheitsberufe im Zuge ihrer Akademisierung nicht wie bisher als „Nachzügler" der Medizin im Bereich der EBP wirken, sondern vielmehr eine avantgardistische Funktion übernehmen, die für viele Bereiche der Medizin dann beispielgebend wirken könnte. Es ist sicher kein Zufall, dass entsprechende Ansätze sich bereits in der wissenschaftlichen Literatur der Gesundheitsberufe wahrnehmen lassen, so im Bereich der Logopädie (Caty 2015), der Physiotherapie (Barredo 2005) und der Beschäftigungstherapie (Dubouloz 1999).

Vereinzelt haben auch Mediziner versucht, die Verbindung zwischen EBM und Reflexion im Handeln herzustellen, so schon im Jahre 2000 der Schweizer Psychotherapeut Thomas Stark im Zusammenhang mit der Balint-Bewegung (Stark 2000). Allerdings wird hier wie auch bei den genannten Arbeiten aus den Gesundheitsberufen zwar von einer Gleichrangigkeit, jedoch weiter von einer Trennung zwischen klinischer Forschung und Expertise des Praktikers sowie individuellen Patientenbedürfnissen ausgegangen. Dieses Dreisäulenmodell, das ja von Sackett zur Abwehr antipositivistischer Kritik in die Debatte eingeführt wurde, ist aber nicht ausreichend, solange die 3 Säulen der Praxis als voneinander getrennt wahrgenommen werden.

Schöns Konzeption der Beziehung zwischen Forschung und Praxis verlangt ebenso wie die Kritik Feinsteins eine gegenseitige Durchdringung dieser Säulen, die als Ergebnis des Prozesses der Reflexion geradezu miteinander verschmelzen müssten. Die Reflexion im Handeln muss evidenzbasiert sein, und die Evidenz muss handlungsorientiert sein. Schön führt sein Konzept der „Reflexion im Handeln" am Beispiel von Jazz-Musikern ein, die gemeinsam ein Musikstück improvisieren. Dieses Bild eignet sich aber auch, um der Vision Ausdruck zu verleihen, die hinter der Vorstellung einer Umwandlung der bislang hierarchisch organisierten Arbeitsmuster bei der Patientenbehandlung in ein Projekt der

„interprofessionellen Zusammenarbeit in multidisziplinären Teams" (Deutscher Wissenschaftsrat 2012, S. 78) steht. Wie die Jazz-Musiker in der Wahrnehmung des Stücks, des eigenen Spiels und des Spiels der anderen Instrumente im Moment der Improvisation die Musik entwickeln, so sollte vielleicht der Verlauf des Projektes jeder einzelnen Patientenbehandlung ein Ergebnis damit vergleichbarer Interaktionen zwischen den verschiedenen Praktikern, den Forschern und den Patienten sein.

5.8 Evidenzbasierte reflexive Praxis als Weg der Akademisierung und Professionalisierung der Gesundheitsberufe

Ein in der oben geschilderten Art und Weise einerseits durch Einbringung der Forderung nach „erklärenden Zusammenhängen" und andererseits durch die Entwicklung einer „Reflexion im Handeln" reformierter Begriff der Evidenzbasierung ebnet den Gesundheitsberufen den Weg aus der reinen Praxis in die Akademisierung und Professionalisierung. Vermieden würde hierbei die Beliebigkeit rein statistisch gewonnener Erkenntnisse, die – insbesondere in diesen bisher von unsystematischer und wenig verwissenschaftlichter Praxis geprägten Bereichen – zu Konflikten hinsichtlich des oben erwähnten Demarkationsproblems führen können. Der Streit um die legitimatorische Kraft randomisierter kontrollierter Studien zum Thema Homöopathie (▶ Abschn. 5.6) fände hier seine Entsprechung beispielsweise hinsichtlich einer Vielzahl in jüngerer Zeit publizierter Studien zum Einsatz des Kinesiotapings im Bereich der Physiotherapie (Bassett 2010; Williams 2012), einer Therapieform, deren pathophysiologische Rationale aus dem Bereich fernöstlicher Vorstellungen über „Energieströme" im Körper stammt und daher kaum einen solchen erklärenden Zusammenhang wird produzieren können.

Vermieden wäre aber auch der Bruch mit der bisherigen klinischen Praxis, der in der Vorstellung von Gesundheitsberufen als „angewandte Wissenschaft" und Forschung läge. Die von Schön geforderte reflexive gegenseitige Durchdringung beider Bereiche würde im Gegenteil zu einem schnelleren Anwachsen der zur Verfügung stehenden wissenschaftlichen

Fundamentierung führen, bei wahrscheinlich gleichzeitig erhöhter Akzeptanz des neuen Systems auf Seiten der beteiligten Praktiker, die auf diese Weise den Weg in die Akademisierung nicht als Bedrohung und Herabwürdigung ihrer erarbeiteten Kompetenzen wahrnehmen müssten, sondern als Möglichkeit, diese in einer abgeflachten Hierarchie fugenloser und verantwortlicher in das Projekt der Patientenbehandlung einzubringen.

Literatur

Achinstein P (2001) The book of evidence. Oxford University Press. Oxford New York

Barredo RDV (2005) Reflection and evidence based practice in action: A case based application. Internet Journal of Allied Health Sciences and Practice 3 (3): 6

Bassett K, Lingman S, Ellis R (2010) The use and treatment efficacy of kinaesthetic taping for musculoskeletal conditions: A systematic review. New Zealand Journal of Physiotherapy 38 (2): 56

Bertelsmann H, Lerzynski G, Kunz R (2007) Kritische Bewertung von Studien zu therapeutischen Interventionen. In: Kunz R, Ollenschläger G, Raspe H, Jonitz G, Donner-Banzhoff N (Hrsg) Lehrbuch Evidenzbasierte Medizin. Deutscher Ärzte-Verlag, Köln, 2. Aufl. S 133–148

Bleuler E (1962) Das Autistisch-Undisziplinierte Denken in der Medizin und seine Überwindung, 5. Aufl. Springer, Berlin Heidelberg New York

Bock KD (2001) Die Evidenz (in) der Evidence-Based Medicine. Medizinische Klinik 96: 300–304

Caty MÈ, Kinsella EA, Doyle PC (2015) Reflective practice in speech-language pathology: A scoping review. International journal of speech-language pathology 17(4): 411

Cochrane A (1972) Effectiveness and Efficiency. Random Reflections on Health Services. Nachdruck 1999, Royal Society of Medicine Press Limited, London

Dawes M, Summerskill W, Glasziou P, Cartabellotta A, Martin J, Hopayian K Osborne J (2005) Sicily statement on evidence-based practice. BMC Medical Education 5 (1):1–7

Day J (2006) A Short History of Evidence-Based Medicine. In: Evidence-based endocrinology. Humana Press, Totowa, New Jersey, pp 11–24

Deutscher Ärztetag (2002) Beschlussprotokoll 105. Dt. Ärztetag 2002: Zu Punkt II der Tagesordnung: Individualisierung oder Standardisierung in der Medizin? II,1 : Orientierung des Arztbildes in einer sich wandelnden Gesellschaft. Rostock

Deutsches Cochrane Zentrum (2009) Arbeitsgebiet, Ziele der CC. http://cochrane.de/de/collaboration.htm. Zugegriffen: 26.02.2017

Deutscher Wissenschaftsrat (2012) Empfehlungen zu hochschulischen Qualifikationen für das Gesundheitswesen: 2411–12

Dubouloz CJ, Egan M, Vallerand J, von Zweck C (1999) Occupational therapists' perceptions of evidence-based practice. American Journal of Occupational Therapy 53 (5): 445–453

Evidence-Based Medicine Working Group (1992) Evidence-based medicine. A new approach to teaching the practice of medicine. Jama 268 (17): 2420

Feinstein AR (1967) Clinical Judgement. The Williams and Wilkins Company, Baltimore

Feinstein AR (1995) Meta-Analysis: Statistical alchemy for the 21st century. J Clin Epidemiol 48: 71–79

Guyatt GH (1991) Evidence-based medicine. ACP J Club: 114, A–16

Jensen UJ (2007) The struggle for clinical authority: shifting ontologies and the politics of evidence. BioSocieties 2: 101–114

Köbberling J (2007) Der Zweifel als Triebkraft des Erkenntnisgewinns in der Medizin. In: Kunz R, Ollenschläger G, Raspe H, Jonitz G, Donner-Banzhoff N (Hrsg) Lehrbuch Evidenzbasierte Medizin, 2. Aufl. Deutscher Ärzte-Verlag, Köln, S 3–13

Martini P (1947) Methodenlehre der Therapeutisch-Klinischen Forschung. Springer, Berlin Göttingen

Popper K (1935) Logik der Forschung. 11. durchgesehene und ergänzte Aufl. Herbert Keuth (Hrsg) 2005, Mohr Siebeck, Tübingen

Raspe H (2007) Theorie, Geschichte und Ethik der Evidenzbasierten Medizin (EbM). In: Kunz R, Ollenschläger G, Raspe H, Jonitz G, Donner-Banzhoff N (2000) Lehrbuch Evidenzbasierte Medizin, 2. Aufl. Deutscher Ärzte-Verlag, Köln, S 15 – 29

Raspe H (2013) Medizin und Heilkunde. Die klinische Medizin als Handlungswissenschaft. In: Schmitz-Luhn B, Bohmeier A (Hrsg): Priorisierung in der Medizin: Kriterien im Dialog. Springer, Berlin Heidelberg, S 11 ff

Reichenbach H (1930) Kausalität und Wahrscheinlichkeit. Erkenntnis 1: 186

Sackett DL, Rosenberg WM, Gray JA, Haynes RB, Richardson WS (1996) Evidence based medicine: what it is and what it isn't. BMJ 312 (7023): 71–72

Sackett DL, Straus SE, Richardson WS, Rosenberg W, Haynes RB (2000) Evidence-Based Medicine. How to practice and teach EBM, 2. Aufl. Churchill Livingstone, Edinburgh London New York Oxford Philadelphia St Louis Sydney Toronto

Satterfield JM, Spring B, Brownson RC, Mullen EJ, Newhouse RP, Walker BB, Whitlock EP (2009) Toward a transdisciplinary model of evidence-based practice. Milbank Quarterly 87 (2): 368–390

Schein EH, Kommers DW (1972) Professional education: Some new directions. McGraw-Hill Book Company, Hightstown, New Jersey

Schlömer G (2000) Evidence-based nursing. Pflege 13: 47–52

Schön D (1983) The reflective practitioner. Basic Books, New York

Stark T (2000) Evidence-based Medicine, der Arzt und der Patient. Schweizerische Ärztezeitung 81: 1120–1122

Literatur

Verein Ernst Mach (Hrsg) (1929) Wissenschaftliche Weltauffassung. Der Wiener Kreis. In: Veröffentlichungen des Vereins Ernst Mach. Artur Wolf, Wien

Weßling H (2011) Theorie der klinischen Evidenz: Versuch einer Kritik der evidenzbasierten Medizin. LIT Verlag, Münster

Weymayr C (2013) Scientabilität-ein Konzept zum Umgang der EbM mit homöopathischen Arzneimitteln. Zeitschrift für Evidenz, Fortbildung und Qualität im Gesundheitswesen 107 (9): 606–610

Williams S, Whatman C, Hume PA, Sheerin K (2012) Kinesio taping in treatment and prevention of sports injuries. Sports medicine 42 (2): 153–164

Winkler HA (2000) Der lange Weg nach Westen, Bd. 1. Beck, München

Interventionsstudien mit nicht-therapierten Kontrollgruppen: verboten, erlaubt oder geboten? Eine Analyse aus forschungs- und medizinethischer Perspektive

Marcel Mertz

© Springer-Verlag GmbH Deutschland 2018
R. Haring, J. Siegmüller (Hrsg.), *Evidenzbasierte Praxis in den Gesundheitsberufen*,
https://doi.org/10.1007/978-3-662-55377-0_6

6.1　Einleitung

Man darf guten Gewissens behaupten, dass die Medizin und das Gesundheitswesen insgesamt Bereiche darstellen, in denen gerade im letzten halben Jahrhundert Forschungsvorhaben in einem erheblichen Maße zugenommen haben[1] – angefangen von biomedizinischer Grundlagenforschung über klinische Forschung bis hin zu z. B. Versorgungsforschung. Neben neuen inhaltlichen Erkenntnissen wurden aber auch die Forschungsmethoden in den letzten Jahrzehnten verbessert, so u. a. Studiendesigns wie das Humanexperiment weiterentwickelt, welches in der Medizin in Form der **randomisierten kontrollierten Studie** (engl. randomized controlled trial, **RCT**) seit den 1980er Jahren als Goldstandard bei Wirksamkeitsnachweisen dient. Parallel dazu sind methodologische Paradigmen wie die **evidenzbasierte Medizin** (**EBM**) entstanden, die die Qualität der (patientenbezogenen) Verwendung von Forschungsergebnissen, aber auch die wissenschaftliche Güte und die (letztlich auch ökonomische) Effizienz medizinischer Forschung erhöhen soll.

Wo sehr viel geforscht – und entsprechend nicht wenig Geld investiert[2] – wird und wo ein erheblicher Teil der Forschung sowohl unmittelbar (kranke) Menschen als Forschungsobjekte als auch (kranke) Menschen als (i. d. R. mittelbare) Nutznießer involviert, liegen jedoch ethische Bedenken und Herausforderungen nicht fern. Daher hat nicht nur die Forschung in der Medizin und im Gesundheitswesen zugenommen, sondern, dadurch ausgelöst, auch die Forschung in der **Medizin-** und der **(klinischen) Forschungsethik**. Es ist daher vermutlich nicht vermessen, davon auszugehen, dass die biomedizinische bzw. v. a. die klinische Forschungsethik die am stärksten beforschte und dadurch auch am weitesten „gereifte" Beschäftigung mit ethischen Fragen und Herausforderungen in einer bestimmten Forschungspraxis darstellt. Dies schlägt sich auch in ethischen Standards wieder, die sich unterdessen in Empfehlungen, Leitlinien, Deklarationen und rechtlichen Regulierungen wiederfinden.[3]

Vor dem oben geschilderten Hintergrund sind drei Entwicklungen der letzten Jahre kaum überraschend: i) zuerst die nicht nur von den Wissenschaften, sondern auch von den Krankenkassen ausgehende Forderung nach einer zunehmenden **Evidenzbasierung von jeglichen Therapieverfahren**, u. a. auf Basis des Sozialgesetzbuches (SGB V, §§2, 12); ii) dann die möglicherweise dadurch zusätzlich stimulierte ebenso zunehmende **Akademisierung** („Verwissenschaftlichung") der am Gesundheitswesen beteiligten Akteure bzw. der Heilberufe, so z. B. seit längerem der Pflegeberufe, aber seit 2009 auch der **Gesundheitsberufe**, dabei insbesondere der therapeutischen Berufe wie Logopädie, Ergotherapie und Physiotherapie (vgl. Ringmann und Siegmüller 2013; Schickhardt 2013); iii) und schließlich, wenn diese Berufe nun angehalten sind, v. a. die Wirksamkeit ihrer therapeutischen Interventionen mittels eigener Forschung zu belegen, das Aufkommen von **forschungsethischen Erwägungen für die Forschung der Gesundheitsberufe**, mithin die Diskussion der Frage, ob die Forschungspraxis der Gesundheitsberufe eine eigene Forschungsethik erforderlich machen (z. B. Heinrichs 2013).[4]

Um die Wirksamkeit einer therapeutischen Maßnahme kausal valide belegen zu können, sind **Interventionsstudien** erforderlich, d. h., ein Humanexperiment idealerweise in Form der bereits erwähnten randomisierten kontrollierten Studien (im Folgenden oft nur noch mit „RCT" abgekürzt). Diese Studiendesigns beinhalten mindestens zwei

---

1　Zwischen 1966 und 1975 wurden gemäß einer PubMed-Analyse 55.000 biomedizinische Artikel publiziert, zwischen 1991 und 2000 dagegen über 1.800.000 (nach Straub 2006, S. 7) – und darin werden wahrscheinlich nicht alle Disziplinen hinreichend abgebildet sein, die zu gesundheitsbezogenen Themen forschen.

2　Chalmers et al. (2014) sprechen z. B. von 240 Mrd. US-Dollar weltweit, die 2010 für biomedizinische Forschung eingesetzt wurden.

3　Als illustrative Beispiele hierfür können genannt werden: der Leitfaden für die Antragstellung, Programm Klinische Studien, der Deutschen Forschungsgemeinschaft (DFG) und des Bundesministeriums für Bildung und Forschung (BMBF); die Guideline for Good Clinical Practice (ICH-E6); die Deklaration von Helsinki der World Medical Association (WMA); das Arzneimittelgesetz (AMG).

4　Der Autor vertritt diesbezüglich die Auffassung, dass es keine Notwendigkeit einer „eigenen" Forschungsethik gibt, wohl aber Bedarf an einer Adaptierung und Spezifizierung der v. a. klinischen Forschungsethik auf die konkrete (Forschungs-)Praxis der Gesundheitsberufe.

Studienarme, bei der bei einer Patientengruppe, der **Verumgruppe**, das zu prüfenden Therapieverfahren (= Intervention) verwendet wird, während die andere Patientengruppe, die **Kontrollgruppe**, entweder eine Standardtherapie, **keine Therapie** oder eine **Placebobehandlung** erhält.

Jedoch drängt sich bei einem solchen Studiendesign die Frage auf, ob es überhaupt, und wenn ja, unter welchen Bedingungen, **ethisch zulässig ist, Interventionsstudien durchzuführen, bei der eine Gruppe von Patientinnen und Patienten nicht therapiert wird**, obwohl ein Therapieverfahren verfügbar ist – nämlich zumindest jenes, das in der Studie geprüft werden soll. Für die Forscherin oder den Forscher stellt sich entsprechend die Frage, **wann sie/er eine Interventionsstudie mit einer nicht-therapierten Kontrollgruppe durchführen darf** (oder vielleicht auch durchführen soll).

Im folgenden Beitrag soll es deshalb um eine medizin- und forschungsethische Diskussion dieser Frage bei entsprechender Forschung in den v. a. therapeutischen Berufen der Gesundheitsberufe gehen.[5] Dabei soll insbesondere auf Forschung mit Minderjährigen fokussiert werden, da „Kinder mit Entwicklungsstörungen … eine große Gruppe innerhalb der Klienten der Logopädie, Ergotherapie und Physiotherapie dar[stellen]" (Ringmann und Siegmüller 2013, S. 7).

Dazu werden zuerst einige der wichtigsten Prinzipien der Forschungs- und der Medizinethik eingeführt sowie kursorisch für die nachfolgende Diskussion relevante Merkmale sowohl der evidenzbasierten Medizin bzw. Praxis wie auch von RCTs vorgestellt (▶ Abschn. 6.2). Anschließend werden vier als zentral betrachtete Komplexe ethischer Herausforderungen bei RCTs mit nicht-therapierten Kontrollgruppen thematisiert (▶ Abschn. 6.3). Im darauffolgenden Abschnitt soll vor dem Hintergrund der vorangegangenen Diskussion versucht werden, einige Prüfpunkte zu bestimmen, die die Entscheidung unterstützen können, wann ein RCT mit

nicht-therapierter Kontrollgruppe ethisch verboten, erlaubt oder vielleicht sogar geboten ist (▶ Abschn. 6.4). Ein Fazit zu solchen RCTs in den Gesundheitsberufen sowie u. a. zum Erfordernis weitergehender Spezifizierung forschungsethischer Prinzipien schließt den Beitrag ab (▶ Abschn. 6.5).

6.2 Theoretischer Hintergrund

6.2.1 Forschungs- und medizinethische Prinzipien

Sowohl in der Forschungs- als auch in der Medizinethik haben sich **„Prinzipien mittlerer Reichweite"** herausgebildet, die auf einen relativ breiten Konsens innerhalb des Fachdiskurses zurückgreifen können. Sie werden aber auch in der jeweiligen Praxis oft anerkannt und sind anschlussfähig an etablierte professionelle Auffassungen wie z. B. an das ärztliche/therapeutische oder wissenschaftliche Ethos.

„Prinzipien mittlerer Reichweite" verstehen sich als **moralische Prima-facie-Pflichten** in einem bestimmten Handlungsbereich. Das bedeutet, dass diese Pflichten zuerst einmal unbedingt gelten und deren Gebote oder Verbote zu befolgen sind. Angesichts aber anderer Prinzipien, mit denen ein einzelnes Prinzip konfligieren kann, müssen die Prinzipien bzw. Pflichten im Einzelfall konkretisiert, abgewogen oder sogar aufgehoben werden. Deshalb stehen so verstandene Prinzipien zu Beginn **in keiner Rangfolge**, sondern sind einander gleichgestellt. Erst bei der Betrachtung eines konkreten Falls kann sich herausstellen, dass in diesem bestimmten Fall ein Prinzip einem anderen vorangestellt werden muss, um z. B. einen Konflikt zwischen verschiedenen Pflichten mit guten Gründen aufheben zu können.

Im vorliegenden Beitrag wird nur eine Auswahl der für die Fragestellung besonders einschlägigen Prinzipien kurz vorgestellt, um den erforderlichen normativ-ethischen Bezug in den nachfolgenden Abschnitten zu ermöglichen. Verwendet werden dabei Prinzipien aus einem weit verbreiteten Rahmenwerk für die klinische Forschungsethik (Emanuel et al. 2008; eine deutsche Übersetzung stellen u. a. Strech und Mertz 2012 zur Verfügung) sowie aus dem sogenannten Vier-Prinzipien-Ansatz für die Medizinethik (Beauchamp und Childress 2009).

---

5   Ausgeklammert wird daher eine Diskussion der Forschung an gesunden Studienteilnehmenden – wie, zum Vergleich, z. B. in Phase 0- und Phase-I-Studien der klinischen Arzneimittelforschung, bei denen es um die Prüfung der Pharmakokinetik, der Dosierung und der Sicherheit geht –, da bei solcher Forschung ethische Herausforderungen aufgrund einer nicht-therapierten Kontrollgruppe „per Definition" nicht auftreten können.

Sozialer Wert Für jegliche Forschung gilt, dass mit ihr ein Beitrag zur weiteren wissenschaftlichen Entwicklung oder zur Kultur einer Gesellschaft (im Sinne eines allgemeinen Wissenszuwachses oder Fortführung eines kritischen Diskurses) verbunden ist, sie in einer bestimmten Weise „sozial wertvoll" ist. Dies gilt insbesondere für gesundheitsbezogene Forschung. Denn während bei reiner Grundlagenforschung auch eine gewisse „Zweckfreiheit" verteidigt werden kann, stellt gerade gesundheitsbezogene Forschung keinen Selbstzweck dar: Forschung in diesen Bereichen muss wenigstens mittelbar zu Verbesserungen oder Konsolidierungen der diagnostischen, therapeutischen oder präventiven Maßnahmen führen, also am Ende der Gesundheitsversorgung bzw. zukünftigen Patientinnen und Patienten dienen – gerade dann, wenn sie aktuell erkrankten Personen noch nicht helfen kann. Das Prinzip des sozialen Wertes fordert daher, dass nicht nur z. B. die Forschenden, sondern auch andere Individuen, Gruppen oder „die Gesellschaft" insgesamt z. B. von den Ergebnissen einer therapeutischen Studie profitieren können.

Wissenschaftliche Validität Damit überhaupt ein sozialer Wert oder ein direkter Nutzen (s. „Vorteilhaftes Verhältnis von Nutzen- und Schadenspotenzialen") ermöglicht werden kann, muss ein Studiendesign zuverlässige und valide Ergebnisse produzieren können. Forschung, deren Ergebnisse nicht anerkannten wissenschaftlich-methodischen Standards entsprechend und (dadurch) nicht verwertbar sind, sind sowohl wissenschaftlich als auch sozial wertlos und setzen darüber hinaus Studienteilnehmende unnötigen Risiken und Belastungen aus. Das Prinzip der wissenschaftlichen Validität fordert, dass z. B. Studien, die die Wirksamkeit therapeutischer Interventionen prüfen sollen, diesbezüglich auch verwertbare Ergebnisse liefern können müssen.

Faire Auswahl von Studienteilnehmenden Medizinhistorisch wurden für risikobehaftete Forschung oft Individuen oder Gruppen als Studienteilnehmende ausgewählt, die sozial (z. B. Bildungsferne), ökonomisch (z. B. Armut) oder politisch (z. B. Minderheiten) benachteiligt gewesen sind und ihre Interessen schlecht verteidigen konnten. Meistens waren auch nicht sie die Nutznießer der Ergebnisse der jeweiligen Forschung, sondern andere (privilegiertere)

Individuen oder Gruppen. Eine solche Auswahl ist ungerecht, da sie zu einseitigen Belastungen mit Risiken, zu einer Diskriminierungsgefahr und im Extremfall schlicht zur Instrumentalisierung von Personen führt. Es kann aber umgekehrt auch ungerecht sein, als Individuum oder als Gruppe von Studien ausgeschlossen zu werden, da damit verbundener möglicher Nutzen für das Individuum oder die Gruppe verringert wird, z. B. durch mangelnde Repräsentativität. Das Prinzip verlangt daher, dass die Auswahl von Studienteilnehmenden anhand der Forschungsziele und der möglichen Nutzenchancen und nicht anhand außerhalb davon liegender Erwägungen (z. B. sozialer oder ökonomischer Art) bestimmt und die mögliche Vulnerabilität von Individuen und Gruppen geachtet wird.

Vorteilhaftes Verhältnis von Nutzen- und Schadenspotenzialen Jegliche Forschung, bei der Menschen als Studienteilnehmende involviert sind, kann Risiken, wenigstens Belastungen mit sich bringen. Dies ist, allgemein gesprochen, bei klinischen oder therapeutischen Studien in besonderem Maße der Fall. Daher muss das Potenzial eines Nutzens für das beteiligte Individuum i. d. R. das Potenzial für Schaden übersteigen. Wenn das nicht der Fall ist, muss – neben der informierten Zustimmung der/des Studienteilnehmenden – der soziale Wert (siehe oben), so z. B. der Nutzen für eine Gruppe (wie z. B. Patientinnen und Patienten mit der gleichen Erkrankung), ausreichend hoch ausfallen, um die Inkaufnahme der Risiken rechtfertigen zu können.[6] Dieses Prinzip fordert deshalb, Nutzenchancen und Schadensrisiken so weit wie möglich abzuschätzen und abzuwägen, wie viel möglicher Nutzen (oder

---

6 Es ist auch möglich, sowohl gruppennützige als auch fremdnützige Forschung – Forschung, die weder einem Individuum noch einer Gruppe gleich erkrankter Personen nützt, sondern z. B. nur zukünftigen Patientinnen und Patienten nützen könnte – insgesamt unter dem Nutzenpotenzial einer Studie zu thematisieren (s. hierfür z. B. Hüppe u. Raspe 2009). Es gibt aber die Tendenz, insbesondere fremdnützige Forschung davon auszunehmen und unter dem Prinzip des sozialen Wertes zu diskutieren (siehe z. B. Habets et al. 2014), während Fragen des Verhältnisses von Nutzen- und Schadenspotenzialen auf eigen- und gegebenenfalls gruppennützige Forschung beschränkt bleibt, d. h., daher v. a. auf Forschung bezogen wird, die individuellen Studienteilnehmenden einen möglichen direkten Nutzen bringen können.

allenfalls sozialer Wert) einen möglichen Schaden rechtfertigen kann.

Informierte Einwilligung   Das Prinzip der informierten Einwilligung („informed consent") ist unterdessen auch forschungsrechtlich so etabliert, dass es kaum erläutert werden muss. Im Kern geht es darum, die Autonomie von Personen zu respektieren: Keine Forschung an Menschen darf ohne vorherige Informierung (über u. a. Zweck der Forschung, Nutzenchancen und v. a. auch Schadensrisiken und Belastungen) sowie Autorisierung der Teilnahme durch die Teilnehmenden selber oder gegebenenfalls durch legitimierte Stellvertretende durchgeführt werden. Mit dem Prinzip der informierten Einwilligung sind daher u. a. Forderungen nach adäquaten Aufklärungs- und Einwilligungsdokumenten verbunden, aber auch die Forderung, sicherzustellen, dass potenzielle Teilnehmende auch ohne Benachteiligungen die Studienteilnahme ablehnen können und dürfen.

Nicht-schaden   Dieses zentrale medizinethische Prinzip beschreibt das Verbot v. a. für Ärztinnen und Ärzte, aber auch für andere therapeutisch tätige Personen, diagnostische oder therapeutische Handlungen durchzuführen, die Patientinnen und Patienten (erheblich) schaden oder Patientinnen und Patienten einem (beachtlichen) Risiko für Schaden auszusetzen. Die mit diesem Prinzip verbundene Pflicht kann nur durch möglichen therapeutischen Nutzen und durch Einwilligung, allenfalls bei Nichteinwilligungsfähigkeit durch mutmaßlichen Patientenwillen oder durch Entscheidungen im wohlverstandenen Interesse der Patientin oder des Patienten verringert oder aufgehoben werden.

Wohltun/Fürsorge   Dieses medizinethische Prinzip beinhaltet das Gebot, wiederum v. a. für Ärztinnen und Ärzte und andere therapeutisch tätige Personen, das Wohlergehen von Patientinnen und Patienten zu fördern und sie davor zu bewahren, Schaden zu erleiden. Es beinhaltet ferner das Gebot, Vor- und Nachteile, Wirkungen und Nebenwirkungen, Chancen und Risiken sowie Kosten und Nutzen einer diagnostischen oder therapeutischen Handlung abzuwägen und diejenige Handlungsoption zu wählen, die das „meiste Wohl" verspricht.

Diesen Prinzipien soll abschließend ein ethischer Wert beigestellt werden, der sowohl forschungsethisch als auch forschungsrechtlich bedeutsam ist:

Forschungsfreiheit   In Deutschland hält Artikel 5, Absatz 3, Satz 1 des Grundgesetzes fest, dass „Kunst und Wissenschaft, Forschung und Lehre" frei sind. Dies beinhaltet neben dem Recht, frei zu lehren („Lehrfreiheit") und dem Recht, frei zu studieren („Lernfreiheit"), insbesondere das Recht, frei zu forschen („Freiheit der Forschung"), d. h., grundsätzlich erst einmal alles, was man erforschen möchte, auch erforschen zu dürfen, solange damit nicht z. B. Grundrechte von anderen Personen verletzt werden.

Einige der oben genannten forschungs- und medizinethischen Prinzipien spielen jedoch nicht nur bei der konkreten ethischen Bewertung von Interventionsstudien mit nicht-therapierten Kontrollgruppen eine Rolle. Sie kommen bereits bei der Begründung einer EBM bzw. der Begründung der geforderten Evidenzbasierung von Therapieverfahren zum Tragen und erklären von forschungsethischer Seite, warum der RCT (auch mit nicht-therapierter Kontrollgruppe) als Studiendesign für diese Evidenzbasierung bevorzugt wird, d. h., warum auch aus ethischer Sicht ein solches Studiendesign i. d. R. nicht kategorisch abgelehnt wird.

6.2.2   Evidenzbasierte Medizin/Praxis (EBM/EBP) – „Evidenz" und „Theorie"

Nach einer EBM sollten medizinische Entscheidungen auf **Evidenz** abgestützt werden. Dabei ist „Evidenz" in diesem Zusammenhang im Sinne des englischen „evidence" zu verstehen, d. h., als „Indizien" oder „Nachweise", die einer kritischen Beweiswürdigung bedürfen (Raspe 2007, S. 17). Es ist jedoch nicht jeder x-beliebige Nachweis damit gemeint – wie z. B. ein historischer, hermeneutischer oder logischer Nachweis –, sondern „grundsätzlich empirisch begründete Erkenntnis …, die durch systematische Erprobung und Beobachtung von therapeutischen Prozessen entsteht" (Wegscheider 2007, S. 75; vgl. zum Verständnis von „Evidenz" auch Mertz 2011, S. 161f). Anders gesprochen geht es einer EBM idealtypisch um einen „**rationalen und moralisch** richtigen [Umgang] mit medizinischen Informationen" (Strech 2008, S. 45), wobei die medizinischen Informationen maßgeblich durch Forschung bereitgestellt werden oder werden sollten.[7]

Denn medizinische Entscheidungen sollen nach einer EBM nicht nur auf irgendwelcher Evidenz aufruhen, sondern insbesondere auf **externer Evidenz**, d. h., Evidenz durch Forschungsergebnisse (Raspe 2007; Strech 2008) mit – wenn verfügbar – hoher Qualität, also auf medizinischen Informationen, die durch wissenschaftliche Forschung erzeugt oder durch diese gestützt (belegt) werden können (vgl. Prinzipien „Sozialer Wert" und „Wissenschaftliche Validität"). **Interne Evidenz**, also medizinische Informationen, die durch die jeweils eigene, v. a. klinische Erfahrung erzeugt oder durch diese gestützt werden, sollten nicht alleine für medizinische Entscheidungen herangezogen werden.[8]

Bei der externen Evidenz geht es einer EBM vorrangig um Informationen über therapeutische Prozesse, noch genauer um die **Wirksamkeit** von therapeutischen, zuweilen aber auch von diagnostischen Maßnahmen. Dadurch wird deutlich, dass EBM keine besondere Therapierichtung ist, sondern „zuerst und vor allem klinische Medizin" (Raspe 2007, S. 15). Sie fördert das Verständnis von Medizin als „Handlungswissenschaft", die sich an ihren Folgen selbst kontrolliert (Raspe 2007, S. 20) – so z. B. den Folgen hinsichtlich dem mit ihr verbundenen Nutzen und Schaden (vgl. Prinzip „Wohltun/Fürsorge" und „Nicht-schaden"). Vergleichbar kann das auch für Gesundheitsberufe im Form einer EBP gesehen werden (z. B. Thieme et al. 2005).

Die Auffassung, dass gerade die Wirksamkeit therapeutischer Interventionen empirisch und systematisch zu überprüfen bzw. zu belegen sei, ist jedoch **medizinhistorisch** keineswegs selbstverständlich

und daher **vergleichsweise jung**. Lange Zeit wurde Medizin vielmehr als Erklärungswissenschaft verstanden (Raspe 2007) und nicht dezidiert als Praxis, geschweige denn als „Handlungswissenschaft". **Theorie stand daher im Vordergrund**, insbesondere Theorie, die das (oft metaphysisch zu deutende) Zustandekommen und die jeweiligen Auswirkungen von Krankheiten erklären konnte.

„Theorie", so muss man aber systematisch einwenden, muss nicht auf erklärende Theorie beschränkt bleiben. Im Zusammenhang mit einer EBM, der es für sich genommen geradezu gleichgültig ist, warum etwas wirkt, solange nachgewiesen werden kann, dass es wirkt, kann **„Theorie"** auch in Form einer prognostischen Theorie als **Ableitungen über (mögliche) Wirksamkeit** aus Ergebnissen der Grundlagenforschung (z. B. in vitro untersuchte biopathologische Zusammenhänge) oder der präklinischen Forschung insgesamt (d. h., inkl. Tierversuche) verstanden werden. Wenn die zugrunde gelegte **Theorie selber gut empirisch gestützt** ist, d. h., die theoretischen Aussagen auf Evidenz beruhen, sind auch die Ableitungen aus dieser Theorie entsprechend verlässlicher. Sie sind, so kann man dann argumentieren, damit keineswegs „beliebig" und sollten in einer der üblichen Evidenzhierarchien (s. z. B. CEBM 2009) vielleicht auch nicht auf einer Evidenzstufe wie z. B. „Expertenmeinung" verortet werden.

Dennoch bleiben die therapeutische Wirksamkeit und die Sicherheit einer Intervention nur eine aus der Theorie abgeleitete **Hypothese**, die (noch) nicht empirisch im Sinne externer Evidenz durch spezifisch auf die Wirksamkeits- und Sicherheitsprüfung bezogene Studien geprüft ist. Dies ist an sich nicht weiter problematisch, sondern entspricht weitgehend der Weise, wie gerade bei Arzneimitteln von „bench to bedside" geforscht wird oder werden sollte: Grundlagen- bzw. Laborforschung und Tiermodell („bench") legen theoretisch nahe, dass etwas auch bei kranken Menschen wirken könnte („bedside"). Ob es das aber tatsächlich tut, muss empirisch überprüft werden – denn **diese Art der Evidenz kann auf Theorieebene alleine** in der Tat **nicht gewonnen werden** (Steurer 2004, S. 952).[9]

---

7   Für eine ausführlichere, auch kritischere Diskussion zu EBM als Konzept und Praxis siehe den Beitrag von Heinrich Weßling in diesem Band (▶ Kap. 5) (s. ferner zu kritischen Aspekten der EBM: Mertz 2011, S. 141 f.; Raspe 2007, S. 26 f; Strech 2008, S. 73 ff.).

8   Während interne Evidenz sozusagen in den „Köpfen" der Ärztinnen und Ärzte zu verorten ist, ist externe Evidenz als Information nur in Publikationen von Forschungsergebnissen zu finden: „Was nicht veröffentlicht ist, ist für die EbM nicht existent" (Raspe 2007, S. 18).

9   Steurer erwähnt hierzu illustrative Beispiele, so z. B. die Entwicklung eines neuen Medikamentes für Diabetes mellitus, bei dem sich eine durch im Labor und im Tierversuch vielversprechend gezeigte Therapiemöglichkeit

6.2.3 Evidenzbasierte Medizin (EBM) und randomisierte kontrollierte Studien (RCT)

Diese gewünschte Evidenz kann, so der weithin verbreitete Goldstandard für klinische Studien, am besten mit dem bereits in der Einleitung erwähnten RCT generiert werden. Dieses Studiendesign zeichnet sich durch drei wichtige, miteinander zusammenhängende Merkmale aus: i) die Studie verfügt über wenigstens zwei Studienarme, bei denen ein Studienarm eine Kontrollgruppe darstellt, die nicht der zu prüfenden Intervention ausgesetzt ist, sondern die Standardbehandlung oder „usual care"[10], keine Behandlung oder eine Placebobehandlung erhält; ii) die Zuteilung der Studienteilnehmenden zur Kontroll- oder Verumgruppe auf Basis eines Zufallsprozesses; und iii) die Verblindung[11] gegenüber den Studiendurchführenden, Studienteilnehmenden und anderen Personen, d. h., das Vorenthalten der Information, wer welchem Studienarm bzw. welcher Gruppe zugeordnet worden ist. Das Ziel eines RCTs kann sein, zu zeigen, dass die Intervention besser als eine Standardbehandlung oder ein Placebo ist (Überlegenheitsstudie), gleichwertig mit einer Standardbehandlung (Äquivalenzstudie) oder aber nicht wesentlich schlechter als diese (Nichtunterlegenheitsstudie).

Dieses Studiendesign ist v. a. **deshalb wissenschaftlich-methodisch vorzuziehen**, weil es die **geringste Anfälligkeit für systematische**

---

durch Veränderung des Zuckerstoffwechsel bei der empirischen Überprüfung als höchst schädlich herausgestellt hat:„Der wissenschaftliche Akt der Schlussfolgerung war innerhalb der Theorie korrekt, in der Praxis aber schädlich und unbrauchbar" (Steurer 2004, S. 951).

10 Damit wird die normale, gegenwärtige Versorgungspraxis bezeichnet, die nicht zwingend den geltenden Behandlungsstandards entsprechen muss, die z. B. in Leitlinien oder in den Empfehlungen von Fachgesellschaften abgebildet werden.

11 I. d. R. wird eine Doppelverblindung verwendet: Weder Studiendurchführende noch Studienteilnehmende wissen, wer welcher Gruppe zugeordnet worden ist. Es ist aber auch Einfachverblindung (nur Studienteilnehmende) oder Mehrfachverblindung (weitere Personen neben den Studiendurchführenden und den Studienteilnehmenden, so z. B. Personen, die die Daten der Studie auswerten) möglich.

Verzerrungen (Bias/Confounder) aufweist und damit die verlässlichsten Aussagen über einen kausalen Zusammenhang zwischen Intervention und gemessenem Outcome, also der Wirksamkeit ermöglicht (vgl. Prinzip „Wissenschaftliche Validität"). Nach Wegscheider (2007, S. 79) ist diese Eigenschaft sogar der alleinige Grund, warum der RCT in der EBM zum Goldstandard erhoben worden ist und bei den Evidenzhierarchien i. d. R. zuoberst steht.[12] Diese **typische Priorisierung des RCTs beruht aber auch auf einer ethischen Rationale**: Patientinnen und Patienten sowie die Gesellschaft

> **»** können nur von möglichst unverzerrten, glaubwürdigen Studien profitieren. Ferner können nur solche Studien es rechtfertigen, Studienteilnehmende unvermeidlichen Risiken und Belastungen durch die Studie auszusetzen … Und zuletzt sind auch die eingesetzten (begrenzten) Ressourcen nur bei möglichst glaubwürdigen Studien gerechtfertigt (Raspe et al. 2012, S. 72)

(vgl. Prinzipien „Sozialer Wert" und „Vorteilhaftes Verhältnis Nutzen-/Schadenspotenziale"; nicht zuletzt ist der Einsatz von RCTs auch durch die Forschungsfreiheit gerechtfertigt).

Es stellen sich jedoch auch **kritische Fragen**, die sich v. a. dadurch ergeben, dass zuweilen, wie Strech festhält, RCTs als „alternativlos" betrachtet werden würden (Strech 2008, S. 73). Dies ist deshalb problematisch, weil es Bereiche gibt, in denen aus methodischen oder auch ethischen Gründen schlicht nicht im gleichen Ausmaß RCTs möglich sind, so z. B. bei Psychotherapie oder bei seltenen Erkrankungen. Damit werde auch unklar, wie Interventionen, die nicht durch RCTs geprüft werden können, anhand einer EBM-Evidenzhierarchie eingeordnet werden müssen (Strech 2008, S. 75).

Noch problematischer allerdings ist, **dass solche Interventionen in Verdacht geraten, dass es keine oder nur unzureichende Evidenz für ihre Wirksamkeit gibt** (Biller-Andorno und Lenk 2007, S. 38;

---

12 Zurecht ergänzt Wegscheider dabei kritisch:„Diese Einordnung steht und fällt damit, inwieweit man das Confounderproblem für das wichtigste Problem der Evidenzgewinnung hält" (Wegscheider 2007, S. 79).

Raspe 2007, S. 26). Zwar dürfe eine (idealtypische) EBM – ganz im Sinne des aus der informalen Logik bekannten Relevanzfehlschlusses „absence of evidence is not evidence of absence" – die Abwesenheit von (bestimmter) Evidenz bei einer Intervention nicht für die Abwesenheit von möglicher Wirksamkeit oder Nutzen überhaupt halten (Raspe 2007, S. 18). Dennoch bestehe eine gewisse Tendenz in der „gelebten" EBM, „das Fehlen von RCT-Evidenz grundsätzlich mit einer Evidenz für das Fehlen von Wirksamkeit und Nutzen [zu] verwechseln" (Raspe 2007, S. 26).

Eine solche Tendenz ist keineswegs nur wissenschaftlich bedenklich, sondern auch ethisch, insofern dadurch Interventionen oder ganze Bereiche des Gesundheitswesens, bei denen RCTs schwierig oder sogar unmöglich umzusetzen sind, marginalisiert oder aus dem Leistungskatalog der Krankenkassen genommen werden können, obwohl sie einen therapeutischen Nutzen für Patientinnen und Patienten aufweisen (vgl. Prinzip „Wohltun/Fürsorge").

An der Stelle ist wichtig daran zu erinnern, dass „**Evidenz" selbst in einer EBM durchaus auch etwas anderes als „RCT-Evidenz" meinen kann und darf**; sind nämlich „einfach keine RCTs verfügbar oder sind diese aufgrund methodischer oder ethischer Probleme gar nicht durchführbar, sollte auf die nächst tiefer liegende Evidenzstufe zurückgegriffen werden" (Strech 2008, S. 73). Bei der Forderung zu bleiben, man solle RCTs durchführen, wenn diese schlicht nicht durchführbar sind, konfligiert ethisch auch mit dem „Sollen-impliziert-Können"-Prinzip: Damit etwas (ethisch) zu Recht gefordert werden kann, muss das, was gefordert wird, auch realistischerweise umsetzbar sein.

Darüber hinaus ist die in der EBM v. a. für die klinische Medizin gedachte Evidenzhierarchisierung oder die jeweilige Operationalisierung von „Evidenz" auch angesichts eines stärker werdenden Methodenpluralismus im Gesundheitswesen keineswegs als sakrosankt zu betrachten (Mertz 2011; Rycroft-Malone et al. 2004; Wegscheider 2007).[13] So kann durchaus überlegt werden, ob theoretische

Ableitungen auf Basis „guter Theorien" es nicht auch verdienen, in einer Evidenzhierarchie berücksichtigt zu werden (▶ Abschn. 6.2.2) – als eine Form von Evidenz, die zwar nicht gleichwertig mit „RCT-Evidenz" ist, aber vielleicht zuweilen als ausreichende Informationsbasis fungieren kann, um epistemisch und (wissenschafts-)ethisch einen Verzicht auf RCTs zugunsten von anderen empirischen Studiendesigns zu begründen, wenn solche nicht oder nur schwer durchführbar sind.

Letzteres betrifft insbesondere **Interventionen der Gesundheitsberufe**, wo es z. B. in der Ergotherapie schwierig ist, eine Interventionsstudie überhaupt zu verblinden, erst recht doppelt oder mehrfach. Für RCTs in den Gesundheitsberufen wird wohl häufig nur eine einfache Verblindung in Frage kommen, da einem Forschenden bzw. Therapierenden relativ leicht ersichtlich sein wird, „dass es sich bei dem von ihnen auszuführenden Interventionstyp nicht um eine ernst gemeinte und plausiblerweise wirksame Intervention handelt, sondern um eine Placebointervention" (Schickhardt 2013, S. 42). Auch ist anzunehmen, dass RCTs mit großen Fallzahlen „selten oder vielleicht nie die probate Forschungsmethodik in diesem Bereich darstellen" werden (Heinrichs 2013, S. 33).

Im weiteren Verlauf des Beitrags wird jedoch auf die konkreten methodischen Umsetzungsschwierigkeiten nicht eingegangen: Das ethische Grundproblem, eine Interventionsstudie durchzuführen, bei der eine Gruppe von Patientinnen und Patienten nicht therapiert wird, besteht auch dann, wenn keine (doppelte) Verblindung möglich ist oder die Fallzahl nur gering ausfällt.

6.3   Ethische Herausforderungen von nicht-therapierten Kontrollgruppen bei RCTs

Die Diskussion oben hat deutlich gemacht, dass es zuerst einmal eine nachvollziehbare **wissenschaftlich-methodische Rationale** für eine EBM oder eine EBP gibt. Anhand dieser lässt sich auch ein **epistemisches Gebot** für u. a. RCTs begründen: Wenn externe Evidenz für die Wirksamkeit einer Intervention generiert werden soll, dann sollte das mittels RCTs erfolgen. Wer davon abweicht, steht epistemisch oder methodologisch unter einer Rechtfertigungspflicht.

---

13   Für ein Beispiel einer alternativen Evidenzhierarchie, die Evidenz aus qualitativen Studien berücksichtigt, siehe z. B. Daly et al. (2007, S. 45f).

Solche epistemischen Gebote können in der Wissenschaft zuweilen einen geradezu quasi-moralischen Anspruch erheben. Denn wer den Anspruch nicht erfüllt, muss sich z. B. vorwerfen lassen, keine „gute Wissenschaft" zu machen und damit gegen das wissenschaftliche Ethos zu verstoßen. Jedoch darf dieser Anspruch, selbst wenn er berechtigt wäre, nicht darüber hinwegtäuschen, dass epistemische Gebote sehr wohl **ethischen,** aber auch rechtlichen **Geboten bzw. Verboten** (z. B. Schutz der Grundrechte von Beteiligten) entgegenstehen können. Ein epistemisches Gebot alleine weist dabei nie eine höhere Gewichtigkeit auf als ein ethisches Gebot bzw. Verbot; d. h., wenn ein ethisches Verbot gegen ein Forschungsvorhaben spricht, kann ein bloßes epistemisches Gebot dieses Verbot nicht aufheben und das Forschungsvorhaben dadurch rechtfertigen.[14]

Epistemische Gebote können anhand von ethischen Prinzipien und Werten aber durchaus in ethische Gebote transformiert werden – und umgekehrt. Ein ethisches Verbot, oder zumindest eine starke ethische Einschränkung von Forschung, z. B. bezüglich der Verwendung von RCTs als Studiendesign, kann dadurch zu einem epistemischen Verbot werden (= etwas darf nicht untersucht werden) und wird so auch zu einem rechtfertigungspflichtigen **Eingriff in die Forschungsfreiheit** des Forschenden (vgl. Pöschl 2010). Das epistemische Gebot dagegen, z. B. RCTs durchzuführen, kann zu einem ethischen Gebot werden – und zwar nicht nur, wie bereits angedeutet, zu einem wissenschaftsethischen Gebot (ein Gebot „guter Wissenschaft"), sondern gerade auch zu einem medizin- und forschungsethischen Gebot. Eine dafür erforderliche **ethische Rationale** für EBM/EBP und damit u. a. RCTs ist, dass eine EBM/EBP Schaden vermeiden und Nutzen

maximieren kann (vgl. Prinzipien „Nicht-schaden" und „Wohltun/Fürsorge"), auch wenn z. B. im Einzelnen zu klären bleibt, ab wann manche Interventionen sich angesichts geringen Nutzens nicht mehr rechtfertigen lassen (vgl. Prinzipien „Vorteilhaftes Verhältnis Nutzen-/Schadenspotenziale" und „Sozialer Wert"), und welcher von ungefähr gleich wirksamen Interventionen der Vorzug zu geben sei (Biller-Andorno und Lenk 2007, S. 387).[15] Um sicherzustellen, dass Schaden vermieden und Nutzen maximiert werden kann, ist der wissenschaftliche Nachweis von Wirksamkeit, aber auch von Sicherheit (Nebenwirkungen) unabdingbar.

Doch selbst wenn es ethische Gründe dafür gibt, sich im Allgemeinen an einer EBM/EBP zu orientieren und wenn möglich RCTs durchzuführen, müssen letztere im Einzelfall keineswegs ethisch unproblematisch oder gar zulässig sein. Entsprechend dem in diesem Beitrag verwendeten Prinzipien-Ansatz ergeben sich ethische Herausforderungen gerade dadurch, dass Prinzipien oder Werte miteinander in Konflikt geraten und diese bzw. die Güter, die sie fördern oder schützen sollen, miteinander verträglich gemacht oder gegeneinander abgewogen werden müssen. Bei RCTs mit nicht-therapierten Kontrollgruppen können deshalb vier Komplexe ethischer Herausforderungen unterschieden werden, die nachfolgend im Einzelnen vorgestellt werden: i) Forschungs-/Behandlungskonflikt und Equipoise; ii) Schadens-/Belastungsrisiken, Nutzenchancen und „clinical promise"; iii) Informiertheit, Einwilligung und „therapeutisches Missverständnis"; iv) Instrumentalisierung, Vulnerabilität und Entschädigung.

---

14   Dies ergibt sich zum einen aus dem forschungsethischen Konsens, dass keine Forschung am Menschen durch die bloße Erkenntnis, die dadurch möglich wird, rechtfertigbar ist. Es muss immer auch ein möglicher Nutzen oder ein sozialer Wert damit verbunden sein. Zum anderen ergibt sich der Umstand, dass epistemische Gebote nicht ethische Gebote oder Verbote außer Kraft setzen können, durch den in der philosophischen Ethik oft verteidigten Vorrang des moralischen Standpunktes gegenüber allen anderen Standpunkten (z. B. ökonomischen, ästhetischen, praktischen, aber eben auch epistemischen oder wissenschaftlichen Standpunkten).

15   Jedoch sind mit einer real umgesetzten EBM auch ethische Herausforderungen verbunden, so z. B., dass durch „einseitige Interpretation der akzeptablen Methoden einer EbM" die Gefahr besteht, dass „[b]estimmte klinische Probleme, Patientengruppen oder Interventionsoptionen … benachteiligt" werden könnten (Strech 2008, S. 75). Oder die Gefahr, dass „‚nicht-Evidenz-basiert' zugleich [heißt], dass es somit keinen Grund gibt, die Solidargemeinschaft diese Intervention zahlen zu lassen" (Strech 2008, S. 74); der Legitimationsdruck, die Wirksamkeit therapeutischer Interventionen empirisch belegen können müssen, ist daher eine durchaus nicht nur zu begrüßende, sondern auch problematische Folge der Etablierung einer EBM (Biller-Andorno und Lenk 2007).

6.3.1 Forschungs-/ Behandlungskonflikt und Equipoise

Der grundlegende Konflikt bei RCTs mit nicht-therapiertem Kontrollarm besteht darin, dass eine Prüfärztin bzw. ein Prüfarzt – oder bei den Gesundheitsberufen eine Therapeutin oder ein Therapeut – **medizinethisch** unter der Verpflichtung steht, **alle Patientinnen und Patienten nach wenigstens den üblichen Standards zu behandeln** (Pflicht ärztlicher/therapeutischer Fürsorge). Zugleich aber muss sie bzw. er **forschungsethisch** der Verpflichtung folgen, **wissenschaftliche Erkenntnisgewinnung zu ermöglichen**, was valide Studiendesigns wie RCTs voraussetzt, **bei der eine Gruppe von Patientinnen und Patienten – die erkenntnislogisch notwendige Kontrollgruppe – nicht behandelt wird bzw. eine Placebobehandlung erhält** (vgl. auch Heinrichs 2013). Hinzu kommt, dass die nicht-therapierte Kontrollgruppe Schadensrisiken durch die Studie ausgesetzt ist, dabei aber nicht von einem möglichen Nutzen durch die zu prüfende Intervention profitieren kann. Es kommt demnach zu einem Konflikt v. a. zwischen den Prinzipien „Wohltun/Fürsorge" und „Nicht-schaden" auf der einen sowie zwischen den Prinzipien „Sozialer Wert" und „Wissenschaftliche Validität" auf der anderen Seite.[16]

Die sogenannte Equipoise („Gleichgewicht") gilt vor diesem Hintergrund weithin als ein klassisches und entscheidendes Kriterium für die ethische Zulässigkeit der Durchführung von kontrollierten Studien mit kranken Personen, insbesondere von placebokontrollierten Studien (Raspe et al. 2012, S. 89). Das Kriterium wird jedoch kontrovers diskutiert[17], wobei mehrere Deutungen von Equipoise in der Literatur zu finden sind (vgl. z. B. Hoffmann und Schöne-Seiffert 2009; Joffe und Truog 2008; Raspe et al. 2012). Es kann an dieser Stelle nicht darum gehen, diese Debatten nachzuzeichnen (s. hierzu aber z. B. Hoffmann und Schöne-Seiffert 2009), noch, für eine bestimmte Position zu argumentieren. Es wird hier aber davon ausgegangen, dass die Diskussion um Equipoise eine zentrale ethische Herausforderung bei RCTs mit v. a. placebokontrolliertem Studienarm zumindest korrekt beschreibt.[18]

Das Equipoise-Kriterium verlangt, dass als notwendige (aber keineswegs hinreichende!) Bedingung für die ethische Zulässigkeit eines RCTs aufgezeigt werden muss, dass eine „ehrliche Nullhypothese" besteht. D. h., es **muss ein Zustand genuiner Ungewissheit bezüglich des Nutzens der jeweiligen Studienarme** bestehen. Nur wenn davon ausgegangen werden kann, dass bei der Kontrollgruppe nicht wissentlich zugunsten des Erkenntnisgewinns der therapeutische Standard, auf den die Patientinnen und Patienten Anspruch haben, unterlaufen wird, besteht Equipoise (vgl. auch Joffe und Truog 2008, S. 247; Raspe et al. 2012, S. 89).

Dadurch erfüllen automatisch alle placebokontrollierten Studien das Equipoise-Kriterium, **bei denen das Placebo keine bestehende Standardbehandlung ersetzen kann** – z. B. weil es eine solche

---

16 Der beschriebene Konflikt kann, wenngleich in abgemilderter Form, auch dann auftreten, wenn die Kontrollgruppe die Standardbehandlung oder die „Usual Care"-Behandlung erhält. Dies ist v. a. dann der Fall, wenn davon auszugehen ist, dass die zu prüfende Intervention, von der die Verumgruppe profitiert, der Standardbehandlung überlegen ist (Überlegenheitsstudie). Das Gebot der ärztlichen bzw. therapeutischen Fürsorge würde dann miteinschließen, Patientinnen und Patienten die nun wahrscheinlich bestmögliche Behandlung zukommen zu lassen; diese Behandlung Patientinnen und Patienten bewusst vorzuenthalten und sie voraussichtlich schlechter als möglich zu behandeln, verstößt entsprechend prima facie gegen das „Wohltun/Fürsorge"-Prinzip. Da es in diesem Beitrag aber um nicht-therapierte Kontrollgruppen gehen soll, werden diese Fälle hier nicht weiter beleuchtet – wenngleich angemerkt werden muss, dass bei 3-armigen Studien i. d. R. eine der beiden Kontrollgruppen die Standardbehandlung oder „Usual Care" erhält. In diesen Fällen wäre also auch diese Variante des Konflikts unter Umständen zu beachten.

17 Alternativen zum Equipose-Kriterium als Rechtfertigung für RCTs sind z. B. Altruismusansätze (Studienteilnehmende nehmen an RCTs teil, weil sie zur gesundheitsbezogenen Forschung beitragen wollen), Gesellschaftsvertragsansätze (es gibt eine Pflicht, bei RCTs mitzumachen, da man als Gesellschaftsmitglied von vorheriger Forschung profitiert) und utilitaristische Ansätze („das größte Wohl für die größtmögliche Zahl" kann RCTs rechtfertigen) (s. z. B. Joffe und Truog 2008, S. 249f).

18 Wobei besonders harsche Kritiker des Equipose-Kriteriums wie Miller und Brody, in gewisser Weise auch Veatch, bereits dies bestreiten würden (vgl. Hoffmann und Schöne-Seiffert 2009, S. 63f).

nicht gibt oder sie selber unklaren oder in bestimmen Fällen sogar nachweislich keinen Nutzen mit sich bringt. Diese Fälle sind daher hinsichtlich Equipoise ethisch unproblematisch (Raspe et al. 2012, S. 91). Problematisch bleiben hingegen all jene Fälle, bei denen ein Placebo eine bestehende Standardbehandlung ersetzt und damit das Gebot der Schadensvermeidung (vgl. Prinzip „Nicht-schaden") verletzt (Raspe et al. 2012, S. 91).

Kontrovers bei Equipoise bleibt, woran der erforderliche „Zustand genuiner Ungewissheit" festzumachen ist oder wie stark diese Ungewissheit im Einzelnen ausfallen muss. Die ursprüngliche Variante von Equipoise ging von der Ungewissheit der jeweiligen Forscherin bzw. des jeweiligen Forschers aus („individuelle klinische Equipoise" nach Hoffman und Schöne-Seifert 2009), spätere Varianten von der Ungewissheit in Mehrheitsverhältnissen entweder der klinischen oder aber der wissenschaftlichen Expertengemeinschaft („kollektive klinische Equipoise" nach Hoffman und Schöne-Seifert 2009). Letzteres entspricht eher den Grundgedanken einer EBM und EBP, vor allem, wenn die Ungewissheit anhand der bisher bestehenden bzw. der nicht bestehenden externen Evidenz wissenschaftlich erhärtet werden kann. Da diese Frage aber hier nicht entschieden werden kann, wird vorgeschlagen, bei einer Bewertung eines möglichen RCTs eine nur individuelle Equipoise als schwächere ethische Rechtfertigung zu betrachten als eine kollektive Equipoise.

Bei **RCTs, die in Forschungsvorhaben der Gesundheitsberufe eingesetzt werden**, kann ebenfalls von Equipoise gesprochen werden. Dies ist dann der Fall, wenn über den zu erwartenden Nutzen einer zu prüfenden therapeutischen Intervention, z. B. einer ergotherapeutischen Maßnahme, ehrliche Unklarheit v. a. in der therapeutischen oder in der wissenschaftlichen Gemeinschaft herrscht. Zudem sollte die Placebobehandlung keine bestehende Standardbehandlung mit belegtem Nutzen ersetzen, auf welche Patientinnen und Patienten Anspruch erheben können. Die Durchführung eines RCTs mit placebokontrolliertem Studienarm ist zumindest besonders rechtfertigungspflichtig, wenn ohnehin in erheblichem Maße davon ausgegangen wird bzw. aufgrund guter theoretischer Gründe (▶ Abschn. 6.2.2, ▶ Abschn. 6.2.3) angenommen werden kann, dass die zu prüfende Intervention einen Nutzen haben

wird. Eine dadurch aufgehobene „echte" Unsicherheit könnte besonders bei der Forschung mit Kindern vorkommen, falls dort evtl. Erkenntnisse aus Studien mit Erwachsenen übertragen werden können (vgl. das ähnliche Problem beim Off-Label-Use in der klinischen Forschung; Henschel et al. 2009, S. 94).

6.3.2 Schadens-/Belastungsrisiken, Nutzenchancen und „clinical promise"

Doch selbst wenn eine placebokontrollierte Studie das Equipoise-Kriterium nicht mehr vollständig erfüllt, kann sie je nachdem dennoch ethisch vertreten werden. Dazu muss aber u. a. nachgewiesen werden, **dass der Nutzen oder der soziale Wert der Studie die Zumutung damit verbundener Schadenspotenziale oder Belastungen überwiegt** – „[n]icht warum möglicher Schaden zugemutet werden *kann* ist zu begründen, sondern warum er zugemutet werden *muss*" (Raspe et al. 2012, S. 91, Hervorhebungen im Original). Möglicher angerichteter Schaden muss darüber hinaus reversibel sein. D. h., nur durch ein ausreichend hohes Gewicht der Prinzipien „Vorteilhaftes Verhältnis Nutzen-/Schadenspotenziale" und „Sozialer Wert" kann bei fehlender Equipoise die Durchführung eines RCTs mit nicht-therapierter Kontrollgruppe allenfalls erlaubt sein.

Jedoch hält z. B. Heinrichs (2013) fest, dass in der **Forschung in den Gesundheitsberufen** die zu prüfenden Interventionen deutlich **geringere oder kaum Schadenspotenziale** mit sich bringen und die Behandlungen nicht-invasiv sind. Das sonst übliche Gebot der Abwägung von Nutzenchancen und Schadensrisiken (vgl. Prinzipien „Vorteilhaftes Verhältnis von Nutzen- und Schadenspotenzialen", aber auch „Nicht-schaden") v. a. für die Verumgruppe hat daher bei der Forschung in den Gesundheitsberufen voraussichtlich nicht dasselbe Gewicht wie in der klinischen Forschung.

Bei RCTs spielen aber nicht nur jene Risiken ethisch eine Rolle, die mit der zu prüfenden Intervention zusammenhängen, sondern auch jene, die damit zusammenhängen, **die Intervention gerade nicht zu erhalten** – also jene Risiken, die sich dadurch ergeben, dass man dem placebokontrollierten Arm der Studie zugeteilt worden ist (z. B. Miller 2008,

S. 267). RCTs sind aber generell in dieser Hinsicht unproblematisch, **wenn das Ausbleiben der Behandlung schlicht keine erheblichen Nachteile mit sich bringt**, weil die Schadenspotenziale, die mit der Nichtbehandlung verbunden sind, ohnehin im Allgemeinen sehr gering ausfallen, d. h., es mit keinem Nachteil verbunden ist, der Kontrollgruppe zugeteilt zu sein und nicht in den Genuss der zu prüfenden Intervention oder überhaupt einer Behandlung zu kommen. Dies kann in den Gesundheitsberufen schon deshalb vorkommen, weil die zu therapierenden Erkrankungen oder Behinderungen nicht potenziell lebensbedrohlich ausfallen, was bei klinischer Forschung hingegen gut denkbar ist und aufgrund der Dringlichkeit der Behandlung ethisch kaum überwindbare Hürden für placebokontrollierte Kontrollgruppen mit sich bringt.

Es gibt aber ein anderes erhebliches Risiko bei RCTs in den Gesundheitsberufen, das beachtet werden muss: die **mögliche Gefährdung durch die Verzögerung der Therapie** mit langfristigen Folgen für die Studienteilnehmenden der nicht-therapierten Kontrollgruppe (Heinrichs 2013, S. 35). Gerade bei Kindern kann das Zeitfenster, innerhalb dessen z. B. eine Sprech- oder Schluckstörung (besonders) erfolgreich behandelt werden kann, unter Umständen knapp ausfallen (Schickhardt 2013, S. 45). Zwar muss damit nicht zwingend irreversibler Schaden angerichtet werden, aber die Therapierung der Störung kann sich später als schwieriger herausstellen, als wenn die Behandlung noch innerhalb des Zeitfensters stattgefunden hätte.[19] Wie Heinrichs

(2013) vorschlägt, sollten solche Risiken forschungsethisch bei der Forschung in den Gesundheitsberufen als (vielleicht zentraler) Teil der Abwägung von Nutzenchancen und Schadensrisiken mitaufgefasst werden, vielleicht sogar an die Stelle des sonst in der klinischen Forschungsethik üblicheren Fokus treten, der auf die Schadenspotenziale, die die Intervention mit sich bringen kann, gerichtet ist.

Im Zusammenhang mit der Forschung mit Kindern wird hinsichtlich der Risiken meistens gefordert, dass gerade fremdnützige Studien, die also den beteiligten Kindern selber keinen Nutzen bringen (selbst dann, wenn sie in der Verumgruppe wären), nur dann ethisch vertretbar sind, wenn die Teilnahme an diesen Studien nur ein **minimales Risiko** (von Schaden oder Belastungen) mit sich bringt. An welchem Standard „minimales Risiko" gemessen wird, wird jedoch unterschiedlich beantwortet (s. z. B. Lignou 2016). Adaptiert aber auf die Besonderheiten von RCTs bei den Gesundheitsberufen könnte man nun dafür argumentieren, dass (auch) die nicht-therapierte Kontrollgruppe keinem größeren Risiko ausgesetzt sein sollte als einem solchen, das als „minimal" aufgefasst werden kann. Das könnte z. B. bedeuten, dass das Risiko jenem Risiko für Belastungen entsprechen muss, das eine übliche logopädische, physio- oder ergotherapeutische Untersuchung mit sich brächte (orientiert am sogenannten „Routine Examinations"-Standard), oder aber einem Risiko, dem ein Kind im alltäglichen Leben ohnehin ausgesetzt wäre (orientiert am sogenannten „Risks of Daily Life"-Standard). Das weiter oben erwähnte Schadensrisiko, Langzeitschäden davonzutragen, würde die Forderung nach minimalem Risiko dagegen offenkundig nach beiden genannten Standards verletzen.

Doch auch wenn bei einem RCT kein Schadensrisiko durch verzögerte Therapien besteht, können durchaus **Belastungen oder Unannehmlichkeiten**

---

19   Die Alternative, die Schickhardt (2013, S. 49–50) vorschlägt, nämlich in „bestimmten Fällen" RCTs mit gesunden Kindern durchzuführen, überzeugt am Ende nicht. Zwar trifft es zu, dass kein Therapiebedürfnis und kein Risiko durch eine Verzögerung von Therapie bestehen. Jedoch bleibt selbst bei der Einschränkung, dadurch nur „approximativ bzw. mit einem akzeptablen Grad an Verlässlichkeit Aufschluss über die Wirksamkeit bestimmter Interventionen hinsichtlich ihrer therapeutischen oder präventiven Anwendung" (S. 50) bei erkrankten Kindern zu gewinnen, unklar, wie ein solcher RCT auch nur potenziell Wirksamkeit überprüfen können soll, wenn es nichts gibt, das mit der Intervention behandelt werden kann, und somit auch eine Analogie zu klinischen Endpunkten, anhand derer der Erfolg einer Intervention gemessen werden könnte, nicht möglich ist. Wie bei Phase-0- und Phase-I-Studien der klinischen Arzneimittelforschung, wo

---

i. d. R. gesunde Studienteilnehmende eingesetzt werden, kann es (noch) nicht um Wirksamkeit gehen, sondern nur um so etwas wie Verträglichkeit und Sicherheit. Ob es aber z. B. vergleichbare „First-in-Human-Trial"-Situationen in den Gesundheitsberufen gibt, in denen tatsächlich so etwas wie Sicherheit geprüft werden könnte oder sogar müsste, ist sehr fraglich, und erst recht, ob dafür dann tatsächlich RCTs erforderlich wären.

mit der Studienteilnahme verbunden sein, die zu berücksichtigen bleiben. So könnten z. B. Therapiesitzungen oder weitere diagnostische Maßnahmen oder Tests (z. B. der Sprachfähigkeit oder des Bewegungsablaufs) zu erdulden sein, und zwar selbst dann, wenn die oder der Studienteilnehmende – i. d. R. unwissentlich – zur Kontrollgruppe gehört und nicht von der Intervention selber profitieren wird. Auch dies ist gerade bei Kindern, die solchen Belastungen oft nicht selber zustimmen können (▸ Abschn. 6.3.3), bedenkenswert und kann ebenfalls im Sinne einer Orientierung an einem minimalen Risiko (an Belastungen) beurteilt werden.

RCTs bringen aber nicht nur Schadens- und Belastungsrisiken mit sich, sondern sollten auch **Nutzenpotenziale** beinhalten. Bei der ethischen Rechtfertigung eines RCTs durch die Nutzenpotenziale ist zuerst einmal entscheidend, dass **die bestehende Evidenzlage geklärt und die Methodik der Studie gut ist** (Joffe und Truog 2008, S. 253) (vgl. Prinzip „Wissenschaftliche Validität"). Das hat damit zu tun, dass zum einen nur ein valides Studiendesign überhaupt Aussagen über die Nutzenchancen zulässt; Studienteilnehmende dem Risiko einer Studie auszusetzen (inkl. dem Risiko der Nichtbehandlung), die methodisch nicht deutbar machen wird, ob die Intervention zu einem möglichem Nutzen führt, ist ethisch nicht vertretbar. Zum anderen muss das Studiendesign den gewünschten Erkenntnisgewinn ermöglichen können, mitunter die Notwendigkeit der Kontrolle mittels Placebo belegen können. Wenn es z. B. Alternativen zur Randomisierung bzw. zu RCTs gibt, sollte kein RCT, sondern die Alternative gewählt werden – **ohne eindeutige methodologische Rationale sollten keine (placebokontrollierten) RCTs durchgeführt werden** (Miller 2008, S. 266f). Beide genannten Punkte sind auch deshalb wichtig, um Forschung zu vermeiden, die keinen Zuwachs an Erkenntnis (oder keinen Zuwachs wenigstens an Erkenntnissicherheit) mit sich bringt und daher mit einem unnötigen Risiko für Studienteilnehmende sowie mit unnötigem Ressourcenverbrauch einhergeht.[20]

Bei der dann eigentlichen Abwägung der Schadensrisiken gegenüber den Nutzenchancen kann ein sogenannter **„inclusion benefit"** (z. B. Lantos 1999) berücksichtigt werden, der im vorliegenden Kontext als jener mögliche zukünftige Nutzen verstanden werden kann, „der darin besteht, dass das kranke Kind (unmittelbar) nach Ende der Studie gemäß den aus der Studie gewonnenen neuen Erkenntnissen behandelt werden kann" (Schickhardt 2013, S. 45). Jedoch muss für die Annahme eines solchen „inclusion benefit" davon ausgegangen werden können, dass die Wahrscheinlichkeit, dass die Studie entsprechende Erkenntnisse zu Tage fördern wird, relativ hoch ausfällt. In der klinischen Forschung würde man diese Wahrscheinlichkeit, die man auch unter dem Stichwort **„clinical promise"** verhandelt, auf Basis präklinischer Forschung (pharmakokinetische Studien und Wirksamkeitsstudien im Tierversuch) zu bestimmen versuchen. Nur bei einer ausreichenden Clinical Promise gelten die Risiken (und der Aufwand) einer klinischen Studie als rechtfertigbar (vgl. Kimmelman und Henderson 2016).

Eine direkte Entsprechung dieser „clinical promise" gibt es bei den Gesundheitsberufen zwar nicht. Dennoch kann man plausibel in Analogie dafür argumentieren, dass **„prätherapeutische Evidenz"** vorhanden sein muss, um mit guten Gründen davon auszugehen, dass **die in einem RCT zu prüfende Intervention therapeutisch sinnvoll sein wird**. Dies kann möglicherweise bereits durch „gute Theorie" bzw. theoretische Ableitungen geleistet werden (▸ Abschn. 6.2.2, ▸ Abschn. 6.2.3), oder durch einen Vergleich mit therapeutischen Ansätzen einer ähnlichen „Referenzklasse", bei denen bereits interpretierbare Evidenz vorliegt (vgl. wiederum Kimmelman und Henderson 2016).[21]

---

20   So gehören RCTs normalerweise auch zu den kostspieligeren Studiendesigns und sollten daher, sofern methodologisch möglich, in einem System mit begrenzten (finanziellen) Ressourcen auch aus Kosteneffizienz- und Gerechtigkeitsgründen durch weniger kostspielige Alternativen ersetzt werden.

21   Diese Forderung konfligiert nicht zwingend mit Equipoise. Vielmehr ist sie erforderlich, damit überhaupt eine genuine Ungewissheit bezüglich des Nutzens der beiden Studienarme bestehen kann. Ginge man stark davon aus, dass die zu prüfende therapeutische Intervention keinen Nutzen mit sich bringen wird, gäbe es von Vorneherein kein Gleichgewicht. Denn dann müsste man vielmehr davon ausgehen, dass die zu prüfende Intervention dem bestehenden Standard unterlegen ist oder nicht besser als Placebo wirken wird. Eine gut begründete Annahme eines möglichen Nutzens muss also gerade auch für Equipoise bestehen. Problematisch wird das Verhältnis von

6.3.3 Informiertheit, Einwilligung und „therapeutisches Missverständnis"

Das Problem der oben genannten „clinical promise" bzw. der „prätherapeutischen Evidenz" wie auch die generelle Bewertung von Schadensrisiken und Nutzenchancen spiegeln sich auch bei der Informierung der Studienteilnehmenden und bei der Einholung der Einwilligung wieder (vgl. Prinzip „Informierte Einwilligung"). Derlei hat viel mit der Weise zu tun, wie über Nutzen und Risiken einer Studie aufgeklärt wird bzw. wie diese kommuniziert werden. Das unterscheidet sich jedoch nicht grundsätzlich von Forschung mit Menschen generell, weshalb hier nicht weiter darauf eingegangen wird.[22] Dasselbe gilt für die typischen ethischen Herausforderungen bei informierter Einwilligung, die damit einhergehen können, wenn unmündige Personen (wie z. B. Kinder) oder Personen in Studien eingeschlossen werden sollen, die ihren Willen nicht, nicht mehr oder nicht mehr ausreichend bekunden können (wie z. B. demente Patientinnen und Patienten), so z. B. das Problem der Zulässigkeit von Stellvertreterentscheiden. Diese Herausforderungen müssen zwar bei RCTs mit nicht-therapierten Kontrollgruppen ebenfalls beachtet werden, stellen aber keine für sie besonderen Herausforderungen dar.

Entscheidender bei RCTs mit nicht-therapierten Kontrollgruppen ist dagegen, dass bei der Aufklärung **das Studiendesign begreiflich gemacht werden muss** (z. B. inwiefern sich das Studiensetting von der normalen therapeutischen Praxis unterscheidet). Insbesondere muss der Sachverhalt verständlich kommuniziert werden, **dass man mit einer gewissen Wahrscheinlichkeit der Kontrollgruppe zugeteilt werden kann** und somit keine Intervention erhält, mithin voraussichtlich keine Verbesserung der

---

„prätherapeutischer Evidenz" und Equipoise aber dann, wenn stark davon auszugehen ist, dass die zu prüfende Intervention auf jeden Fall besser als der bestehende Standard oder das Placebo sein wird.

22 Es wird in der klinischen Forschungsethik jedoch diskutiert, ob in bestimmten Ausnahmefällen der Einschluss in ein RCT auch ohne informierte Einwilligung möglich wäre, z. B. dann, wenn die Behandlungen außerhalb der Studie ebenfalls ohne informierte Einwilligung erfolgen würden oder wenn nur minimalste Risiken mit der Studie verbunden sind (Joffe und Truog 2008, S. 255).

Erkrankung erfahren wird (Miller 2008, S. 269). Mit anderen Worten besteht bei solchen RCTs stets die Gefahr eines sogenannten **„therapeutischen Missverständnisses"** („therapeutic misconception"; s. z. B. Henderson et al. 2007). Damit ist die Fehlannahme auf Seiten der (potenziellen) Studienteilnehmenden oder deren Stellvertretern (bei Kindern also deren Eltern) gemeint, dass die Teilnahme an der Studie auf jeden Fall therapeutischen Zwecken dient und die oder der Studienteilnehmende gesundheitlich unmittelbar davon profitieren wird – und nicht nur über einen möglichen späteren „inclusion benefit". Wenn diese Fehlannahme besteht, erfolgt eine Einwilligung in die Studie nicht hinreichend informiert. Aufgrund entsprechend anderer Erwartungen können sich dann Studienteilnehmende bzw. Eltern später geschädigt fühlen, wenn ihnen verständlich wird, dass die Studienteilnahme nicht zwangsläufig mit einem möglichen therapeutischen Nutzen verbunden gewesen ist. Ein solches therapeutisches Missverständnis ist durchaus auch bei RCTs in den Gesundheitsberufen denkbar und muss somit auch dort im Rahmen des Aufklärungsverfahrens aufgefangen werden.

6.3.4 Vulnerabilität, Instrumentalisierung und Entschädigung

Placebokontrollierte Studien, die bei erwachsenen Personen, die informiert einwilligen können, unethisch wären, wären freilich auch bei Kindern und nicht-einwilligungsfähigen Erwachsenen unethisch (Miller 2008, S. 269). Aufgrund der **Vulnerabilität** von Kindern, einwilligungsverminderten oder einwilligungsunfähigen Personen – d. h., aufgrund des erhöhten Risikos, in der Forschung instrumentalisiert und ausgenutzt zu werden (vgl. Prinzip „Nicht-schaden") – können RCTs aber auch dann unethisch sein, wenn sie es bei einwilligungsfähigen Erwachsenen nicht wären. Denn ein Grundproblem jedweder Forschung, bei der Individuen oder auch eine bestimmte Gruppe von Personen nicht unmittelbar Chancen hat, davon zu profitieren, liegt in der Gefahr der **Instrumentalisierung dieser Personen für Erkenntniszwecke** (vgl. Heinrichs 2013). Dies betrifft natürlich insbesondere Studienteilnehmende, die dem nicht-therapierten Kontrollarm eines RCTs zugeordnet werden, und wird nochmals verschärft, wenn diese auf Basis von

Stellvertreterentscheiden an der Studie teilnehmen – so z. B. Kinder, bei denen die Eltern entschieden haben, dass sie an einer Studie teilnehmen sollen.

In der klinischen Forschung wird über das **Subsidiaritätsprinzip** versucht, Forschung an vulnerablen Personen oder Gruppen zu vermeiden oder zu vermindern: Wo es möglich ist, Forschung an einwilligungsfähigen und nicht aus anderen Gründen vulnerablen Erwachsenen durchzuführen, soll diese Forschung auch dort durchgeführt werden. Kinder in einen RCT einzuschließen, bei dem ihre Teilnahme für die Beantwortung der Forschungsfrage nicht erforderlich ist, ist nicht nur unnötig, sondern aufgrund der Risiken der Forschung auch ungerecht (Miller 2008, S. 269) (vgl. Prinzip „Faire Auswahl von Studienteilnehmenden").

Jedoch ist bei RCTs in den Gesundheitsberufen ein Subsidiaritätsprinzip oft nicht anwendbar: Wenn es um Therapien kindlicher Entwicklungsstörungen geht, ist das Ausweichen auf (einwilligungsfähige) Erwachsene eine kaum brauchbare Alternative (Schickhardt 2013, S. 49). Letzteres wäre aber bei einwilligungsunfähigen und anderen vulnerablen erwachsenen Patientinnen und Patienten durchaus auch in der Forschung in den Gesundheitsberufen denkbar.

Ganz im Sinne einer recht verstandenen EBM oder EBP sind als weitere **Alternativen zu RCTs** (mit Kindern) Studiendesigns mit schwächerer Evidenzstufe oder, wie weiter oben angesprochen, je nachdem auch eine empirisch gut gestützte Theorie bedenkenswert. Auch könnte darüber nachgedacht werden, inwieweit **Routinedaten** („routinely collected health data") – also Daten, die ohnehin bei diagnostischen und therapeutischen Maßnahmen angesammelt werden – auch in den Gesundheitsberufen dazu verwendet werden könnten, um die Evidenzlage dann zu verbessern, wenn RCTs nicht umsetzbar sind (vgl. für diese Frage in der klinischen Forschung z. B. Hemkens et al. 2016).

Kinder jedoch **(alleine) aufgrund ihrer Vulnerabilität von RCTs auszuschließen, kann ebenfalls ethisch problematisch bzw. ungerecht sein**, gerade dann, wenn es keine oder auch nur schlechte Alternativen gibt, um therapeutisch wertvolle Erkenntnisse für die Behandlung von kindlichen Erkrankungen zu gewinnen; dadurch kann eine „klinische" (oder „therapeutische") Vulnerabilität bei jenen Kindern die Folge sein, bei denen diese Erkrankungen behandelt werden müssen, obwohl nur unzureichende Evidenz

für die Wirksamkeit der Behandlung vorliegt (Miller 2008, S. 269). Das Prinzip der „Fairen Auswahl von Studienteilnehmenden" kann also auch dann verletzt werden, wenn Kinder, die mögliche (zukünftige) Nutznießer der Forschung sind, als Gruppe ausgeschlossen werden. Jedoch müssen dafür individuelle Kinder die Risiken und Belastungen tragen, auch wenn sie selber nicht von der Studienteilnahme profitieren. Einzelne Personen für das Wohl einer Vielzahl von Personen der Gefahr der Instrumentalisierung auszusetzen ist jedoch ethisch stets besonders begründungsbedürftig und allenfalls bei der Annahme eines Utilitarismus unproblematisch.

Eine Möglichkeit, die Gefahr der Instrumentalisierung zu verringern, wäre das Anbieten einer **Entschädigung für die Teilnahme**: Das Risiko, der nicht-therapierten Kontrollgruppe zugeordnet zu werden, sowie allfällige Belastungen durch die Studienteilnahme werden akzeptiert, dafür wird die „Teilnahme an einer Placebogruppe mit Geld oder einer ähnlichen finanziellen Wertanlage angemessen entlohnt oder geachtet" (Schickhardt 2013, S. 47). Neben möglichen damit verbundenen Fehlanreizen – man denke im Extremfall an das nicht so wünschenswerte Phänomen der „Professional Guinea Pigs" in der klinischen Forschung (Abadie 2010) – bleibt allerdings problematisch, dass darüber gerade bei jüngeren Kindern wohl am Ende (nur) die Eltern als Stellvertreter entscheiden werden, somit eine Instrumentalisierung nicht zwangsläufig vermindert werden kann. Dennoch ist es, wie Schickhardt (2013) kommentiert, zumindest eine denkbare Möglichkeit, der Instrumentalisierungsgefahr etwas zu begegnen.

6.4   Wann sind RCTs ethisch verboten, erlaubt oder vielleicht sogar geboten?

Auf Basis der bisherigen Erörterungen werden nun in ◘ Tab. 6.1 einige wesentliche **Prüfpunkte** festgehalten, die die Entscheidung unterstützen können, ob ein geplanter **RCT mit nicht-therapierter Kontrollgruppe in einem Forschungsvorhaben der Gesundheitsberufe** ethisch wahrscheinlich verboten, erlaubt oder sogar geboten ist. Die möglichen – und oft nur beispielhaft zu verstehenden – Ausprägungen der Prüfpunkte sind entlang der 3 Kategorien

◻ Tab. 6.1 Ethische Prüfpunkte für die Zulässigkeit von RCTs mit nicht-therapierten Kontrollgruppen

Prüfpunkte	Je mehr Ausprägungen bei einer der 3 Kategorien zutreffen, desto eher wird ein RCT …		
	… ethisch verboten sein	… ethisch erlaubt sein	… ethisch geboten sein
Wissenschaftlichkeit/Methodik			
Bereits existierende Evidenz beantwortet die wissenschaftliche Fragestellung der Studie … [1]	ausreichend	kontrovers	nicht
RCT mit Placebokontrolle ist methodologisch …	nicht zwingend (Alternativen)	nur schwer verzichtbar	zwingend (alternativlos)
Studiendesign des (geplanten) RCTs ist …	problematisch	(hinreichend) valide	valide
Ergebnisse (v. a. bei fremdnütziger Forschung) sind (auch) wissenschaftlich voraussichtlich …	wenig wertvoll	wertvoll	sehr wertvoll
Bei Forschung mit Kindern: Subsidiarität (Forschung mit Erwachsenen) ist …	hinreichend möglich	nur schwer möglich	prinzipiell nicht möglich
Behandlungskontext/Equipoise			
Subjektives Leiden aufgrund der Erkrankung ist … [2]	erheblich	gering/mittel	minimal
Objektive Belastungen durch die Erkrankung sind … [2]	erheblich	gering/mittel	minimal
Bestehende Standardbehandlung (mit Nutzen) liegt …	vor	nicht vor	nicht vor
„Prätherapeutische Evidenz" (z. B. auf Basis „guter Theorie") für möglichen Nutzen der Intervention ist …	schwach/n. v.	ausreichend	stark
Ungewissheit bezüglich des Nutzens der jeweiligen Studienarme liegt …	nicht vor	vor	vor
Wenn Ungewissheit bezüglich des Nutzens der jeweiligen Studienarme vorliegt, ist diese …	nur individuell	(eher) kollektiv	v. a. kollektiv
Schaden/Belastungen/Nutzen			
Risiko durch Intervention ist …	erheblich	gering/mittel	minimal/n. v.
Risiko bei Nichtbehandlung (z. B. Langzeitschäden) ist …	erheblich	gering/mittel	minimal/n. v.
Chancen späterer Therapie nehmen mit der Zeit … [3]	erheblich ab	kaum ab	nicht ab
Belastungen späterer Therapie steigen mit der Zeit … [3]	erheblich an	leicht an	nicht an
Belastungen/Unannehmlichkeiten durch Studienteilnahme (alle Studienarme) sind …	erheblich	gering/mittel	minimal/n. v.
Art des zu erwartenden Nutzens für Studienteilnehmende des *therapierten* Studienarms ist … [4]	nur fremdnützig	wenigstens gruppennützig	auch eigennützig
Wahrscheinlichkeit eines „inclusion benefits" für Studienteilnehmende des *nicht-therapierten* Studienarms ist …	n. v. bis gering	gering bis mittel	mittel bis hoch
Wahrscheinlichkeit des zu erwartenden (direkten) Nutzens (v. a. Eigen- und Gruppennutzen) ist …	gering	mittel bis hoch	hoch
Ausmaß des zu erwartenden (direkten) Nutzens (v. a. Eigen- und Gruppennutzen) ist …	gering	mittel bis hoch	hoch

▣ Tab. 6.1 Fortsetzung

Prüfpunkte	Je mehr Ausprägungen bei einer der 3 Kategorien zutreffen, desto eher wird ein RCT …		
	… ethisch verboten sein	… ethisch erlaubt sein	… ethisch geboten sein
Informiertheit/Einwilligung/Stellvertretung			
Einwilligung (schwächer bei Kindern: Zustimmung, fehlende Ablehnung) erfolgt …	nur über Stellvertreter	über Studienteilnehmenden	über Studienteilnehmenden
Gefahr des „therapeutisches Missverständnisses" wird vom geplanten Aufklärungsverfahren …	nicht adressiert	adressiert	adressiert
Optional: Allfällige Entschädigung für die Studienteilnahme liegt …	nicht vor	vor	vor

n. v. = nicht vorhanden

[1] Wird die Fragestellung bereits ausreichend beantwortet, wird es sich beim RCT wahrscheinlich um „sinnlose" Forschung handeln und auch das Equipoise-Kriterium wird kaum noch erfüllt werden können (da aufgrund bereits existierender Evidenz keine genuine Ungewissheit mehr besteht).

[2] Bezieht sich auf den Umfang des subjektiv empfundenen Leides wie auch der objektiv feststellbaren Belastungen, die mit der Erkrankung verbunden sind und bei der nicht-therapierten Kontrollgruppe entsprechend auch nicht durch eine Behandlung (die Intervention) verringert werden (nach Schickhardt 2013, S. 44f).

[3] Bezieht sich auf Heilungschancen einer später, frühestens nach Abschluss der Studie, erfolgten Behandlung und auf die damit einhergehenden Belastungen, v. a. bei Kindern (nach Schickhardt 2013, S. 44f).

[4] Gruppen- und v. a. fremdnützige Studien, d. h., bei denen auch die Teilnehmenden des therapierten Studienarms voraussichtlich nicht selber von der Studie direkt profitieren werden (bei fremdnützigen Studien nicht einmal eine Gruppe gleich erkrankter Personen nach Abschluss der Studie bei positivem Ergebnis), sind generell ethisch nicht leicht zu verteidigen; umso schwieriger ist es, in solchen Fällen zusätzlich noch zu rechtfertigen, Studienteilnehmende des nicht-therapierten Studienarms Risiken (durch entgangene Behandlungsmöglichkeiten) und Belastungen auszusetzen.

„verboten", „erlaubt" und „geboten" angeordnet. Dies ist so zu interpretieren, dass je mehr von ihnen in einer bestimmten Ausprägung (z. B. „verboten") bei der Prüfung erfüllt sind, desto eher davon auszugehen ist, dass der RCT entsprechend jeweils verboten, erlaubt bzw. geboten ist.

Jedoch resultiert aus diesen Prüfpunkten stets nur eine Tendenzaussage, da die konkreten Abwägungen, die bei einer Einzelfallprüfung erforderlich sind, hier nicht abgebildet werden können und sollen. Deshalb stellen die Ausprägungen der Prüfpunkte in ▣ Tab. 6.1 i. d. R. auch keine „Knock-out"-Kriterien dar. D. h., nur weil bei der Prüfung eines Einzelfalls bei einem Prüfpunkt die Ausprägung in der Kategorie „ethisch verboten" liegt, bedeutet dies nicht zwingend, dass der RCT auch tatsächlich

ethisch unzulässig ist.[23] Jeder RCT mit nicht-therapierter Kontrollgruppe muss als Einzelfall differenziert ethisch betrachtet und bewertet werden (s. auch Schickhardt 2013, S. 48). Wenn aber bei einem Prüfpunkt die Ausprägung in der Kategorie „ethisch verboten" liegt, kann das bedeuten, dass der RCT hier mit einer (besonderen) ethischen Herausforderung konfrontiert ist und explizite Abwägungen erforderlich sind, um Konflikte zwischen den dahinterliegenden Prinzipien hinreichend aufzulösen.

---

23 Wobei es die eine oder andere verteidigbare Ausnahme wie z. B. den ersten Prüfpunkt („Bereits existierende Evidenz beantwortet die wissenschaftliche Fragestellung der Studie …") geben wird.

6.5 Fazit: Maßvoller Einsatz von RCTs und weitere Spezifizierung der Prinzipien

Es gibt keine kategorische positive oder negative Antwort auf die Frage, ob RCTs mit nicht-therapierten Kontrollgruppen in der Forschung der Gesundheitsberufe ethisch zulässig sind oder nicht. Dies muss im Einzelfall geprüft werden. Unbestreitbar dürfte aber sein, dass sie in vielen Fällen aus ethischer Sicht nicht unproblematisch sind und Abwägungen zwischen verschiedenen forschungs- und medizinethischen Prinzipien erforderlich machen werden.

Neben dem i. d. R. erforderlichen positiven Verhältnis der Nutzenchancen gegenüber den Schadens- und Belastungsrisiken – insbesondere hinsichtlich möglicher Risiken für Langzeitschäden oder geringerer späterer Therapiechancen bei Studienteilnehmenden in der Kontrollgruppe – ist zu prüfen, **ob tatsächlich eine ausreichende Ungewissheit bezüglich der Nutzenchancen der zu prüfenden Intervention besteht** und die Kontrollgruppe letztlich nicht unnötig keine Behandlung erhält (Equipoise). Wird ein RCT durchgeführt, ist in der Planung und der Durchführung zu gewährleisten, dass die methodische Qualität der Studie ausreichend ist bzw. bleibt. Die Gefahr einer Instrumentalisierung von Studienteilnehmenden muss minimiert werden, und es muss gewährleistet werden, dass die Teilnehmenden oder deren Stellvertreter (z. B. die Eltern) verstanden haben, dass die Studienteilnahme nicht zwangsläufig mit einem möglichen therapeutischen Nutzen verbunden ist.

Es ist jedoch auch stets zu prüfen, **ob ein RCT mit Placebokontrolle tatsächlich erforderlich ist und es keine brauchbaren Alternativen gibt,** die ausreichend Evidenz – wenn vielleicht auch auf geringerer Stufe – generieren können. Der Verzicht auf einen solchen RCT ist keineswegs mit einem völligen Verzicht auf Evidenzgenerierung verbunden; „entweder RCT-Evidenz oder gar keine Evidenz" wäre offenkundig ein falsches Dilemma. Es muss hingegen einiges an wissenschaftlichen und forschungs-/medizinethischen Gründen zusammenkommen, damit man davon sprechen kann, dass ein RCT mit nicht-therapierter Kontrollgruppe nicht nur erlaubt, sondern auch geboten ist. Dass Letzteres aber durchaus auch der Fall sein kann, hängt maßgeblich mit den auch ethisch einsichtigen Grundüberlegungen einer EBM bzw. einer EBP zusammen, für die Wirksamkeit von therapeutischen Interventionen explizit und systematisch Evidenz zu generieren oder zusammenzustellen.

Ungeachtet dessen wäre es **der falsche Weg, aus lauter (angeblichen) Wissenschaftlichkeitsansprüchen einer (letztlich falsch verstandenen) EBM bzw. EBP eine Vielzahl von RCTs mit nicht-therapierten Kontrollgruppen zu beginnen,** die möglicherweise epistemisch nicht zwingend erforderlich und/oder ethisch bedenklich wären. Die fragwürdigen Folgen einer mehr auf „Masse statt auf Klasse" ausgerichteten „Produktion" von RCTs sieht man auch an der gegenwärtigen Krise in der klinischen Forschung (Stichwort „Value and Waste", Chalmers et al. 2014): Es wird zwar sehr viel Forschung betrieben, aber nicht jede Forschung ist gleichermaßen wertvoll oder sogar nötig. Die Gesundheitsberufe sollten in ihren nun intensivierten Forschungsvorhaben diese problematische Entwicklung nicht unkritisch übernehmen, sondern genau prüfen, wofür und in welcher Weise RCTs sinnvoll sind.

Hierfür ist die **(weitere) Spezifizierung forschungsethischer Prinzipien für die Forschungspraxis der Gesundheitsberufe erforderlich,** sowohl generell als auch speziell für die Frage, wann RCTs (mit nicht-therapierten Kontrollgruppen) ethisch zulässig sind. Das erfordert eine eingehende Kenntnis dieser Fächer und ihrer therapeutischen Praxis und sollte daher am besten durch Vertreterinnen und Vertreter der Gesundheitsberufe selber erfolgen oder eng interdisziplinär zusammen mit Fachethikerinnen und Fachethikern z. B. der biomedizinischen Forschungsethik. **Denn nur die Forschenden und Praktikerinnen und Praktiker aus den Gesundheitsberufen können – zusammen mit ihren Patientinnen und Patienten – schwierige Fragen wie jene, wann genau etwas in diesem therapeutischen Kontext „minimales Risiko" oder eine „erhebliche Belastung" etc. darstellt, sinnvoll beantworten** (vgl. z. B. Rid et al. 2011 für solche Ausformulierungen für die klinische Forschung). Auch wäre in dem Zusammenhang angesichts des Equipoise-Kriteriums zu thematisieren, ob Kontrollgruppen mit Standardbehandlung oder „usual care" nicht in vielen Fällen möglich wären und auch bereits ausreichen würden, um die epistemischen Ziele einer Interventionsstudie zu erfüllen (dann je nachdem auch nur als Nichtunterlegenheits- oder Äquivalenzstudie). Auf diese Weise kann der ethische Grundkonflikt bei RCTs mit nicht-therapierten Kontrollgruppen vermieden oder zumindest stark verringert werden.

Für die zukünftige Forschung mit RCTs in den Gesundheitsberufen **wäre ein gewisses Ausmaß an (empirischer) Meta-Forschung** (vgl. Ioannidis et al. 2015) **nicht nur aus methodologischen, sondern gerade auch aus forschungsethischen Gründen** sinnvoll (siehe hierzu Kap. 5). So könnte z. B. in Form einer systematischen Übersichtsarbeit untersucht werden, welche RCTs bereits durchgeführt wurden, welches Studiendesign (2- oder 3-armig, Grad der Verblindung etc.) sie verwendet haben, welche Studienqualität diese RCTs aufwiesen und wie mit den forschungsethischen Herausforderungen umgegangen wurde.

Eine solche **„Erforschung der eigenen Forschung"** könnte, zusammen mit der bereits erwähnten konzeptuellen Arbeit an der Spezifizierung der forschungsethischen Prinzipien, einen wichtigen Beitrag zur weiteren Reflexion über den methodologisch sinnvollen und ethisch angemessenen Einsatz von RCTs in den Gesundheitsberufen geben.

Literatur

Abadie R (2010) The Professional Guinea Pig: Big Pharma and the Risky World of Human Subjects. Duke University Press, Durham NC

Beauchamp TL, Childress JF (2009) Principles of Biomedical Ethics. Oxford University Press, Oxford/New York

Biller-Andorno N, Lenk C (2007) Evidenzbasierte Medizin und ethische Aspekte. In: Kunz R, Ollenschläger G, Raspe H et al (Hrsg) Lehrbuch Evidenz-basierte Medizin in Klinik und Praxis. Deutscher Ärzte-Verlag, Köln, S 387–391

CEBM: Oxford Centre for Evidence-Based Medicine (2009) Levels of Evidence. URL: http://www.cebm.net/oxford-centre-evidence-based-medicine-levels-evidence-march–2009/. Zugegriffen: 08.01.2017

Chalmers I et al (2014) How to increase value and reduce waste when research priorities are set. The Lancet 383: 156–165

Daly J et al (2007) A hierarchy of evidence for assessing qualitative health research. J Clin Epidemiol 60: 43–49

Emanuel EJ, Wendler D, Grady C (2008) An ethical framework for biomedical research. In: Emanuel EJ, Grady C, Crouch RA et al (eds) The Oxford Textbook of Clinical Research Ethics. Oxford University Press, New York, pp 123–135

Habets MGJL, van Delden JJM, Bredenoord AL (2014) The social value of clinical research. BMC Med Ethics 15: 66

Heinrichs B (2013) Forschung mit Minderjährigen in den Gesundheitsfachberufen. In: Ringmann S, Siegmüller J (Hrsg) Ethische Aspekte in der Forschung mit Kindern. Perspektiven der Gesundheitsfachberufe. Peter Lang, Frankfurt a.M., S 23–38

Hemkens LG, Contopoulos-Ioannidis DG, Ioannidis JP (2016) Current use of routinely collected health data to complement randomized controlled trials: a meta-epidemiological survey. CMAJ Open 4(2):E132–140

Henderson GE, Churchill LR, Davis AM et al (2007) Clinical trials and medical care: defining the therapeutic misconception. PLoS Med 4(11):e324

Henschel A, Schrey D, Rothenberger G et al (2009) Kinder im Kontext klinischer Forschung: Wie ergebnisoffen sind randomisierte Studien bei Kindern? In: Boos J, Merkel R, Raspe H et al (Hrsg) Nutzen und Schaden aus klinischer Forschung am Menschen. Abwägung, Equipoise und normative Grundlagen. Deutscher Ärzte-Verlag, Köln, S 81–108

Hoffmann M, Schöne-Seiffert B (2009) Equipoise – ein Kriterium für die ethische Zulässigkeit klinischer Studien? In: Boos J, Merkel R, Raspe H et al (Hrsg) Nutzen und Schaden aus klinischer Forschung am Menschen. Abwägung, Equipoise und normative Grundlagen. Deutscher Ärzte-Verlag, Köln, S 53–79

Hüppe A, Raspe H (2009) Analyse und Abwägung von Nutzen– und Schadenspotenzialen aus klinischer Forschung. In: Boos J, Merkel R, Raspe H et al (Hrsg) Nutzen und Schaden aus klinischer Forschung am Menschen. Abwägung, Equipoise und normative Grundlagen. Deutscher Ärzte-Verlag, Köln, S 13–52

Ioannidis JPA et al (2015) Meta-research: evaluation and improvement of research methods and practices. PLoS Biol 13(10):e1002264

Joffe S, Truog RD (2008) Equipoise and randomization. In: Emanuel EJ, Grady C, Crouch RA et al (eds) The Oxford Textbook of Clinical Research Ethics. Oxford University Press, New York, pp 245–260

Kimmelman J, Henderson V (2016) Assessing risk/benefit for trials using preclinical evidence: a proposal. J Med Ethics 42: 50–53

Lignou S (2016) Towards an alternative account for defining acceptable risk in non-beneficial paediatric research. In: Strech D, Mertz M (eds) Ethics and Governance of Biomedical Research. Theory and Practice. Springer International Publishing Switzerland, pp. 163–173

Lantos JD (1999) The „inclusion benefit" in clinical trials. J Pediatr 134(2): 130–131

Mertz M (2011) Evidenzbasierte Klinische Ethik. Philosophische Untersuchungen zur Verwendung von Empirie und Evidenz in der (Medizin–)Ethik. GRIN Verlag, München/Ravensburg

Miller FG (2008) The ethics of placebo-controlled trials. In: Emanuel EJ, Grady C, Crouch RA et al (eds) The Oxford Textbook of Clinical Research Ethics. Oxford University Press, New York, pp 261–272

Pöschl M (2010) Von der Forschungsethik zum Forschungsrecht. Wieviel Regulierung verträgt die Forschungsfreiheit? In: Körtner HJ, Kopetzki C, Druml C (Hrsg) Ethik und Recht in der Humanforschung. Schriftenreihe Ethik und Recht in der Medizin Bd 5. Springer, Wien/New York, S 90–135

Raspe H (2007) Theorie, Geschichte und Ethik der Evidenzbasierten Medizin (EbM). In: Kunz R, Ollenschläger G, Raspe H et al (Hrsg) Lehrbuch Evidenz-basierte Medizin in Klinik und Praxis. Deutscher Ärzte-Verlag, Köln, S 15–29

Raspe H, Hüppe A, Strech D, Taupitz J (2012, Hrsg) Empfehlungen zur Begutachtung klinischer Studien durch Ethik-Kommissionen. 2. überarb. und aktual. Aufl. Deutscher Ärzte-Verlag, Köln

Rid A, Emanuel EJ, Wendler D (2010) Evaluating the risks of clinical research. JAMA 304(13): 1472–1479

Ringmann S, Siegmüller J (2013) Vorwort. In: Ringmann S, Siegmüller J (Hrsg) Ethische Aspekte in der Forschung mit Kindern. Perspektiven der Gesundheitsfachberufe. Peter Lang, Frankfurt a.M., S 7–8

Rycroft-Malone J et al (2004) What counts as evidence in evidence-based practice? J Adv Nurs 47(1): 81–90

Schickhardt C (2013) Ethische Überlegungen zu Forschung an Kindern in den Heilberufen. Placebogruppen und eine Alternative. In: Ringmann S, Siegmüller J (Hrsg) Ethische Aspekte in der Forschung mit Kindern. Perspektiven der Gesundheitsfachberufe. Peter Lang, Frankfurt a.M., S 23–38

Steurer J (2004) Medizin: Wo verlaufen die Grenzen der Wissenschaft? Praxis 93: 949–955

Straub RH (2006) Vernetztes Denken in der biomedizinischen Forschung. Vandenhoeck, Ruprecht, Göttingen

Strech D (2008) Evidenz und Ethik. Kritische Analysen zur Evidenz-basierten Medizin und empirischen Ethik. LIT Verlag, Berlin

Strech D, Mertz M (2012) Forschungsethische Grundprinzipien. In: Raspe H, Hüppe A, Strech D, Taupitz J (Hrsg) Empfehlungen zur Begutachtung klinischer Studien durch Ethik-Kommissionen. 2. überarb. und aktual. Aufl. Deutscher Ärzte-Verlag, Köln, S 1–8

Thieme H, Kraus M, McLaughlan K (2005) Erste Schritte hin zu einer Evidenz-basierten Praxis (EBP). Forum Logopädie 2(19): 12–16

Wegscheider K (2007) Pluralismus in der Evaluation. In: Kunz R, Ollenschläger G, Raspe H et al (Hrsg) Lehrbuch Evidenz-basierte Medizin in Klinik und Praxis. Deutscher Ärzte-Verlag, Köln, S 75–85

7

Qualitativ-naturalistische Forschung als Zugang zur Entwicklung, Analyse und Evaluation sprachtherapeutischer Interventionen

Hilke Hansen

© Springer-Verlag GmbH Deutschland 2018
R. Haring, J. Siegmüller (Hrsg.), *Evidenzbasierte Praxis in den Gesundheitsberufen*,
https://doi.org/10.1007/978-3-662-55377-0_7

7.1   Einleitung

>> Evidence of treatment effectiveness typically
    rests on the selection of decontextualized
    fragments of communicative behaviour
    intentionally chosen because they can be
    quantified for the purpose of demonstrating
    causality.
    (Kovarsky 2014, S. 75)

Dana Kovarsky, Sprachtherapieforscher an der University of Rhode Island, bündelt in diesem provokativen Satz seine grundlegende Kritik an der dominierenden experimentellen Interventionsforschung. Seiner Auffassung nach befördert die im logischen Positivismus verankerte Effektivitätsforschung ein fragmentiertes und dekontextualisiertes Verständnis von Sprache und Kommunikation. Um Veränderungen objektiv messbar zu machen, wird Sprache, so Kovarsky, auf abgrenzbare linguistische Ebenen sprachlicher Form (wie Syntax, Morphologie, Phonologie) reduziert und in Laborsituationen untersucht. Sprachliche und kommunikative Beeinträchtigungen erscheinen vor diesem Hintergrund als Konsequenz psycholinguistischer Auffälligkeiten des betroffenen Einzelnen. Kovarsky setzt dieser Sichtweise ein Verständnis entgegen, das Kommunikation als einen sozialen Prozess betrachtet und vom Zusammenwirken von Form, Inhalt und Gebrauch von Sprache im jeweiligen Kontext ausgeht. Kommunikative Beeinträchtigungen werden demzufolge in konkreten Interaktionen zwischen „Betroffenen" und „Nicht-Betroffenen" hervorgebracht und bearbeitet. Was dort geschieht, ist durch soziale, institutionelle und kulturelle Rahmungen beeinflusst, die z. B. die (kommunikativen) Erwartungen und Wertvorstellungen der beteiligten Akteure prägen (Kovarsky 2014).

Kovarskys Grundsatzkritik soll in diesem Beitrag nicht als Einstieg in eine – oftmals fruchtlose – Abgrenzungs- und Rechtfertigungsdebatte dienen (vgl. z. B. Sackett und Wennberg 1997), sondern in ihrer Zuspitzung den spezifischen Zugang qualitativ-naturalistischer Forschung verdeutlichen. Auch wenn die vielfältigen Forschungstraditionen der qualitativen Sozialforschung differenzierte methodologische Positionen entwickelt haben (vgl. z. B. Creswell 2009), kann die intensive, kontextbezogene

Untersuchung (möglichst) alltäglicher Situationen als charakteristisch beschrieben werden. Qualitativ Forschende versuchen – u. a. durch einen geringen Grad an Standardisierung der Datenerhebung und -auswertung – sicherzustellen, dass Neues und Unerwartetes wahrgenommen und rekonstruiert werden kann. Dabei ist die Annahme grundlegend, dass Menschen Situationen definieren, Bedeutungen zuschreiben und auf dieser Basis miteinander interagieren. Denzin und Lincoln fassen diesen Zugang in einer vielfach zitierten Definition zusammen:

>> Qualitative researchers study things in their
    natural settings, attempting to make sense of,
    or interpret, phenomena in terms of meanings
    people bring to them.
    (Denzin und Lincoln 2011, S. 3)

Viele qualitative Forschungstraditionen gehen davon aus, dass soziale Realität ein Ergebnis kognitiver und psychosozialer Prozesse ist. Eine zentrale Konsequenz dieser Perspektive ist, dass verschiedene soziale Realitäten nebeneinander existieren können. Auch Forschungsergebnisse sind vor diesem Hintergrund eine Form der sozialen Konstruktion, die der intensiven Reflexion des jeweiligen Standpunkts bedarf.

Auch wenn in der englischsprachigen Sprachtherapieforschung der quantitativ-experimentelle Forschungsstil klar dominiert, hat sich in den vergangenen beiden Jahrzehnten eine lebendige qualitative Forschungslandschaft entwickelt. Diese Entwicklung dokumentiert sich u. a. in Schwerpunktheften wichtiger sprachtherapeutischer Fachzeitschriften wie dem *American Journal of Speech-Language Pathology* (Damico und Simmons-Mackie 2003), *Aphasiology* (Damico et al. 1999) und der australischen Zeitschrift *Acquiring Knowledge in Speech Language and Hearing* (Davidson und McAllister 2002). Das 2014 in den USA erschienene *Handbook of Qualitative Research in Communication Disorders* (Ball et al. 2014) bietet einen eindrucksvollen Einblick in die Vielfalt und das Potenzial qualitativer Zugänge in der Sprachtherapie.

Die zunehmende Bedeutung qualitativer Forschung ist beeinflusst durch eine wachsende Aufmerksamkeit für soziale und psychische Einflüsse auf Gesundheit und Krankheit. U. a. hat die weltweite Verbreitung des biopsychosozialen Modells der

ICF (Internationale Klassifikation der Funktionsfähigkeit, Behinderung und Gesundheit, DIMDI 2005) dazu beigetragen, dass das traditionelle medizinische Konzept sprachtherapeutischer Praxis vermehrt durch ein soziales Konzept erweitert wird. Im medizinischen Konzept konzentriert sich die sprachtherapeutische Arbeit auf die Diagnostik und Behandlung der mit Störungen der Sprache eines Betroffenen „assoziierten motorischen, auditiven und visuellen Basisfunktionen" (Ewers et al. 2012). Im sozialen Konzept rückt die alltägliche Lebens- und Kommunikationssituation eines Menschen in seinem Umfeld in den Mittelpunkt. In der Sprachtherapie wird daran gearbeitet, soziale und persönliche Barrieren kommunikativer Teilhabe zu identifizieren und zu minimieren (vgl. Duchan 2001). Dieser Ansatz wird insbesondere für die sprachtherapeutische Intervention bei chronischen Beeinträchtigungen intensiv diskutiert. Beispielsweise in der Aphasieforschung und -therapie kommt dem sogenannten „social approach" im englischsprachigen Raum wachsende Bedeutung zu (vgl. Chapey et al. 2000; Kagan et al. 2008; Simmons-Mackie et al. 2007b).

Das Verständnis sozialer Handlungen und Erfahrungen ist zentraler Gegenstand der vielfältigen Traditionen qualitativer Sozialforschung. Sie bieten der Sprachtherapieforschung ein breites Repertoire systematischer Methoden, das dazu beitragen kann, die Komplexität von Kommunikation und Kommunikationsstörungen als sozialen Phänomenen zu entdecken und zu verstehen (vgl. Simmons-Mackie 2014).

Anders als im englischsprachigen Raum finden sich in der aktuellen Landschaft deutschsprachiger Sprachtherapieforschung nur vereinzelt Forschungsarbeiten im qualitativ-naturalistischen Forschungsstil. Der vorliegende Beitrag möchte vor diesem Hintergrund die spezifischen Möglichkeiten und Leistungen qualitativer Sozialforschung in der Erforschung von Kommunikation, ihren Störungen und deren Veränderung durch sprachtherapeutische Interventionen vorstellen. Der Text versteht sich dabei nicht als umfassende Übersichtsarbeit, sondern skizziert – unterstützt durch ausgewählte Beispielstudien – Themenbereiche, in denen der Einsatz qualitativer Forschungsmethoden ein hohes Potenzial für die Sprachtherapieforschung aufweist. Die Darstellung fokussiert nicht den spezifischen Beitrag verschiedener qualitativer Forschungstraditionen

(Ball et al. 2014; Creswell 2009; Starks und Trinidad 2007) oder die Relevanz qualitativer Forschung in Hinblick auf einzelne sprachtherapeutische Fachgebiete (Damico et al. 1999; Tetnowski und Damico 2001). Auch der Einsatz qualitativer Techniken in der sprachtherapeutischen Praxis wird nicht thematisiert (Hansen und Schneider 2015; Kohler 2016; Simmons-Mackie und Damico 1996, 2001). Im Zentrum stehen die folgenden vier sprachtherapeutischen Forschungsthemen in ihrer Bedeutung für die Entwicklung, Analyse und Evaluation sprachtherapeutischer Interventionen:

- Leben mit kommunikativ-sprachlichen Beeinträchtigungen,
- ungestörte und beeinträchtigte Alltagskommunikation,
- Interaktion im Therapiealltag,
- Prozess- und Ergebnisevaluation sprachtherapeutischer Intervention.

7.2 Leben mit kommunikativ-sprachlichen Beeinträchtigungen

Wie Menschen Krankheit und Gesundheit erleben und ihre alltägliche Lebenssituation erfahren, ist eine der klassischen und grundlegenden Fragestellungen qualitativer Gesundheitsforschung (Morse 2012). Dabei steht vielfach die Intention im Zentrum, die „Insiderperspektive" Betroffener sichtbar und nachvollziehbar zu machen. Oftmals handelt es sich um Menschen, die mit chronischen Beeinträchtigungen leben und deren Perspektiven und Stimmen bisher – auch in der Gesundheitsversorgung – wenig gehört worden sind. Ergänzend oder kontrastierend werden zudem Erfahrungen und Sichtweisen von Eltern, Familien und Eheleuten untersucht. Auch im Bereich der Beeinträchtigung der Kommunikation stehen chronisch Betroffene im Mittelpunkt qualitativer Forschung (Baylor et al. 2011). Vielfach sind das Menschen mit Aphasie (Parr et al. 1998) oder stotternde Menschen (Corcoran und Stewart 1998), aber auch Erwachsene, die von degenerativen Störungen der Kommunikation betroffen sind (z. B. Shadden et al. 2008). Kindliche Perspektiven auf Kommunikation, Kommunikationsstörungen und Lebensqualität werden zunehmend thematisiert (z. B. Markham et al. 2009; Merrick und Roulstone 2011). Arbeiten zum Erleben von Angehörigen und Eltern, beispielsweise von Müttern einkommensschwacher Familien, deren Kinder mit Sprachentwicklungsstörungen leben (z. B. Scheffner Hammer 2014), ergänzen den Blick auf die Alltagserfahrung.

Qualitative Studien zum Erleben von Gesundheit, Krankheit und Behinderung umfassen ein breites thematisches Spektrum, das von der Wahrnehmung spezifischer Aspekte und Phasen im Verlauf des Lebens mit einer Erkrankung über die Bewältigung des Alltags und der Krankheit bis hin zur individuellen Erfahrung mit Interventionen und den beteiligten Gesundheitsprofessionellen reicht. In einer ressourcenorientierten Perspektive ist in den vergangenen Jahren verstärkt auch die positive Erfahrung des Lebens mit einer Beeinträchtigung thematisiert worden (Brown et al. 2012; Fraas und Calvert 2009). In der Datenerhebung werden neben (teilnehmenden) Beobachtungen von Alltags- und Interventionssituationen vor allem vielfältige qualitative Interviewformen eingesetzt, die das Verständnis von Relevanzsetzungen und Sichtweisen der Befragten unterstützen (Flick 2002). Wichtige Zugänge bieten Analysen biographischer Berichte und Erzählungen Betroffener, aber auch sogenannte autoethnografische Studien, wie beispielsweise die Arbeit des an ALS erkrankten Soziologen Albert B. Robillard, die u. a. eine intensive Beschreibung und Analyse seiner kommunikativen Erfahrungen auf einer Intensivstation beinhaltet (Robillard 1999).

Ein eindrucksvolles Forschungsbeispiel für die Auseinandersetzung mit der Alltagserfahrung von Menschen, die seit vielen Jahren mit einer schweren Aphasie leben, bietet eine Studie von Susie Parr – einer englischen Aphasietherapeutin und -forscherin, die sich in verschiedenen Arbeiten intensiv mit den Erfahrungen von Menschen mit Aphasie und ihren Angehörigen auseinandergesetzt hat (Parr 2007; Parr et al. 1998; Pound et al. 2001). In einem ethnografischen Studiendesign (vgl. z. B. Nelson et al. 2014) nimmt Parr an jeweils 3 Alltagssituationen von 20 Menschen mit ausgeprägten Aphasien teil (Parr 2007). In Feldnotizen und Beobachtungsprotokollen hält sie ihre Beobachtungen zum Umfeld, zu Akteuren, Ereignissen und Interaktionen fest. Ergänzt werden diese Daten durch persönliche, methodische und interpretierende Anmerkungen. In der Datenauswertung steht das Konzept der Exklusion im Mittelpunkt. In beeindruckenden Bildern beschreibt Parr die alltägliche Exklusion, die die Beteiligten in vielfältigen Situationen und Formen erleben.

Als Ergebnis ihrer Analyse unterscheidet sie drei miteinander verbundene Ebenen der Exklusion: Infrastrukturelle Exklusion betrifft den vielfach massiv erschwerten Zugang zu Arbeit, adäquatem Einkommen, Gesundheits- und Bildungsleistungen, Freizeit, Wohnraum, Medien und Kommunikationstechnologien. Unter interpersoneller Exklusion fasst Parr die stark eingeschränkten Möglichkeiten, den Kontakt und Austausch mit Familienangehörigen, Nachbarn, Freunden und Arbeitskollegen aufrechtzuerhalten. Sie zeigt, dass Begegnungen mit professionellen Helfern vielfach durch erfolg- und respektlose Kommunikationssituationen gekennzeichnet sind. Viele der beobachteten professionellen Akteure und Ehrenamtlichen haben keine Vorstellungen davon, wie sie die soziale Teilhabe von Menschen mit Aphasie unterstützen können und was diese behindert. Gespräche, die ohne Bezug zu den Betroffenen geführt werden, tragen dazu bei, dass diese zunehmend „unsichtbar" werden. Entsprechend ist die dritte, personelle Ebene der Exklusion durch Entfremdung, Isolation, Langeweile, den Verlust von Identität und Selbstwertgefühl, Depression und Apathie, aber auch Wut und Ärger gekennzeichnet. Der folgende Textausschnitt ermöglicht einen Blick in diese emotionale Situation und zeigt Reaktionen auf den massiven Verlust von Kontrolle über alltägliche Entscheidungen:

» Although some families endeavoured to include the person with aphasia in decisions, the study revealed very little evidence of people with severe aphasia exercising choice and control in their day-to-day lives, other than at the most basic level. The most powerful manifestations of this control were often nonverbal. Donald closed his eyes to shut out other people in the room, sometimes for 10 minutes at a time. Anthea would focus her gaze on what she was eating rather than continuing an interaction. Jean kept her eyes fixed on the television rather than turning to greet her visitor.
(Parr 2007, S. 115)

Das gewählte ethnografische Studiendesign ermöglicht es Parr, die Kluft zwischen einer offiziellen Politik der Inklusion und der erlebten Alltagssituation von Menschen mit schweren Aphasien sichtbar werden zu lassen. Ihre Datenanalyse zeigt eindrucksvoll, dass die alltägliche Erfahrung des Lebens mit einer Aphasie in entscheidender Weise durch die Reaktionen und Verhaltensweisen von Familien, Freunden, professionellen und nicht-professionellen Helfern, Institutionen und Gemeinden beeinflusst wird. Parr verfolgt dabei eine emanzipatorische Intention, die eine zentrale Aufgabe von Forschung in der Fürsprache für Menschen sieht, die ihre eigene Stimme nicht erheben können. Entsprechend leitet die Autorin aus ihrer Analyse konkrete und differenzierte Forderungen ab – wie z. B. Schulungen zur unterstützenden und respektvollen Kommunikation mit Menschen mit Aphasie, aber auch die gezielte Auditierung der Rahmenbedingungen, die Gesundheits- und Pflegeeinrichtungen für eine kommunikative Teilhabe schaffen.

Die qualitativ-naturalistische Auseinandersetzung mit dem Erleben einer schweren Aphasie ermöglicht der Autorin, Unterstützungs- und Versorgungsbedarfe sowie Zugangsbarrieren aus der Perspektive der betroffenen Menschen und ihrer nahen Angehörigen zu identifizieren. Es wird erkennbar, dass die „Insiderperspektive" eine erweiterte sprachtherapeutische Aufgabendefinition nahelegt, die u. a. durch eine intensive Zusammenarbeit mit Ehrenamtlichen, Dienstleistern und Institutionen in den Bereichen Gesundheit, Arbeit, Erziehung und Freizeit gekennzeichnet ist. Parrs Studie illustriert beispielhaft, dass die ethnografische Grundidee, die Welt aus der Sicht der „Anderen" zu sehen, ein hohes anwendungsbezogenes Potenzial in der nutzerorientierten Gestaltung sprachtherapeutischer Aufgabenbereiche und Interventionskonzepte aufweist.

Während Parr (2007) die strukturelle Gestaltung sprachtherapeutischer Angebote in den Blick nimmt, verdeutlicht die ebenfalls ethnografisch angelegte Studie von Rozanne Barrow die Bedeutung der Innensicht für ein erweitertes Verständnis der klassischen sprachtherapeutischen Face-to-Face-Intervention (Barrow 2008). Barrow zeigt anhand intensiver Fallstudien, dass das Leben mit einer Aphasie eine einzigartige und komplexe Erfahrung darstellt. Diese Erfahrung wird, so Barrows Analyse, stark durch die

individuelle Konstruktion oder das „Narrativ" einer (kommunikativen) Behinderung geprägt. Gesellschaftlich vorherrschende „Narrative" von Behinderung und Gesundheit beeinflussen vielfach diese individuellen Konstruktionen entscheidend. Am Beispiel von „Anne's Story" zeigt Barrow, wie das Erleben der eigenen kommunikativen Behinderung als Inkompetenz und Unvollständigkeit dazu führt, dass Annes Leben auch 2 Jahre nach ihrem Schlaganfall fast ausschließlich um Aktivitäten kreist, die eine Verbesserung ihrer Leistungen versprechen. Sprachtherapeutinnen und -therapeuten sind, so Barrows Schlussfolgerung, gefordert, sich mit dem Erleben des individuellen Menschen auseinanderzusetzen und ggf. die Annäherung an ein verändertes lebensleitendes „Narrativ" zu unterstützen. Die Autorin beschreibt die Reflexion der eigenen therapeutischen Konstruktionen von Aphasie und Behinderung als grundlegende Voraussetzung (Barrow 2008). Sie versteht diesen Arbeitsschwerpunkt explizit als – notwendige – Erweiterung der Arbeit an sprachlich-kommunikativen Kompetenzen (Barrow 2011).

Ein Teil der Erfahrung des Lebens mit kommunikativen Beeinträchtigungen ist die sprachtherapeutische Intervention selbst. Entsprechend stellen verschiedene qualitative Forschungsprojekte diesen Ausschnitt der Erfahrung in den Mittelpunkt ihres Forschungsinteresses. Eine zentrale Intention liegt dabei darin, die – in einem durch Expertenwissen und -maßstäbe bestimmten Handlungsfeld noch wenig berücksichtigte – Perspektive der Nutzerinnen und Nutzer sichtbar zu machen (Hersh 2009). Die Auseinandersetzung mit den vielfältigen Erfahrungen und Bedarfen derer, die Sprachtherapie in Anspruch nehmen, wird als zentrale Grundlage einer nutzerorientierten Weiterentwicklung von Interventionen und Angeboten verstanden.

In einem an der Grounded Theory orientierten methodischen Zugang (Hersh und Armstrong 2014; Strauss und Corbin 1996) setzen Merrick und Roulstone (2011) sich mit der Frage auseinander, wie 7- bis 10-jährige Kinder in sprachtherapeutischer Behandlung ihre Kommunikation, ihre kommunikativen Beeinträchtigungen und die Sprachtherapie sehen. Um den rein verbalen Zugang offener Interviews zu ergänzen, wird den Kindern dabei u. a. angeboten zu zeichnen oder zu fotografieren. Die Analyse der Interviewdaten verdeutlicht drei unterschiedliche Formen des kindlichen Sprechens über Kommunikation und Sprachtherapie: im Sinne einer Störung im medizinischen Modell, als Beschreibung eines selbstgewählten Verhaltens und als eine erlernte und erlernbare Fähigkeit. Die Autorinnen zeigen anhand ihrer Daten, dass das Verständnis von Kommunikation als eine Frage des Lernens für die Kinder mit einer positiven Haltung gegenüber sich selbst, den eigenen Möglichkeiten und den Hilfestellungen durch andere verbunden ist. Wie Kommunikationsstörungen und ihre Veränderung in der Sprachtherapie thematisiert werden, hat – so die Schlussfolgerung der Autorinnen – Konsequenzen für das Selbstbewusstsein der Kinder, ihre Rolle und Selbstverantwortung in der Therapie und letztlich für das Therapieergebnis. Merrick und Roulstone (2011) zeigen, dass die befragten Kinder Kommunikationsstörungen als stark beeinflusst durch die jeweilige Kommunikationssituation und die daran beteiligten Personen wahrnehmen. Nach Auffassung der Autorinnen legt dieses Ergebnis nahe, die soziale Perspektive der Kinder sowohl in der sprachtherapeutischen Diagnostik als auch in der Gestaltung der Intervention zu berücksichtigen.

Auch Fourie sowie Fourie, Crowley und Oliviera stellen die Frage, wie Erwachsene (Fourie 2009) und Kinder (Fourie et al. 2011) Sprachtherapie erleben. Dabei richten sie den Blick auf die Erfahrung der Qualität der therapeutischen Beziehung, die insbesondere von den erwachsenen Klientinnen und Klienten als essenziell für ein positives Therapieergebnis wahrgenommen wird. Ähnlich wie die Untersuchung von Merrick und Roulstone (2011) verweisen die beiden Studien auf die Bedeutung allgemeiner Wirkfaktoren für die Sprachtherapie. Anders als in der Psychotherapieforschung (Pfammatter et al. 2012; Wampold 2015) sind diese in der sprachtherapeutischen Wirkungsforschung bisher noch weitestgehend unberücksichtigt geblieben. Die qualitative Auseinandersetzung mit der Perspektive der Klientinnen und Klienten unterstützt das Verständnis der sprachtherapeutischen Intervention als einen komplexen sozialen Prozess und eröffnet den Zugang zu einem differenzierten Verständnis allgemeiner Wirkfaktoren. Qualitative Forschung zum Erleben von Klientinnen und Klienten trägt auf diese Weise grundlegend zum Verständnis der Wirkung von Sprachtherapie bei und unterstützt die empirisch begründete Entwicklung einer Theorie sprachtherapeutischer Intervention.

7.3   Ungestörte und beeinträchtigte Alltagskommunikation

Menschliches Handeln in alltäglichen sozialen Situationen steht im Zentrum qualitativer Sozialforschung. Kommunikation ist grundlegender Bestandteil jeder sozialen Situation und untrennbar verwoben mit dem Verständnis sozialer Beziehungen und Strukturen. Qualitative Studien haben sich entsprechend intensiv mit Sprache, Kommunikation und sozialer Interaktion in Alltagssituationen auseinandergesetzt. Einer an der Unterstützung alltäglicher kommunikativer Kompetenz orientierten Sprachtherapie bieten die hier gewonnenen Erkenntnisse eine grundlegende Wissensbasis. Sie unterstützen ein differenziertes Verständnis dessen, was Menschen in unterschiedlichen Interaktionskontexten als normale Kommunikation und angemessene Teilhabe wahrnehmen. In einer mikroanalytischen Perspektive können kommunikative Muster und Strukturen identifiziert werden, mit denen Menschen in Interaktionen handeln, soziale Beziehungen gestalten und ihre Identität ausdrücken.

Qualitativ Forschende verschiedenster disziplinärer Herkunft haben in den vergangenen Jahrzehnten zudem die Alltagskommunikation von Menschen untersucht, die von sprachlich-kommunikativen Beeinträchtigungen betroffen sind (vgl. z. B. Bloch und Wilkinson 2004; Kovarsky 2014). Im Vergleich mit „normaler" Kommunikation werden spezifische kommunikative Muster und Strategien erkennbar. Die Analyse des Alltags mit einer kommunikativen Beeinträchtigung verweist zudem auf soziale Mechanismen und kulturelle Orientierungen, die für die Zuschreibung kommunikativer Kompetenz oder Inkompetenz maßgeblich sind. Qualitative Forschung zur Alltagskommunikation kann damit, ebenso wie beispielsweise die Untersuchung kognitiver Prozesse der Sprachverarbeitung, als Grundlagenforschung für eine alltagsorientierte Sprachtherapie betrachtet werden.

In einem 2003 erschienenen Artikel geben Nina N. Simmons-Mackie und Jack S. Damico einen Einblick in zentrale Ergebnisse klassischer qualitativer

Studien der Soziologie, Anthropologie, Ethnomethodologie, Linguistik sowie Psychologie und diskutieren ihre Bedeutung und Weiterführung in der Sprachtherapie (Simmons-Mackie und Damico 2003). Das Autorenpaar hebt in diesem sehr lesenswerten Text einerseits das Potenzial qualitativer Forschung in der Untersuchung kognitiver und sprachlicher Entwicklungsprozesse hervor. Simmons-Mackie und Damico (2003) zeigen, dass zentrale theoretische Konzepte und Grundlagen des Verständnisses kindlicher Entwicklung auf den Ergebnissen qualitativer Studien – vielfach Langzeitbeobachtungen in alltäglichen Kontexten – basieren. Neben den Beobachtungsstudien von Piaget zur kognitiven Entwicklung seien an dieser Stelle beispielhaft Bruners Arbeiten zum kindlichen Spracherwerb genannt, die die interaktionistische Spracherwerbstheorie maßgeblich prägen.

Als weiteren zentralen Wissensbestand qualitativer Sozialforschung diskutieren Simmons-Mackie und Damico Erkenntnisse zu den grundlegenden Eigenschaften und Kennzeichen alltäglicher Kommunikation. Vergleichbar mit Kovarsky (2014) sieht das Autorenpaar den naturalistischen Zugang zu alltäglichen Situationen als notwendigen Ausgangspunkt der Analyse von Sprache und Kommunikation. Eine Vielzahl qualitativer Studien hat auf dieser Basis das synergistische Zusammenwirken vielfältiger Aspekte der Kommunikation rekonstruiert, die in der experimentellen Forschung in der Regel isoliert betrachtet werden – wie beispielsweise verschiedene Bereiche der Kommunikation (z. B. Sprechen, Sprache, Gestik, Mimik, Prosodie), linguistische Ebenen (z. B. Morphologie, Syntax, Phonetik, Semantik, Pragmatik) und kognitive Funktionen wie Gedächtnis oder Intelligenz (Simmons-Mackie und Damico 2003). Darüber hinaus konnten qualitative Studien den Einfluss vielfältiger Kontextbedingungen einer konkreten Interaktionssituation auf die Kommunikation und das Verständnis von Äußerungen detailliert rekonstruieren. Beispiele für solche Kontextbedingungen sind etwa die Anzahl und das Verhältnis der Beteiligten, aber auch vielfältige strukturelle Aspekte, wie z. B. kulturelle Überzeugungen oder soziale und institutionelle Rahmungen.

Simmons-Mackie und Damico (2003) stellen als weiteren Beitrag die empirische Auseinandersetzung mit der Multifunktionalität sprachlicher Äußerungen in den Mittelpunkt. Die unterschiedlichen Funktionen sprachlicher Äußerungen über die Vermittlung von Inhalten hinaus sind seit vielen Jahrzehnten Gegenstand theoretischer Überlegungen der Linguistik und Philosophie. Empirisch-qualitative Arbeiten konnten zeigen, wie diese Funktionen in konkreten Situationen realisiert und ausgehandelt werden – beispielsweise in der Herstellung von Beziehung und Identität in Alltagsgesprächen.

Insbesondere konversationsanalytische Untersuchungen leisten in den vergangenen Jahrzehnten vielfältige Beiträge zum Verständnis und zur Analyse alltäglicher sozialer Interaktionen. In ihrer klassischen – auf der Ethnomethodologie beruhenden – Form konzentriert sich die Konversationsanalyse auf die formalen Praktiken der Organisation von Interaktion. Im Mittelpunkt des Interesses steht weniger der Inhalt eines Gesprächs als das „Wie" der Herstellung sozialer Wirklichkeit in der Interaktion. Analysiert wird, wie die Akteure im Vollzug ihres Handelns das Geschehen gestalten, strukturieren und damit soziale Ordnung hervorbringen. Ein zentrales methodisches Kennzeichen ist die streng sequentielle Vorgehensweise, d. h., es wird konsequent darauf verzichtet, Sequenzen durch Äußerungen zu erklären, die erst später im Verlauf eines Gesprächs geäußert werden. Auch der Einfluss sozialer oder institutioneller Kontextbedingungen einer Interaktion wird nicht als gegeben betrachtet, sondern seine Aktualisierung in der konkreten Gesprächssituation untersucht (vgl. Wilkinson 2014).

Ein wichtiges Ergebnis konversationsanalytischer Studien ist die Rekonstruktion von Kommunikation als ein kollaborativer, also gemeinschaftlicher Prozess (Simmons-Mackie und Damico 2003). Die in traditionellen Modellen als Sender und Empfänger beschriebenen Beteiligten entwickeln gemeinsam Bedeutungen und handeln diese im Gesprächsverlauf aus. In verschiedenen konversationsanalytischen Studien ist es gelungen, Muster und Strukturen herauszuarbeiten, mit denen das gemeinsame Herstellen von Bedeutung und sozialer Wirklichkeit in der Interaktion umgesetzt wird. Für die Sprachtherapie hat ein kollaboratives Verständnis von Kommunikation grundlegende Bedeutung: Diagnostik und Intervention können sich nicht (länger) ausschließlich auf Betroffene konzentrieren. Wichtige Menschen ihres Umfelds müssen mit einbezogen werden, um erfolgreiche Veränderungen alltäglicher Kommunikationssituationen und -erfahrungen erreichen zu können.

Insbesondere in der Aphasieforschung sind spezifische Formen der Kollaboration von Menschen mit Aphasie und ihren Gesprächspartnern in Alltagsgesprächen intensiv untersucht worden (vgl. z. B. Milroy und Perkins 1992). Im deutschen Sprachraum kommen dabei den konversationsanalytischen Arbeiten von Angelika Bauer und Peter Auer (Auer 2014; Bauer 2009; Bauer et al. 2009) grundlegende Bedeutung zu. In ihrer 2009 erschienenen Dissertation setzt sich Angelika Bauer beispielsweise mit der Frage auseinander, wie sprachgesunde und aphasische Gesprächspartner versuchen, Beteiligung an Alltagsgesprächen herzustellen und zu sichern. Ihr zentrales Anliegen ist zu zeigen, unter welchen Bedingungen und in welchen spezifischen Formen es Menschen mit schweren Aphasien gelingen kann, aktiv und verantwortlich an Gesprächen mit mehreren Beteiligten teilzuhaben. Bauer hebt dabei insbesondere die soziale Funktion von Alltagsgesprächen hervor. In Gesprächen werden nicht nur Informationen übermittelt und Aktivitäten umgesetzt, sondern es geht ebenso darum, soziales Miteinander zu gestalten und dabei das Ansehen und „Gesicht" aller Beteiligten zu wahren. Gespräche sind der zentrale Ort, an dem soziale Isolation und/oder soziale Teilhabe im Alltag realisiert und erlebt werden (Bauer 2009).

Auch in einem 2015 veröffentlichten Artikel geht Bauer der Frage nach, wie Partizipationsmanagement in alltäglichen Gesprächssituationen, an denen Menschen mit Aphasie beteiligt sind, gestaltet wird. Anders als Parr (2007, s. ▶ Abschn. 7.2), die in ihrer ethnografischen Studie Gesprächssituationen beobachtet, in denen Aphasikerinnen und Aphasiker aktiv ausgeschlossen werden, stellt Bauer familiär-private Gesprächssituationen ins Zentrum, in denen vertraute sprachgesunde Partner intensiv bemüht sind, soziale Teilhabe zu sichern. Durch den Vergleich mit Formen des Partizipationsmanagements in normalen Gesprächen gelingt es Bauer, spezifische kollaborative Partizipationsstrukturen zu identifizieren, die als Problemlösungsstrategien eingesetzt werden. Sprachgesunde wirken – in einer Assistenzfunktion, als legitimierte Teampartner oder in Form eines kommunikativen Duetts – an den Äußerungen der aphasischen Gesprächspartner mit und können so deren

Beteiligung sichern. Von entscheidender Bedeutung ist dabei, dass die Kollaboration durch die aphasischen Gesprächspartner initiiert wird und diese sich als aktiv Gestaltende der Kommunikationssituation zeigen und erleben können. Gelingt das nicht, verlieren aphasische Gesprächsteilnehmer ihre Steuerungsmöglichkeiten und können die Gesprächssituation als marginalisierend und gesichtsbedrohend erleben (Bauer 2015).

Partizipationsmanagement in aphasischen Gesprächen erfordert von sprachgesunden Gesprächspartnern hohes Engagement, Wissen über das aphasische Störungsbild und besondere interaktive Kompetenzen. Eine alltags- und partizipationsorientierte Sprachtherapie ist gefordert, zunächst die Problemlösungsstrategien kennenzulernen, die Menschen mit Aphasie und ihr nahes Umfeld in der Adaption an eine Aphasie entwickelt haben. Auf dieser Basis können Therapeutinnen und Therapeuten daran arbeiten, Paare und Familien darin zu unterstützen, sich erweiterte Ressourcen zu erschließen, die sie darin unterstützen, im Alltag miteinander im Gespräch zu bleiben (Bauer 2009).

Die Erforschung und detaillierte Kenntnis der Bedingungen, Möglichkeiten und Ressourcen alltäglichen Partizipationsmanagements sind vor diesem Hintergrund von zentraler Bedeutung für die sprachtherapeutische Diagnostik und Intervention. Das gilt nicht nur für die Aphasie-Intervention, sondern für alle weiteren Fachgebiete, in denen Sprachtherapeutinnen und -therapeuten mit chronisch beeinträchtigen Menschen und ihrem nahen Umfeld zusammenarbeiten (vgl. z. B. Bloch und Wilkinson 2004, 2011). Qualitative konversationsanalytische Studien ermöglichen differenzierte Analysen ungestörter und beeinträchtigter Kommunikation im Alltag, die ein hohes Anwendungspotenzial für eine an Teilhabe orientierte Sprachtherapie aufweisen.

7.4   Interaktion im Therapiealltag

Nachdem in den vorangegangenen Abschnitten das individuelle Erleben und die differenzierte Analyse beeinträchtigter Kommunikation im Alltag als zentrale Gegenstände skizziert worden sind, stellt der nachfolgende Abschnitt die Auseinandersetzung mit der sprachtherapeutischen Intervention selbst in den Mittelpunkt. Qualitative Sprachtherapieforschung richtet ihren Blick in den vergangenen beiden Jahrzehnten zunehmend auf das, was im therapeutischen Alltag geschieht (Simmons-Mackie und Damico 2011). In der experimentell-quantitativ orientierten Interventionsforschung erscheint Sprachtherapie als die Anwendung klar definierter Aufgaben und methodisch-technischer Vorgehensweisen. Den Grundannahmen des logischen Positivismus folgend, sollen die Wirkung ausgewählter sprachtherapeutischer Konzepte und Verfahren isoliert untersucht und alle weiteren Einflussfaktoren kontrolliert werden. In Praxis und Forschung vielfach diskutierte Wirkfaktoren, wie beispielsweise der Aufbau und die Sicherung einer kooperativen sprachtherapeutischen Arbeitsbeziehung (Göldner im Druck), bleiben unberücksichtigt und unverstanden. Qualitative Forschung nähert sich dem Verständnis von Sprachtherapie in einer offenen und alltagsbezogenen Perspektive. Das Therapiegeschehen wird als ein komplexer sozialer Prozess betrachtet, der in und durch die Interaktion aller beteiligten Akteure realisiert und gestaltet wird. Nicht nur die spezifischen Voraussetzungen, die die Beteiligten in diese Interaktion mitbringen, sondern auch soziale Regeln, kulturelle Orientierungen und institutionelle Rahmungen prägen den individuellen Therapieprozess.

Qualitative Untersuchungen des sprachtherapeutischen Therapiealltags arbeiten mit unterschiedlichen methodischen Zugängen und thematischen Schwerpunkten: Narrative und phänomenologische Studien stellen das Erleben der beteiligten Akteure in den Mittelpunkt (vgl. ▶ Abschn. 7.2). Konversations- oder Diskursanalysen fragen in mikroskopischen Betrachtungen, wie die beteiligten Akteure durch ihr Handeln und Interagieren das Therapiegeschehen strukturieren, aber auch konkrete Formen einer therapeutischen Beziehung herstellen und darin ihre eigene Identität formen (z. B. Leahy 2004). Ethnografische Ansätze untersuchen, wie Kultur in Interaktionen realisiert wird, und nehmen soziale Praktiken und Regeln sprachtherapeutischer Intervention in den Blick (z. B. Damico und Augustine 1995; Kowarsky und Maxwell 1992).

Ein deutschsprachiges Beispiel für eine qualitative Annäherung an das, was alltägliche Sprachtherapie ausmacht, bietet die 2009 erschienene Dissertation der Verfasserin dieses Beitrags (Hansen 2009). In einer methodisch an der Grounded Theory orientierten Feldforschungsstudie in einer ambulanten logopädischen Praxis untersucht Hansen die vielfältigen Aktivitäten und Interaktionen, die die beteiligten Akteure einsetzen, um eine Verbesserung sprachlich-kommunikativer Kompetenzen zu erreichen. Sie unterscheidet vier charakteristische Arbeitstypen (Strauss et al. 1985) eines sprachtherapeutischen Therapieprozesses: Kontaktarbeit, Kooperationsarbeit, Ausrichtungsarbeit und Veränderungsarbeit. Diese Arbeitstypen werden von allen Beteiligten in vielfältigen Arbeitsmustern – wie z. B. der Erfolgsarbeit (Arbeitstyp Kooperation) oder der Fortschrittsarbeit (Arbeitstyp Ausrichtung) – realisiert. Die konkrete Ausgestaltung der Arbeitsmuster wird u. a. durch verschiedene Modelle der Intervention (z. B. funktionsorientiert-individuell) beeinflusst.

Hansens Untersuchung verdeutlicht den Stellenwert der Kontakt- und Kooperationsarbeit im Therapieprozess. Therapeutinnen und Therapeuten, Klientinnen und Klienten sowie ihre Angehörigen arbeiten kontinuierlich daran, einen als angemessen erlebten Kontakt und eine als tragfähig wahrgenommene Form der Kooperation zu entwickeln und zu sichern. Kontakt und Kooperation werden als grundlegend für eine gemeinsame Ausrichtung und das Erreichen von Veränderungszielen verstanden. Gleichzeitig werden diese Anteile sprachtherapeutischer Arbeit nur rudimentär dokumentiert und nach außen berichtet. Sie bleiben damit weitgehend unsichtbare und kaum explizierte Bestandteile, die der individuellen therapeutischen Reflexion, aber auch der sprachtherapeutischen Konzeptentwicklung und Wirkungsforschung nur eingeschränkt zugänglich sind (Hansen 2009).

Mit bisher kaum sichtbaren und/oder wenig reflektierten sprachtherapeutischen Interaktionsmustern und ihren Konsequenzen beschäftigt sich auch eine wachsende Anzahl konversations- und diskursanalytischer Untersuchungen. So untersucht beispielsweise Walsh (2007) die Bedeutung von Smalltalk in der Sprachtherapie. Wenn Klientinnen und Klienten in informellen Situationen als gleichberechtigte Gesprächspartner agieren können, verringert das die in allen klinischen Begegnungen bestehenden Asymmetrien und unterstützt Vertrauen und

Kooperation. Simmons-Mackie, Damico und Damico analysieren die vielfältigen Funktionen, die dem therapeutischen Feedback u. a. für den Ablauf und die Zusammenarbeit im Therapieprozess zukommen (Simmons-Mackie et al. 1999).

Oftmals nehmen mikroskopische Analysen sprachtherapeutischer Interaktionen eine kritische Perspektive ein und hinterfragen tradierte und verbreitete sprachtherapeutische Praktiken. Vielfach geschieht dies vor dem Hintergrund eines klienten- und teilhabeorientierten Verständnisses von Sprachtherapie. Zahlreiche Arbeiten legen nahe, dass in sprachtherapeutischen Interaktionen asymmetrische Machtverhältnisse kontinuierlich hergestellt und aktualisiert werden. Die Behandelnden etablieren eine (medizinische) Expertenposition und -identität, die den Behandelten die passive und beeinträchtigte Rolle eines Hilfsbedürftigen zuweist (Kovarsky et al. 2007). Auch die Analyse von Kindertherapien zeigt, dass ein therapeuten- bzw. erwachsenenzentrierter Interaktionsstil Kinder in eine reaktiv-passive Position bringen kann, die wenig Raum für eigene kommunikative Initiativen eröffnet (Kovarsky und Duchan 1997). Als Hinweise auf einen dominierenden Interaktionsstil gelten in der Literatur u. a. die therapeutische Kontrolle über den Sprecherwechsel, die Gesprächsthemen und das Verständnis von Äußerungen. Kennzeichnend sind darüber hinaus ein deutlich höherer therapeutischer Redeanteil, die explizite Bewertung sprachlich-kommunikativer Leistungen und Fehlleistungen sowie sogenannte Testfragen, die bereits bekannte Informationen abfragen.

Die Interaktion in sprachtherapeutischen Begegnungen weicht damit deutlich von Alltagssituationen ab (s. ▸ Abschn. 7.2) und weist Merkmale auf, die beispielsweise auch in lehrerzentrierten Unterrichtssituationen beobachtet werden (Simmons-Mackie und Damico 2011). In vielen mikroanalytischen Studien ist argumentiert worden, dass ein dominierender und asymmetrischer Interaktionsstil nicht nur die kommunikativen Möglichkeiten von Klientinnen und Klienten einschränkt, sondern auch dazu beitragen kann, dass diese sich als kommunikativ beeinträchtigt und inkompetent erleben. Sprachtherapeutische Interaktionen können damit ausgewiesenen therapeutischen Zielsetzungen entgegenwirken, kommunikative Verunsicherung fördern und

zur Entwicklung oder Stabilisierung eines negativen Selbstbildes beitragen.

Horton (2007) verdeutlicht diesen Einfluss am Beispiel der Analyse der Anfangsphase von Aphasietherapien, die vielfach durch kurze informelle Gesprächssituationen gekennzeichnet sind. Er konzentriert seine Analyse darauf, wie und durch wen Gesprächsthemen eingeführt und aufgenommen werden. Hortons Studie zeigt, dass die beteiligten Therapeutinnen und Therapeuten die Kommunikationssituation maßgeblich steuern. Sie bringen dabei vielfach Gesprächsthemen ein oder greifen sie in einer Form auf, die eng mit der aphasischen Problematik verknüpft ist. Inhalte, die die Klientinnen und Klienten als Person jenseits der Aphasie thematisieren, treten in den Hintergrund. Die therapeutische Dominanz im informellen Gespräch – so Hortons Interpretation – kann auf diese Weise ein Identitätsgefühl festigen, das von Inkompetenz und Beeinträchtigung gekennzeichnet ist (Horton 2007).

Die Analyse therapeutischer Korrekturen in der Aphasie-Therapie (Simmons-Mackie und Damico 2008) bietet ein weiteres Beispiel. Simmons-Mackie und Damico unterscheiden zwei häufige Muster: Korrekturen können „exposed" gestaltet werden, d. h., den Fehler explizit offenlegen und exponieren, oder sie können „embedded" sein, also in das weiterlaufende Gespräch eingebettet werden. Der folgende Textausschnitt zeigt eine typische exponierte Korrektur:

> **»** The client was describing a picture of a man walking along a sidewalk. He was about to arrive at a corner with a red stoplight and heavy traffic. There was a bench to his right
> Client: Is man set … s … sit ((points to her own chair, laughing)).
> Clinician: Lemme see. Man sitting? Whose sitting? I don't see anyone sitting.
> Lemme look. Uh … okay, the man's <u>walking</u> and there is a red light.
> Client: ((sighs)) Yeah ((said quietly, frowns and drops shoulders)). Walk.
> (Simmons-Mackie und Damico 2008, S. 10)

Anders als in Alltagsgesprächen, in denen exponierte Korrekturen ebenfalls vorkommen, aber vom Gesprächspartner zurückgewiesen werden können

– hier möglicherweise mit dem Hinweis auf einen Witz – wird die Expertenkorrektur in der Aphasie-Therapie in aller Regel nicht in Frage gestellt. Der Klientin scheinen auch in dieser Situation keine Möglichkeiten der Zurückweisung zur Verfügung zu stehen. Die Studie des Autorenpaars zeigt, dass exponierte Korrekturen in sprachsystematisch orientierten Therapien sehr häufig eingesetzt werden. Eingebettete Korrekturen dominieren in Aphasie-Therapien, in denen alltägliche Kommunikationssituationen im Zentrum stehen.

Ebenso wie in Alltagsgesprächen können exponierte Korrekturen auch in der Therapiesituation dazu führen, dass Äußerungen abgebrochen und kommunikative Intentionen nicht weiter verfolgen werden – wie der oben stehende Therapieausschnitt verdeutlicht. Exponierte Korrekturen können sowohl im Alltag als auch in der Therapie als gesichtsgefährdend erlebt werden. Der therapeutische Fokus auf die Korrektheit von Äußerungen, so Simmons-Mackie und Damico, läuft Gefahr, das Selbstwertgefühl und Zutrauen in die eigenen kommunikativen Fähigkeiten einzuschränken. Sprachtherapie kann damit Gefühle von Hilflosigkeit und beschädigter Identität verstärken. Das Autorenpaar legt einen reflektierten und sorgfältigen Umgang mit Korrekturen nahe, um linguistische und psychosoziale Zielsetzungen von Aphasie-Therapie auszubalancieren (Simmons-Mackie und Damico 2008).

Die qualitativ-naturalistische Auseinandersetzung mit dem (interaktiven) Geschehen im sprachtherapeutischen Therapiealltag macht bisher wenig sichtbare therapeutische Positionen und Praktiken erkennbar und damit auch der Reflexion zugänglich. Sie unterstützt eine kritische und reflexive Perspektive auf sprachtherapeutische Sozialisationsprozesse und Alltagspraktiken, die u. a. für die Ausbildung fruchtbar gemacht werden kann (Ferguson und Armstrong 2004; Hansen 2014a; Leahy und Walsh 2008). Basierend auf Ergebnissen qualitativer Analysen sind darüber hinaus sprachtherapeutische Ansätze entwickelt worden, die an alltäglicher kommunikativer Teilhabe und der Unterstützung einer positiven Identität mit einer chronischen Beeinträchtigung orientiert sind (z. B. Barrow 2011; Corsten und Hardering 2015; Simmons-Mackie und Damico 2011; Simmons-Mackie und Elman 2011; Simmons-Mackie et al. 2007a). Wichtig ist

dabei zu berücksichtigen, dass diese Zugänge sich nicht als Ersatz, sondern als notwendige Ergänzung linguistisch-sprachsystematischer Therapieansätze verstehen.

Die in diesem Abschnitt vorgestellten Ergebnisse zum therapeutischen Alltagsgeschehen legen nahe, dass der Erfolg einer Sprachtherapie durch vielfältige, z. T. noch wenig verstandene Elemente jenseits methodischer Konzepte beeinflusst wird. In der englisch- und deutschsprachigen Sprachtherapieforschung existieren bisher so gut wie keine Studien, die darum bemüht sind, diese Einflussfaktoren in quantitativ-experimentellen Designs in den Blick zu nehmen. Insbesondere die Psychotherapieforschung bietet hier vielfältige methodische Anknüpfungspunkte (Pfammatter et al. 2012; Wampold 2015).

7.5 Prozess- und Ergebnisevaluation sprachtherapeutischer Intervention

Die bisher vorgestellten Erkenntnisse belegen eindrucksvoll die entdeckende Funktion qualitativer Sprachtherapieforschung. Die Bedeutung qualitativ-naturalistischer Forschung für die Exploration und das differenzierte Verständnis komplexer sozialer Phänomene – wie beispielsweise der Teilhabe an Alltagsgesprächen oder der therapeutischen Unterstützung kommunikativer Kompetenz – ist in der Diskussion empirischer Forschungsmethoden vielfach hervorgehoben worden. Dabei wird der qualitativen Forschung aus quantitativ-experimenteller Perspektive in der Regel eine vorbereitende Funktion zugeschrieben. Deutlich erkennbar ist das auch in den Methodendiskussionen der Bewegung der evidenzbasierten Praxis (EBP): Qualitative Analysen werden hier in erster Linie für die Entwicklung standardisierter Instrumente der Outcome-Messung genutzt. So bereitet z. B. die Autorengruppe um Markham mit einer qualitativen Interviewstudie die Entwicklung eines Instruments zur quantifizierenden Erfassung der Lebensqualität von Kindern mit kommunikativen Beeinträchtigungen vor (Markham et al. 2009).

Erkenntnisse aus qualitativen Analysen der interaktiven Gestaltung und Aushandlung einer sprachtherapeutischen Beziehung (vgl. ▶ Abschn. 7.4) können eingesetzt werden, um beispielsweise

Rating-Skalen zur Beziehungsqualität zu entwickeln, Hypothesen zu formulieren, Variablen und Indikatoren zu bestimmen. Als weiterer vorbereitender Einsatzbereich gelten qualitative Machbarkeitsstudien, die randomisierten kontrollierten Studien (RCTs) vorausgehen. Hier werden u. a. Patientenbedarfe und -präferenzen, Teilnahmebarrieren und Umsetzungsschwierigkeiten qualitativ untersucht (Medical Research Council 2008). Vorbereitende qualitative Untersuchungen – die in der Regel einen hohen Ressourceneinsatz notwendig machen – können auch erforderlich sein, um partizipativ zu ermitteln, welche Outcomes aus Sicht der Betroffenen einen Erfolg darstellen und entsprechend erfasst werden sollten.

Über die genannten vorbereitenden Funktionen hinaus bietet die qualitative Sozialforschung weitere Potenziale zur Erforschung der Wirkung und Wirksamkeit sprachtherapeutischer Interventionen. Ein zentraler Beitrag liegt in der Analyse und Evaluation sprachtherapeutischer Therapieprozesse. In der Outcome-orientierten Effektivitätsforschung erscheint der Prozess der „Anwendung" einer sprachtherapeutischen Methode in der Regel als Black Box. Die für die qualitative Forschung charakteristische Offenheit der Datenerhebung und -analyse unterstützt einen entdeckenden Blick auf vielfältige Aspekte, die den Verlauf der Zusammenarbeit der beteiligten Akteure in individuellen Veränderungsprozessen prägen. Teilnehmende Beobachtungen und Videoaufzeichnungen von Therapiesitzungen eröffnen den Zugang zur realisierten Umsetzung eines Interventionsverfahrens und ihren Rahmenbedingungen. Sie ermöglichen darüber hinaus aber auch den Blick auf soziale Prozesse, wie den Aufbau und die Sicherung einer tragfähigen Arbeitsbeziehung und aktiven Kooperation, die als grundlegend für die Umsetzung einer sprachtherapeutischen Intervention betrachtet werden müssen (s. ▶ Abschn. 7.4). Qualitative Interviews und Beobachtungen können zudem das Verständnis von Klienten- und Umweltressourcen im Prozess der Veränderung unterstützen. Ein konkretes Beispiel ist hier etwa der Beitrag, den Eltern in der Bearbeitung therapeutischer Hausaufgaben oder in der Umsetzung sprachförderlichen Verhaltens im Alltag leisten können.

Qualitative Prozessevaluationen ermöglichen eine kontextnahe, detaillierte Beschreibung und Analyse des Verlaufs sprachtherapeutischer Interventionsprozesse. Sie unterstützen die Analyse vielfältiger Einflussfaktoren, die mit dem Outcome einer Intervention in Beziehung gesetzt und zur Entwicklung empirisch gestützter Theorien (erfolgreicher) sprachtherapeutischer Intervention beitragen können.

Ein Beispiel für den Einsatz qualitativer Verfahren in der Evaluation bietet eine Einzelfallstudie von Beckley und Kolleginnen, an der ein 55-jähriger Mann mit chronischem Agrammatismus und seine Ehefrau teilnehmen (Beckley et al. 2013). Durchgeführt wird ein 8-wöchiges Konversationstrainingsprogramm, dessen zentrales Ziel es ist, die Betroffenen selbst als Lernende zu aktivieren und ihnen zu ermöglichen, erarbeitete Gesprächsstrategien aktiv und nicht nur unterstützt durch helfende Gesprächspartner einzusetzen. Das Programm basiert auf einem Modell von Kolb und Kolb (2009 zitiert in Beckley et al. 2013), welches vier Phasen des Lernens Erwachsener – konkretes Erfahren, reflektierendes Beobachten, abstraktes Konzeptualisieren und aktives Experimentieren – unterscheidet. Die interdisziplinäre Arbeitsgruppe kombiniert in ihrer Untersuchung Fragestellungen der Prozess- und Ergebnisevaluation, die in einem Mixed-Methods-Design bearbeitet werden. Die Prozessperspektive fokussiert die Frage, ob und wie der Klient sich in den vier Phasen einbringt und Veränderungen sichtbar werden. Zudem wird untersucht, welche Faktoren die Aktivierung und den Lernprozess des Klienten fördern. Zentrale Datengrundlagen sind Videoaufzeichnungen der Therapiesituationen, die mit Hilfe von konversationsanalytischen Techniken ausgewertet werden, sowie ein Logbuch der behandelnden Therapeutin. Ein Ergebnis der Prozessanalyse ist u. a., dass aphasikerfreundliche schriftliche und visuelle Materialien den Klienten darin unterstützen, sich in den Therapieprozess einzubringen, Lernsituationen aktiv mitzugestalten und das eigene Gesprächsverhalten zu reflektieren. In der Analyse wird erkennbar, dass insbesondere der Wechsel von der videounterstützten Reflexion des eigenen Gesprächsverhaltens zum abstrahierenden Identifizieren problematischer Strategien und möglicher alternativer Lösungen eine Herausforderung für den Klienten darstellt (Beckley et al. 2013).

Die Ergebnisevaluation konzentriert sich auf den Vergleich des Gesprächsverhaltens des Betroffenen vor und nach der Intervention. Als Datenmaterial dienen Alltagsgespräche, die konversationsanalytisch untersucht werden. Ergänzend werden informelle Interviews geführt und ein quantifizierendes Instrument zur Selbsteinschätzung in Gesprächssituationen sowie weitere standardisierte Instrumente zur Erfassung sprachlicher Kompetenzen durchgeführt (Beckley et al. 2013). Es wird erkennbar, dass der Patient nach Abschluss der Intervention sein Gesprächsverhalten kritischer reflektiert, aber nur eingeschränkt in der Lage ist, die in der Therapie erarbeiteten Gesprächsstrategien selbstständig in Alltagssituationen einzusetzen. Die Autorinnen schlussfolgern, dass die Phase der Strategieentwicklung und -anwendung kommunikativer Strategien intensiviert und didaktisch weiter entwickelt werden sollte. Gleichzeitig erscheint die eingeschränkte kognitive Flexibilität des Klienten als entscheidender Einflussfaktor, der den Wechsel von einer nicht erfolgreichen Strategie zu einer neuen Strategie in alltäglichen Gesprächssituationen erschwert.

Die Studie von Beckley und Kolleginnen (2013) zeigt bespielhaft, dass qualitativ-naturalistische Studien einen vielversprechenden Zugang zur Analyse von Veränderungsprozessen und Wirkfaktoren eröffnen. Kumulativ können kontextnahe qualitative Einzelfallstudien das Verständnis des Zusammenspiels von Faktoren, die Veränderungen begünstigen oder behindern, verbessern (Duchan 2014). Weitere interessante Beispiele bieten Studien, die die Wirkungen therapeutischer Interaktionsformen beispielsweise auf die Beteiligung am Gespräch (Simmons-Mackie und Damico 2009) oder die Unterstützung identitätsbildender Prozesse (Simmons-Mackie und Elmans 2011) im Gruppensetting herausarbeiten. Methodisch erweist sich die Konversationsanalyse als fruchtbarer und vielfach erprobter Zugang.

Auch in der Ergebnisevaluation bieten qualitative Vorgehensweisen spezifische Potenziale. Während in quantitativen Kausalanalysen vor Beginn der Datenerhebung die erwarteten Ergebnisse präzise definiert und standardisierte Messinstrumente festgelegt werden müssen, ermöglichen qualitative Methoden die Entdeckung bisher unbekannter und unerwarteter Einflussfaktoren und Wirkungen (vgl. Kelle

2006). Damit werden auch unerwünschte Nebeneffekte und Ergebnisse sprachtherapeutischer Interventionen sichtbar, die experimentelle Studien nicht erfassen können. Die Offenheit qualitativer Datenerhebung lässt zudem eine flexible Anpassung an individualisierte Zielsetzungen der Intervention zu. Wie in der oben skizzierten Studie von Beckley und Kolleginnen (2013) ist es in der Regel erforderlich, gesprächs- und alltagsbezogene Veränderungsziele individuell und kontextbezogen zu bestimmen und ggf. im Therapieprozess anzupassen (vgl. auch Bloch und Wilkinson 2011; Booth und Perkins 2010; Wilkinson et al. 2010).

Der Einsatz standardisierter Assessmentinstrumente ist vor diesem Hintergrund vielfach ergänzend sinnvoll – beispielsweise, indem ein standardisiertes und quantifizierendes Verfahren zur Selbsteinschätzung in alltäglichen Gesprächssituationen eingesetzt wird. Eine klienten- und alltagsorientierte Zielfindung und die Evaluation individueller Verhaltens- oder Einstellungsänderungen können standardisierte Instrumente nicht in der notwendigen Differenzierung leisten. Kovarsky betont in diesem Zusammenhang die Bedeutung offener Interviews und Gruppendiskussionen als eine grundlegende Möglichkeit, die Perspektive der Adressaten von Sprachtherapie als Evidenz der dominierenden Expertenperspektive gegenüberzustellen (Kovarsky 2008).

Die qualitativ-naturalistische Forschungstradition bietet der sprachtherapeutischen Evaluationsforschung ein breites Spektrum geeigneter Verfahren der Datenerhebung, wie beispielsweise Aufzeichnungen von Alltagsgesprächen, teilnehmende Beobachtungen, Aktivitäten-Tagebücher und vielfältige Interviewformate. Die Datenanalyse kann sich auf eine Vielzahl kodifizierter Verfahren stützen (vgl. z. B. Ball et al. 2014; Creswell 2009), deren Anwendung eine intensive Einarbeitung in die zugrunde liegenden Forschungstraditionen erfordert und mit hohem zeitlichen Aufwand verbunden ist. Aufgrund des hohen Ressourcenbedarfs können in qualitativen Evaluationsstudien nur wenige, sorgfältig ausgewählte Fälle untersucht werden. Qualitative Evaluation erhebt keinen Anspruch auf Repräsentativität, sondern kann im Idealfall detaillierte Aussagen darüber machen, wie und warum eine Intervention in einem spezifischen Kontext auf Menschen mit ihrer jeweils individuellen biographischen, sozialen, kognitiven, motorischen etc. Situation wirkt (Hansen 2014b).

7.6   Fazit und Ausblick

Der vorliegende Beitrag bietet einen ersten Einblick in das Potenzial qualitativer Sozialforschung in der Untersuchung ungestörter und beeinträchtigter Alltagskommunikation und für das Verständnis der Erfahrung des Lebens mit einer kommunikativ-sprachlichen Beeinträchtigung. Für eine an alltäglicher Kommunikation und sozialer Teilhabe orientierte Sprachtherapie und Sprachtherapieforschung bilden Erkenntnisse der qualitativen Sozialforschung zentrales Grundlagenwissen. Ebenso wie beispielsweise unbeeinträchtigte Verläufe und Schritte kindlicher Sprachentwicklung eine wichtige Vergleichsfolie für beeinträchtige Entwicklungen darstellen, sind Erkenntnisse zur sozialen und kommunikativen Teilhabe grundlegend für das Verständnis beeinträchtigter Partizipation. Sie bilden wesentliche Ausgangspunkte für die Entwicklung empirisch gestützter theoretischer Modelle und darauf aufbauende Interventionskonzepte. Qualitative Sprachtherapieforschung eröffnet darüber hinaus einen fruchtbaren Zugang zur differenzierten Analyse des alltäglichen Therapiegeschehens und unterstützt die einzelfallorientierte, kontextbezogene Evaluation sprachtherapeutischer Intervention. Die gewonnenen Erkenntnisse bieten eine – noch unvollständige – Basis für das Verständnis allgemeiner und spezifischer Wirkfaktoren sprachtherapeutischer Interventionen und die Entwicklung einer empirisch fundierten Sprachtherapietheorie.

In einer anwendungsorientierten Perspektive eröffnen die vier vorgestellten Themenbereiche vielfältige versorgungsrelevante Anknüpfungspunkte für die Sprachtherapieforschung und -praxis. Die folgende Auflistung hebt ausgewählte Aspekte hervor:

- Das Verständnis des Erlebens chronischer kommunikativer Beeinträchtigungen im Alltag ermöglicht es, Unterstützungs- und Versorgungsbedarfe sowie Barrieren der Inanspruchnahme aus der „Insiderperspektive" zu sehen. Beispielsweise in der Versorgung von Menschen mit chronischen Aphasien wird die Notwendigkeit einer an den Bedürfnissen der Betroffenen und ihrer Angehörigen orientierten Erweiterung klassischer sprachtherapeutischer Aufgabenbereiche erkennbar, die den sozialen und psychischen Anforderungen des Lebens mit einer Aphasie gerecht(er) wird.

- Die qualitative Auseinandersetzung mit den Erfahrungen von Klientinnen und Klienten mit der sprachtherapeutischen Intervention, den erreichten Veränderungen und ihrer individuellen Relevanz unterstützt eine nutzerorientierte Weiterentwicklung sprachtherapeutischer Angebote und Therapiegestaltung. Der sorgfältigen und systematischen Rekonstruktion individueller Perspektiven sollte dabei ein ebenso hoher Stellenwert beigemessen werden wie objektivierbaren Expertenperspektiven. Das vielen qualitativen Forschungstraditionen zugrunde liegende konstruktivistische Verständnis sozialer Realität lässt auch die Standortgebundenheit der Ergebnisse quantitativ-experimenteller Outcome-Forschung sichtbar werden.

- Die Analyse kommunikativer Muster und Strukturen, mit denen Menschen in Interaktionen handeln, soziale Beziehungen und Identität gestalten, sowie ihrer Veränderung durch sprachlich-kommunikative Beeinträchtigungen ist grundlegend für die Entwicklung alltagsbezogener Interventionskonzepte. So ist beispielsweise ein differenziertes Verständnis des Partizipationsmanagements in alltäglichen Gesprächssituationen notwendig, um theoretisch fundierte partizipationsorientierte Diagnostik- und Interventionsverfahren zu erarbeiten. Dabei ist eine interdisziplinäre Konzeptentwicklung zentral, die u. a. pädagogische und psychologische Wissensbestände integriert.

- Die qualitativ-naturalistische Auseinandersetzung mit dem Therapiealltag unterstützt eine kritische und reflexive Perspektive. Es wird beispielsweise erkennbar, dass Therapeutinnen und Therapeuten vielfach eine im medizinischen Modell verankerte Expertenposition einnehmen und interaktiv herstellen. Ein soziales Konzept von Sprachtherapie erfordert eine Reflexion und Erweiterung dieser Rolle.

Sprachtherapeutinnen und -therapeuten brauchen interaktive Kompetenzen, die sie darin unterstützen, Ressourcen, Problemstellungen und Zielsetzungen aus der Sicht der Adressaten zu sehen und diese darin unterstützen, ein positives Selbstbild zu erhalten oder zu entwickeln.

- Erste Ergebnisse der qualitativen Analyse des alltäglichen interaktiven Geschehens zeigen die sprachtherapeutische Intervention als komplexen sozialen Prozess. Das Verständnis, aber auch die Sicherung und Erfassung der Qualität einer Intervention bleiben ohne die Berücksichtigung der sozialen Komponenten der Therapiearbeit unvollständig. Diese Einsicht hat nicht nur Konsequenzen für die Entwicklung von Interventionskonzepten, sondern auch für die Ausrichtung der Prozess- und Ergebnisevaluation, die sich bisher weitestgehend auf technisch-methodische Komponenten konzentriert.

- Qualitative Prozessevaluationen ermöglichen es, den Verlauf einer sprachtherapeutischen Intervention kontextnah und detailliert zu beschreiben. Dabei können auch unerwartete und unerwünschte Einflussfaktoren und Effekte erfasst werden. Die Kombination qualitativer Methoden und quantitativer Instrumente der Outcome-Messung zeigt insbesondere im Rahmen von Einzelfallstudien vielversprechende Ergebnisse. Qualitativ ermittelte Einflussfaktoren, Kontextbedingungen und Ergebnisse können zu quantitativ erfassten Outcomes in Beziehung gesetzt werden. Mixed-Methods-Studien tragen auf diese Weise zur oben bereits angesprochenen Entwicklung empirisch gestützter Theorien (erfolgreicher) sprachtherapeutischer Intervention bei und können kumulativ Effektivität nachweisen. Eine zentrale Aufgabe qualitativ-naturalistischer Forschung ist dabei, Kontextnähe zu sichern und Variationen differenziert erkennbar werden zu lassen.

Die skizzierten Einsatzmöglichkeiten verdeutlichen das theoretische und anwendungsorientierte Potenzial qualitativ-naturalistischer Forschung. Um dieses Potenzial (weiter) auszuschöpfen, braucht vor allem auch die deutschsprachige Sprachtherapie eine intensive und kritische Diskussion ihres Verständnisses wissenschaftlicher Evidenz.

Literatur

Auer P (2014) The Limits of Collaboration – Speakership in Conversation with Persons with Aphasia. In: Ball MJ, Müller N, Nelson RL (Hrsg) Handbook of Qualitative Research in Communication Disorders. Psychology Press, New York, S 187–206

Ball MJ, Müller N, Nelson RL (Hrsg) (2014) Handbook of Qualitative Research in Communication Disorders. Psychology Press, New York

Barrow R (2008) Listening to the voice of living life with aphasia: Anne's story. Int J of Lang Comm Disord 43 Suppl 1: 30–46. https://doi.org/10.1080/13682820701697947

Barrow R (2011) Shaping practice: The benefits of really attending to the person's story. In: Fourie RJ (Hrsg) Therapeutic processes for communication disorders. A guide for clinicians and students. Psychology Press, Hove, S 21–43

Bauer A (2009) Miteinander im Gespräch bleiben; Partizipation in aphasischen Alltagsgesprächen. Verl. für Gesprächsforschung, Mannheim

Bauer A (2015) Das Miteinander im Gespräch bleiben – Partizipation in aphasischen Familiengesprächen. Sprache Stimme Gehör 39: 129–133. https://doi.org/10.1055/s–0035–1559596

Bauer A, Auer P, Lucius-Hoene G (2009) Aphasie im Alltag. Thieme, Stuttgart

Baylor C, Burns M, Eadie T, Britton D, Yorkston K (2011) A Qualitative Study of Interference With Communicative Participation Across Communication Disorders in Adults. Am J Speech Lang Pathol 20: 269. https://doi.org/10.1044/1058–0360(2011/10–0084)

Beckley F, Best W, Johnson F, Edwards S, Maxim J, Beeke S (2013) Conversation therapy for agrammatism: exploring the therapeutic process of engagement and learning by a person with aphasia. Int J of Lang Comm Disord 48: 220–239. https://doi.org/10.1111/j.1460–6984.2012.00204.x

Bloch S, Wilkinson R (2004) The Understandability of AAC; A Conversation Analysis Study of Acquired Dysarthria. Augmen Altern Comm 20: 272–282. https://doi.org/10.1080/07434610400005614

Bloch S, Wilkinson R (2011) Acquired dysarthria in conversation: methods of resolving understandability problems. Int J of Lang Comm Disord 46: 510–523. https://doi.org/10.1111/j.1460–6984.2011.00076.x

Booth S, Perkins L (2010) The use of conversation analysis to guide individualized advice to carers and evaluate change in aphasia; A case study. Aphasiology 13: 283–303. https://doi.org/10.1080/026870399402109

Chapey R, Duchan JF, Elman RGarcia LJ, Kagan A, Lyon JG, Simmons-Mackie N (2000) Life Participation Approach to Aphasia: A Statement of Values for the Future. www.aphasia.ca/wp-content/uploads/2011/06/LPAA_AI.pdf. Zugegriffen: 22. September 2016

Corcoran JA, Stewart M (1998) Stories of stuttering, a qualitative analysis of interview narratives. J Fluency Disord 23: 247–264

Corsten S, Hardering F (2015) Biographisch-narrative Intervention bei Aphasie; Sprachtherapie aktuell: Schwerpunktthema: Aus der Praxis für die Praxis 2: 1–15

Creswell JW (2009) Qualitative inquiry and research design; Choosing among five approaches. Sage, Thousand Oaks

Damico JS, Augustine LE (1995) Social considerations in the labeling of students as attention deficit hyperactivity disordered. Semin Speech Lang 16: 259–274

Damico JS, Simmons-Mackie N, Oelschlaeger M, Elman R, Armstrong E (1999) Qualitative methods in aphasia research; Basic issues. Aphasiology 13: 651–665. https://doi.org/10.1080/026870399401768

Damico JS, Simmons-Mackie NN (2003) Qualitative Research and Speech-Language Pathology: A Tutorial for the Clinical Realm. Am J Speech Lang Pathol 12: 131–143. https://doi.org/10.1044/1058–0360(2003/060)

Davidson BJ, McAllister L (2002) An introduction to qualitative research approaches. Acquiring Knowledge in Speech, Language and Hearing 4: 28–31

Denzin NK, Lincoln YS (Hrsg) (2011) The Sage handbook of qualitative research. Sage, Los Angeles, Calif

DIMDI (2005) ICF (Internationale Klassifikation der Funktionsfähigkeit, Behinderung und Gesundheit); Stand Oktober 2005. http://www.dimdi.de/dynamic/de/klassi/downloadcenter/icf/endfassung. Zugegriffen: 17. Januar 2017

Duchan JF (2001) Impairment and Social Views of Speech-Language Pathology; Clinical Practices Re-Examined. Adv Speech Lang Pathol 3: 37–45. https://doi.org/10.3109/14417040109003707

Duchan JF (2014) Case Studies and Their Frameworks. Positivist, Interpretive, and Emancipatory. In: Ball MJ, Müller N, Nelson RL (Hrsg) Handbook of Qualitative Research in Communication Disorders. Psychology Press, New York, S 3–16

Ewers M, Grewe T, Höppner H, Huber W, Sayn-Wittgenstein F, Stemmer R, Voigt-Radloff S, Walkenhorst U (2012) Forschung in den Gesundheitsfachberufen. Deutsche medizinische Wochenschrift (1946) 137 Suppl 2. https://doi.org/10.1055/s-0032-1305067

Ferguson A, Armstrong E (2004) Reflections on speech-language therapists' talk: implications for clinical practice and education. Int J of Lang Comm Disord 39: 469–77; discussion 477–80

Flick U (2002) Interviews in der Gesundheits- und Pflegeforschung: Wege zur Herstellung und Verwendung verbaler Daten. In: Schaeffer D, Müller-Mundt G (Hrsg) Qualitative Gesundheits- und Pflegeforschung. Huber, Bern, S 203–220

Fourie R (2009) Qualitative study of the therapeutic relationship in speech and language therapy; Perspectives of adults with acquired communication and swallowing disorders. Int J of Lang Comm Disord 44: 979–999. https://doi.org/10.3109/13682820802535285

Fourie R, Crowley N, Oliviera A (2011) A Qualitative Exploration of Therapeutic Relationships from the Perspective of Six Children Receiving Speech-Language Therapy. Top Lang Disord 31: 310–324. https://doi.org/10.1097/TLD.0b013e3182353f00

Fraas MR, Calvert M (2009) The Use of Narratives to Identify Characteristics Leading to a Productive Life Following Acquired Brain Injury. Am J Speech Lang Pathol 18: 315–328. https://doi.org/10.1044/1058–0360(2009/08–0008)

Göldner J (im Druck) Die Beziehung zwischen erwachsenem Patient und Therapeutin in der Sprachtherapie – eine Auseinandersetzung mit Konzepten und Wirkfaktoren im Spiegel der psychotherapeutischen Diskussion. Schulz-Kirchner, Idstein

Hansen H (2009) Therapiearbeit; Eine qualitative Untersuchung der Arbeitstypen und Arbeitsmuster ambulanter logopädischer Therapieprozesse. Schulz-Kirchner, Idstein

Hansen H (2014a) Das Arbeitstypen-Modell in der Logopädieausbildung: Erste Erfahrungen und Ansätze. Therapie Lernen 3: 6–14

Hansen H (2014b) Qualitative studies investigating the effectiveness of stroke rehabilitation – methodological approaches and perspectives / Qualitative Studien zur Wirkung therapeutischer Interventionen – methodische Zugänge und Perspektiven am Beispiel Schlaganfallrehabilitation. IJHP 1: 20–33. https://doi.org/10.2478/ijhp–2014–0005

Hansen H, Schneider B (2015) Qualitative Ansätze in der teilhabeorientierten Aphasie-Diagnostik: Kennzeichen und Anwendungen. Aphasie und verwandte Gebiete 1: 3–12

Hersh D (2009) How do people with aphasia view their discharge from therapy? Aphasiology 23: 331–350. https://doi.org/10.1080/02687030701764220

Hersh D, Armstrong E (2014) Grounded Theory ind Speech-Language Pathology. In: Ball MJ, Müller N, Nelson RL (Hrsg) Handbook of Qualitative Research in Communication Disorders. Psychology Press, New York, S 113–130

Horton S (2007) Topic generation in aphasia language therapy sessions; Issues of identity. Aphasiology 21: 283–298. https://doi.org/10.1080/02687030600911377

Kagan A, Simmons-Mackie N, Rowland A, Huijbregts M, Shumway E, McEwen S, Threats T, Sharp S (2008) Counting what counts; A framework for capturing real-life outcomes of aphasia intervention. Aphasiology 22: 258–280. https://doi.org/10.1080/02687030701282595

Kelle U (2006) Qualitative Evaluationsforschung und das Kausalitätsparadigma. In: Flick U (Hrsg) Qualitative Evaluationsforschung. Konzepte – Methoden – Umsetzung. Rowohlt-Taschenbuch, Reinbek bei Hamburg, S 117–134

Kohler J (2016) Zur Bedeutung qualitativer Studien. In: Grohnfeldt M (Hrsg) Kompendium der akademischen Sprachtherapie und Logopädie, Bd 1. W. Kohlhammer, Stuttgart, S 77–95

Kovarsky D (2008) Representing voices from the lifeworld in evidence-based practice. Int J of Lang Comm Disord 43 Suppl 1: 47–57. https://doi.org/10.1080/13682820701698036

Kovarsky D (2014) The Ethnography of Communication Revisited. In: Ball MJ, Müller N, Nelson RL (Hrsg) Handbook of Qualitative Research in Communication Disorders. Psychology Press, New York, S 55–78

Kovarsky D, Duchan JF (1997) The Interactional Dimensions of Language Therapy. Lang Speech Hear Serv Sch 28: 297–307. https://doi.org/10.1044/0161-1461.2803.297

Kovarsky D, Shaw A, Adingono-Smith M (2007) The construction of identity during group therapy among adults with traumatic brain injury. Comm Med 4: 53–66. https://doi.org/10.1515/CAM.2007.029

Kowarsky D, Maxwell MM (1992) Ethnography and the clinical setting: Communicative expectancies in clinical discourse. Top Lang Disord 12: 76–84

Leahy MM (2004) Therapy talk: analyzing therapeutic discourse. Language, speech, and hearing services in schools 35: 70–81

Leahy MM, Walsh IP (2008) Talk in Interaction in the Speech-Language Pathology Clinic. Topics in Language Disorders 28: 229–241. https://doi.org/10.1097/01.TLD.0000333598.53339.5a

Markham C, van Laar D, Gibbard D, Dean T (2009) Children with speech, language and communication needs: their perceptions of their quality of life. Int J of Lang Comm Disord 44: 748–768. https://doi.org/10.1080/13682820802359892

Medical Research Council (2008) Developing and evaluating complex interventions: New guidance. https://www.mrc.ac.uk/documents/pdf/complex-interventions-guidance/. Zugegriffen: 12. Oktober 2014

Merrick R, Roulstone S (2011) Children's views of communication and speech-language pathology. International journal of speech-language pathology 13: 281–290. https://doi.org/10.3109/17549507.2011.577809

Milroy L, Perkins L (1992) Repair strategies in aphasic discourse; towards a collaborative model. Clinical linguistics and Phonetics 6: 27–40. https://doi.org/10.3109/02699209208985517

Morse JM (2012) Qualitative health research; Creating a new discipline. Left Coast Press, Walnut Creek, Calif

Nelson RL, Abendroth K, Lynch K (2014) Ethnography. In: Ball MJ, Müller N, Nelson RL (Hrsg) Handbook of Qualitative Research in Communication Disorders. Psychology Press, New York, S 39–53

Nicholas DB, Zwaigenbaum L, Ing S, MacCulloch R, Roberts W, McKeever, P, McMorris (2016) „Live It to Unterstand It": The Experiences of Mothers of Children With Autism Spectrum Disorder. Qual Health Res 26: 921–934

Parr S (2007) Living with severe aphasia; Tracking social exclusion. Aphasiology 21: 98–123. https://doi.org/10.1080/02687030600798337

Parr S, Byng S, Gilpin S, Ireland C (1998) Talking about aphasia; Living with loss of language after stroke. Open University Press, Buckingham, Philadelphia

Pfammatter M, Junghan UM, Tschacher W (2012) Allgemeine Wirkfaktoren der Psychotherapie: Konzepte, Widersprüche und eine Synthese. Psychotherapie in Psychiatrie, Psychotherapeutischer Medizin und Klinischer Psychologie 17: 17–31

Pound C, Parr S, Duchan J (2001) Using partners' autobiographical reports to develop, deliver, and evaluate services in aphasia. Aphasiology 15: 477–493. https://doi.org/10.1080/02687040143000159

Robillard AB (1999) Meaning of a disability; The lived experience of paralysis. Temple Univ. Press, Philadelphia, Pa

Sackett DL, Wennberg JE (1997) Choosing the best research design for each question; It's time to stop squabbling over the „best" methods. BMJ 315: 1636

Scheffner Hammer C (2014) „Life Is Hard But I'm Trying": Understanding the Lives of the Families Speech-Language Pathologists Serve. In: Ball MJ, Müller N, Nelson RL (Hrsg) Handbook of Qualitative Research in Communication Disorders. Psychology Press, New York, S 207–218

Shadden BB, Hagstrom F, Koski PR (2008) Neurogenic Communication Disorders; Life Stories and the Narrative Self. Plural Publishing Inc, San Diego

Simmons-Mackie N, Damico J (1996) Accounting for handicaps in aphasia: communicative assessment from an authentic social perspective. Disabil Rehabil 18: 540–549

Simmons-Mackie N, Damico JS (2001) Intervention Outcomes: A Clinical Application of Qualitative Methods. Top Lang Disord 21: 21–36

Simmons-Mackie N, Damico JS (2008) Exposed and embedded corrections in aphasia therapy: issues of voice and identity. Int J of Lang Comm Disord 43 Suppl 1: 5–17. https://doi.org/10.1080/13682820701697889

Simmons-Mackie N, Damico JS (2009) Engagement in Group Therapy for Aphasia. Semin Speech Lang 30: 18–26

Simmons-Mackie N, Damico JS (2011) Exploring clinical interaction in speech-language therapy. In: Fourie RJ (Hrsg) Therapeutic processes for communication disorders. A guide for clinicians and students. Psychology Press, Hove, S 34–52

Simmons-Mackie N, Damico JS, Damico HL (1999) A Qualitative Study of Feedback in Aphasia Treatment. Am J Speech Lang Pathol 8: 218–230. https://doi.org/10.1044/1058-0360.0803.218

Simmons-Mackie N, Elman R, Holland AL, Damico JS (2007a) Management of Discourse in Group Therapy for Aphasia. Top Lang Disord 27: 5–23

Simmons-Mackie N, Elman RJ (2011) Negotiation of identity in group therapy for aphasia: the Aphasia Cafe. Int J of Lang Comm Disord 46: 312–323. https://doi.org/10.3109/13682822.2010.507616

Simmons-Mackie NN, Damico JS (2003) Contributions of Qualitative Research to the Knowledge Base of Normal Communication. Am J Speech Lang Pathol 12: 144–154. https://doi.org/10.1044/1058-0360(2003/061)

Simmons-Mackie NN, Kagan A, O'Neill Christie C, Huijbregts M, McEwen S, Willems J (2007b) Communicative access and decision making for people with aphasia; Implementing sustainable healthcare systems change. Aphasiology 21: 39–66. https://doi.org/10.1080/02687030600798287

Starks H, Trinidad SB (2007) Choose your method: a comparison of phenomenology, discourse analysis, and grounded theory. Qual Health Res 17: 1372–1380. https://doi.org/10.1177/1049732307307031

Strauss A, Fagerhaugh S, Suczek B, Wiener C (1985) Social
    organization of medical work. Univ. of Chicago Press,
    Chicago
Strauss AL, Corbin J (1996) Grounded Theory: Grundlagen
    Qualitativer Sozialforschung. Psychologie Verlags Union,
    Weinheim
Tetnowski JA, Damico JS (2001) A demonstration of the advan-
    tages of qualitative methodologies in stuttering research.
    Disorders. J Fluency Disord 26: 17–42
Walsh IP (2007) Small Talk Is „Big Talk" in Clinical Discourse. Top
    Lang Disord 27: 24–36. https://doi.org/10.1097/00011363-
    200701000-00004
Wampold BE (2015) How important are the common factors in
    psychotherapy? An update. World Psychiatry 14: 270–277.
    https://doi.org/10.1002/wps.20238
Wilkinson R (2014) Conversation Analysis. In: Ball MJ, Müller
    N, Nelson RL (Hrsg) Handbook of Qualitative Research in
    Communication Disorders. Psychology Press, New York,
    S 79–92
Wilkinson R, Bryan K, Lock S, Sage K (2010) Implementing and
    evaluating aphasia therapy targeted at couples' conver-
    sations; A single case study. Aphasiology 24: 869–886.
    https://doi.org/10.1080/02687030903501958

Internationale Perspektiven auf die Voraussetzungen einer effizienten Diagnostik und Therapie unter dem Anspruch von Teilhabe und Partizipation

Elke Kraus

© Springer-Verlag GmbH Deutschland 2018
R. Haring, J. Siegmüller (Hrsg.), *Evidenzbasierte Praxis in den Gesundheitsberufen*,
https://doi.org/10.1007/978-3-662-55377-0_8

8.1   Einleitung

Der demografische Wandel und die damit verbundenen ansteigenden Anforderungen an die Gesundheitsberufe fordern eine entsprechende Entwicklung in deren Leistungen und Kompetenzen. Zusätzlich entstehen aber auch auf der Mikroebene neue Herausforderungen. Jeder Mensch ist einzigartig in seinen Veranlagungen, Fähigkeiten und Einstellungen wie auch hinsichtlich der ihn umgebenden raum- und zeitbedingten Kontextfaktoren physischer, kultureller und sozialer Art. Da Menschen länger leben und die Krankheitsbilder zunehmend multimorbider werden, wird auch das Versorgungsgeschehen auf der Mikroebene komplizierter. Ohne die Fähigkeit, diese multiplen komplexen Faktoren in einer umfassenden klinischen Entscheidungsfindung zu berücksichtigen, in interdisziplinärer Zusammenarbeit mit dem aktiven Einbezug des Patienten zu agieren sowie ein wissenschaftliches Grundverständnis von Theorie, Forschung und Evidenz in die Praxis umzusetzen, sind diese Ansprüche nicht zu bewältigen. Vor diesem Hintergrund wird die akademische Qualifizierung der Gesundheitsberufe als Voraussetzung zur erfolgreichen Bewältigung dieses Anforderungswandels gesehen (Ewers et al. 2012; Höppner 2010).

Ziel der Therapeutinnen und Therapeuten ist es also, eine effiziente, evidenzbasierte Therapie bzw. Intervention mit nachhaltiger Wirkung zu leisten und so die Partizipation von Menschen zu optimieren, deren Teilhabe eingeschränkt ist. Einerseits findet der wissenschaftlich geleitete Prozess statt, indem Evidenz durch Forschung und Theorie sich in beide Richtungen entfaltet: von der Wissenschaft zur Praxis als evidenzbasierte Praxis (EBP) und von der Praxis zur Wissenschaft als praxisbasierte Evidenz (PBE). Andererseits sollte der therapeutische Prozess idealerweise in ein interdisziplinäres Team unter Einbezug aller Beteiligten in einen partizipativen Prozess v. a. zwischen Therapeuten und Patienten eingebettet sein. Im Zentrum stehen somit also diagnostische und therapeutische Prozesse, in denen die klinische Entscheidungsfindung des einzelnen Therapeuten stattfindet, um die Teilhabe des Patienten zu optimieren (◘ Abb. 8.1).

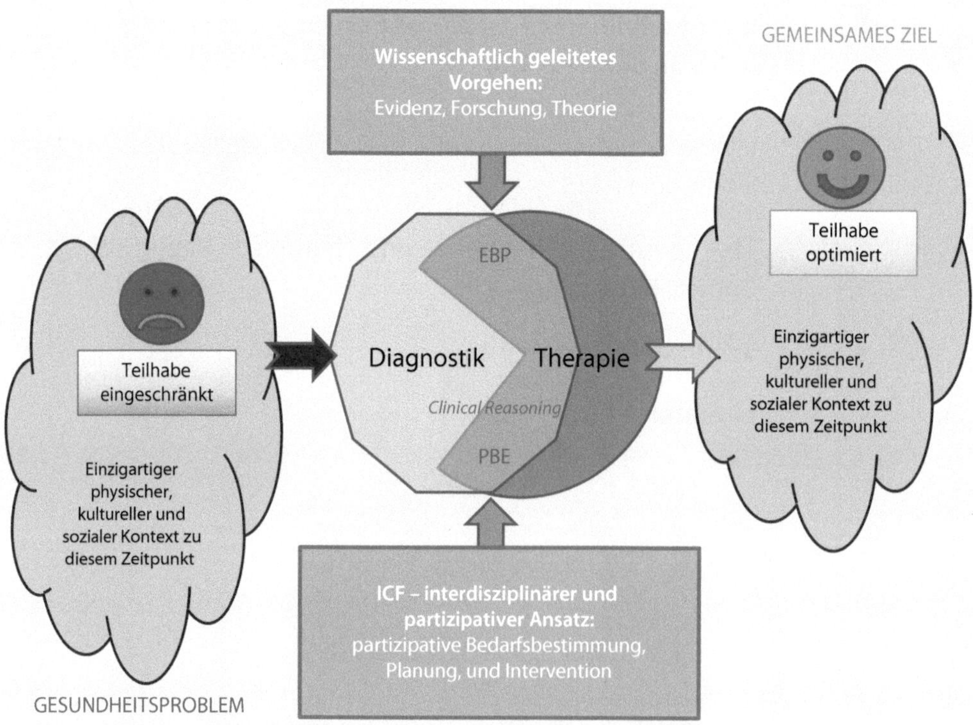

◘ **Abb. 8.1**   Anforderungen an Therapeuten in Bezug auf Diagnostik und Therapie

Um einen Kontext für die internationale Perspektive in Bezug auf therapeutische Diagnostik und Therapie zu schaffen, wird in diesem Beitrag zunächst auf die **Makroebene** eingegangen, nämlich auf den wissenschaftlich geleiteten Prozess. In diesem Rahmen wird sowohl die EBP als auch die PBE erörtert. Anschließend wird auf der **Mesoebene** der interdisziplinäre und partizipative Ansatz der ICF-geleiteten Teilhabe und Partizipation erörtert. Abschließend befasst sich der Beitrag mit der Aufschlüsselung von therapeutischer Diagnostik und Therapie auf der **Mikroebene**, auch in Bezug auf das Clinical Reasoning.

8.2 Wissenschaftlich geleitetes Vorgehen: Evidenzbasierte Praxis und praxisbasierte Evidenz

8.2.1 Evidenzbasierte Praxis

Evidenzbasierte Praxis wird als die bewusste, deutliche und wohlüberlegte Anwendung von aktuellen, wissenschaftlich fundierten Methoden für die somit gerechtfertigte Entscheidungsfindung in der klinischen Betreuung eines Patienten definiert (Sacket et al. 1996). Meyer (2015) plädiert auch in Deutschland für ein evidenzbasiertes Gesundheitssystem und befasst sich vor diesem Hintergrund mit den Rollen der Gesundheitsberufe:

» Derzeit fehlt es in den Gesundheitsfachberufen weitgehend an wissenschaftlicher Grundkompetenz, Angeboten des EbM Kompetenzerwerbs und einer verlässlichen Verknüpfung zwischen Evidenz-generierten Pflege-, Hebammen- und Therapiewissenschaften und klinischen Settings. Naheliegend ist der Vorstoß in die Akademisierung und eine neue Binnendifferenzierung formaler Abschlüsse innerhalb der Gesundheitsfachberufe, damit eine erfolgreiche Mitwirkung an einem evidenzbasierten Gesundheitssystem der Zukunft gelingen kann.
(Meyer 2015, S. 378)

Allerdings wird die Übertragung der gängigen Hierarchisierung der Methoden externer Evidenzproduktion in der evidenzbasierten Medizin (EBM) auf die Gesundheitsberufe in Frage gestellt. Typischerweise werden qualitative Versorgungsforschungsmethoden in einer niedrigeren Evidenzstufe eingegliedert (Antes et al. 2003). Dabei sind es oft diese Methoden, die der Komplexität der therapeutischen Intervention gerecht werden. Borgetto et al. (2007) stellen ein alternatives Modell vor, in dem die Forschungsebenen der klinisch-experimentellen, qualitativen und Versorgungs- bzw. Outcomeforschung auf einer Ebene gleichgestellt und je nach Forschungsfrage eingesetzt werden. So empfehlen Borgetto et al. eine dreiseitige Pyramide, wobei auf allen Seiten das systematische Review die oberste Ebene belegt und die unterste Ebene aus den Experten- und Gruppenmeinungen besteht. Die Seite der klinisch experimentellen Forschung hat als 2. Ebene die Controlled Clinical Trials (CCT), als 3. Ebene die Randomisierten Clinical Trials (RCT) und als 4. Ebene die Metaanalyse. In der Versorgungs- bzw. Outcomeforschung sind deskriptive Studien, Korrelationsstudien und Fall-Kontroll-Studien auf der 2. Ebene angesiedelt und auf der 3. Ebene quasi-experimentelle Studien. Die 3. Seite der qualitativen Forschung besteht aus einer horizontalen Anordnung unterschiedlicher Ansätze, die so nicht zu hierarchisieren sind und jeweils in Bezug auf die Forschungsfrage gewählt werden (Borgetto et al. 2007). Dieser alternative Ansatz der Forschungspyramide, Evidenzen anders zu hierarchisieren, wurde seitdem in den USA weiterentwickelt. Tomlin und Borgetto (2011) argumentieren, dass

» … the three-sided pyramid model of research evidence for the profession represents a more comprehensive portrayal of the types of evidence (and knowledge) practitioners need to make good decisions about the services they provide to clients.
(Tomlin 2011, S.192).

Der Vorteil dieser dreiteiligen Evidenzhierarchie im Vergleich zu der gängigen Evidenzhierarchie aus der Medizin ist ihre Möglichkeit, die Komplexitäten der vielen Faktoren einer therapeutischen Intervention multidimensional zu erfassen. Unter anderem wird die qualitative Forschung der quantitativen gleichgestellt und eröffnet somit eine Reihe von Methoden, die besonders gut geeignet sind, die Effizienz von Therapien zu bewerten (Tomlin und Borgetto 2011). Im englischsprachigen Bereich gibt es inzwischen auch Studien, die sich in ihrem Forschungsdesign auf die Forschungspyramide beziehen (Swinth et al. 2015; Tomlin und Swinth 2015).

Abgesehen von einer differenzierteren Evidenzhierarchie, welche die EBP umrahmt, sind die drei Aspekte, die zusammen den EBP-Prozess ausmachen, zentral zu dem therapeutischen Verständnis. Erstens gibt es den „Best Evidenz"-Aspekt, also die externe Evidenz zu einem Verfahren aus dem Bereich Forschung und Wissenschaft. Zweitens die sog. „Patient Values", also der Patient in seinem soziokulturellen und physischen Kontext mit seinen einzigartigen Werten, aber auch seinen Fähigkeiten und Einstellungen. Der dritte Aspekt ist die „Clinical Expertise", also die Erfahrungen und Kompetenzen des Therapeuten als Experte (Sacket et al. 1996). Die Überlappung dieser Aspekte, also die tatsächliche EBP, wird manchmal als drei überlappende Kreise dargestellt. Man könnte das entsprechende Drei-Kreise-Modell von Sackett (1996) weiter differenzieren, indem man zusätzlich die anderen Überlappungen definiert (◘ Abb. 8.2).

Das ermöglicht eine weitere Differenzierung des EBP-Prozesses sowie die Auseinandersetzung mit aktuellen Entwicklungen der internationalen Wirksamkeitsforschung.

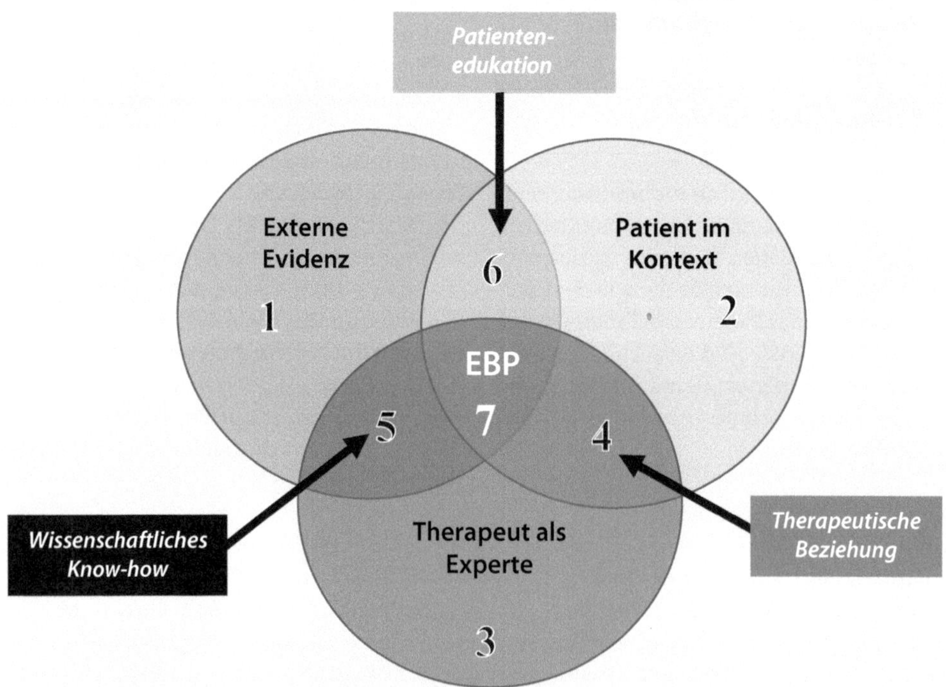

1 = **Externes Wissen** basierend auf Forschungsergebnisse
2 = **Patient** im individuellen, einzigartigen **Kontext** mit seinen Bedürfnissen, Einstellungen
3 = **Therapeut als Experte** mit erworbenem Wissen, Erfahrungswerten, Kompetenzen, Einstellung
4 = **Therapeutische Beziehung** – sehr wichtig
5 = Erfahrungswerte mit Anwendung von EBP-Methoden, **wissenschaftliches Know-how**
6 = **Patientenedukation** partizipativer Einbezug des Patienten in Entscheidungsprozesse, Empowerment
7 = **Evidenzbasierte Praxis (EBP)** resultiert aus dem Einbeziehen aller Aspekte im klinischen Entscheidungsfindungsprozess

◘ **Abb. 8.2**   Aspekte der evidenzbasierten Praxis. (Angepasst an Sackett et al. 1996)

Überlappung Patient – Therapeut: Therapeutische Beziehung

Die Überlappung Patient – Therapeut (◪ Abb. 8.2, Nr. 4) könnte vor allem die **therapeutische Beziehung** bedeuten. Internationale Experten aus der Psychologie unterscheiden vier Bereiche: extratherapeutische Faktoren, Erwartungseffekte, spezifische Therapietechniken und gemeinsame Faktoren. Letztere beziehen sich auf zwischenmenschliche Faktoren wie Empathie, Wärme und die therapeutische Beziehung, und es gibt Evidenz, dass diese mit der Therapieeffizienz stärker korrelieren als spezialisierte Behandlungsmethoden (Lambert und Barley 2001). Auch die amerikanischen Psychotherapeuten Duncan et al. (2010) beziehen sich in ihrem Buch auf diese Aspekte sowie auf den aktuellen Forschungsstand zur Klient-Therapeuten-Beziehung als Schlüsseldeterminanten des Therapieergebnisses. Des Weiteren wird ein Fokus auf ein systematisches Kunden-/Patienten-Feedback gelegt, der die Effektivität und Effizienz verbessert. Die Vorrangigkeit der therapeutischen Beziehung wird auch in Bezug auf die Evidenzbasierung aufgriffen und bestätigt (z. B. Muran 2010; Yalom 2003).

Überlappung externe Evidenz und Therapeut: Wissenschaftliches Know-how

Die Überlappung zwischen externer Evidenz und Therapeut (◪ Abb. 8.2, Nr. 5) befasst sich vor allem mit der Kompetenz, die Ergebnisse wissenschaftlicher Forschung zu verstehen und kritisch zu analysieren, also das **wissenschaftliche Know-how bzw. Wissen.** Im internationalen Bereich setzt man sich schon länger mit der Anwendung der EBP auseinander als in Deutschland. Während man hierzulande zum Teil noch in der Einführungsphase ist, kreist die Diskussion im englischsprachigen Ausland schwerpunktmäßig um die Voraussetzungen und notwendigen Kompetenzen, über die Therapeuten, Pfleger und Ärzte verfügen sollten. Es stellte sich heraus, dass die theoretische Vermittlung über EBP nicht ausreicht und durch praxisnahe, angewandte EBP-Trainingsprogramme ergänzt werden sollte (Pravikoff et al. 2005). Die Ausbildung von Health Care Professionals wird im internationalen Bereich oft in Bezug auf das Training (Dizon et al. 2012; Yost et al. 2014) oder bestimmte EBP-Kurse (Bennett et al. 2011) beforscht, auch innerhalb der Physio- und Ergotherapie (Page et al. 2010).

Studien aus den Niederlanden und dem Iran zur Untersuchung von Hindernissen zur EBM (Sadeghi-Bazargani et al. 2014; Zwolsman et al. 2013) stellten auch Unterschiede zwischen den Gesundheitsberufen fest (s. auch McEvoy et al. 2010). In diesem Rahmen wurden mehrere Instrumente zur gezielten Erfassung von Fähigkeiten entwickelten, wie z. B. ein Instrument zur Untersuchung kognitiver Fähigkeiten bei Health Professionals in der hochschulischen Ausbildung (Lewis et al. 2011) oder der Fresno-Test, der sich mit dem Wissen und den Kompetenzen von Physiotherapeutinnen und -therapeuten in Bezug auf EBP befasst (Long et al. 2011; Tilson 2010; Tilson et al. 2011). Aber auch Einstellungen und Haltung zu einem evidenzbasierten Vorgehen spielen im angloamerikanischen Raum (Aarons et al. 2012) wie auch in Deutschland (Behrens 2012) eine wesentliche Rolle. Als Brücke zwischen der externen Evidenz und der therapeutischen Praxis sind Leitlinien eine wesentliche Unterstützung der EBP. Leitlinien sind

> » systematisch entwickelte Hilfen für Ärzte [und Gesundheitsfachberufe] zur Entscheidungsfindung in spezifischen Situationen. Sie beruhen auf aktuellen wissenschaftlichen Erkenntnissen und in der Praxis bewährten Verfahren und sorgen für mehr Sicherheit in der Medizin, sollen aber auch ökonomische Aspekte berücksichtigen. Die „Leitlinien" sind für Ärzte [und Therapeuten] rechtlich nicht bindend und haben daher weder haftungsbegründende noch haftungsbefreiende Wirkung. (AWMF 2017).

So gibt es für viele Krankheitsbilder evidenzbasierte Leitlinien, vor allem in Bezug auf die ärztliche Intervention, aber auch zunehmend für therapeutische Verfahren.

Überlappung externe Evidenz und Patient: Patientenedukation

Die Überlappung im Drei-Kreise Modell der EBP zwischen externer Evidenz und Patient hat vorrangig mit der Aneignung von Wissen, vor allem im

Rahmen der **Patientenedukation**, zu tun (◨ Abb. 8.2, Nr. 6). Ein Mangel an effektiver Patienteninformation ist unter anderem verantwortlich für die so genannte „non-compliance" von Patienten, welche wiederum zu schlechten Therapieergebnissen führt, wie amerikanische Studienergebnisse (Norcini und Banda 2011) sowie auch deutsche (Mühlhauser und Lenz 2008) zeigen. Das wäre sicherlich schon Grund genug, die Patientenedukation zu verbessern. Aber der Druck kommt auch von Seiten der Bürgerinnen und Bürger. Patientenvertreter fordern weltweit eine andere Informationskultur, in der sie mitentscheiden können. Allerdings gibt es für Patienten bzw. Laien nicht immer verständliche schriftliche Informationen, und es ist oft schwierig, relevante evidenzbasierte Informationen zu den unterschiedlichen Krankheitsbildern und therapeutischen Maßnahmen für eine Therapieentscheidung im Internet zu finden (Mühlhauser et al. 2010).

International wird oft ein multi- und interdisziplinärer Ansatz verwendet, um evidenzbasierte Patienteninformation und das so genannte „Shared Decision Making" im Versorgungsprozess zu gewährleisten. So werden z. B. Patienten am Dartmouth-Hitchcock-Medical-Center in New Hampshire, USA von speziell ausgebildeten Sozialarbeitern und Pflegenden systematisch auf Therapieentscheidungen vorbereitet (http://www.dhmc.org). Aber auch in Deutschland arbeitet man an einer wissenschaftsbasierten Informationserstellung. Beispielsweise wurde an der Universität Hamburg ein 1-wöchiger Kurs für Patienten zu den Grundlagen der EBM entwickelt (Berger et al. 2010). So sollen das Recht und die Ansprüche der Bürgerinnen und Bürger und Patientinnen und Patienten auf evidenzbasierte Information gewürdigt und somit die Teilhabe an medizinischen und therapeutischen Entscheidungen gestärkt werden. „Dies erfordert neue Strukturen zur Entwicklung und Bereitstellung der nötigen Informationen und der Kommunikation zwischen Ärzten, Gesundheitsberufen und Patienten" (Mühlhauser et al. 2010, S. 416). Bunge et al. (2010) diskutieren die Kriterien, die eine gute evidenzbasierte Patienteninformation beinhalten sollte, einerseits in Bezug auf die Art und das Ausmaß der Information und andererseits bezüglich der Aufbereitung und der Entwicklung der Inhalte. Es gibt inzwischen schon Studien, die solche unterschiedlichen EBP/EBM-Trainingsprogramme für Patienten

und Verbraucher untersuchen und positive Ergebnisse präsentieren (z. B. Berger et al. 2010).

8.2.2 Praxisbasierte Evidenz

Begriffsklärung und Debatte praxisbasierter Evidenz (PBE)

Im Rahmen der EBP plädiert Whiteford (2005) dafür, Evidenz mit einer pluralistischen Perspektive zu konstruieren, mit unterschiedlichen Ursprüngen und Paradigmen, welche die Komplexität der Praxis widerspiegeln und wo die eigenen Erfahrungen, Begründungen und Reflexionen zusammen mit Wissen aus der Forschung im Clinical Reasoning integriert werden. Trotzdem bestimmt in der EBP in erster Linie die Wissenschaft das Erstellen, die Interpretation und Beurteilung der Daten in Bezug auf die Praxis.

Die britischen Forscher Gabbay und le May (2010) kritisieren EBP mit dem Goldstandard-Status der EBP-Forschung, die darauf ausgerichtet ist, *wie* Praktiker in Gesundheitsberufen idealerweise EBP anwenden sollten, statt auch zu erforschen, weshalb Praktiker EBP *nicht* anwenden – das ergibt ein Ungleichgewicht in der Forschungslandschaft.

» Practice-based Evidence for Healthcare is a groundbreaking attempt to redress that imbalance. Examining how clinicians actually develop and use clinical knowledge day-to-day, the authors conclude that they use "mindlines" – internalised, collectively reinforced, tacit guidelines. Mindlines embody the composite and flexible knowledge that clinicians need in practice. They are built up during training and continually updated from a wide range of formal and informal sources. Before new evidence becomes part of practitioners' mindlines, it is transformed by their interactions with colleagues and patients via their communities of practice and networks of trusted colleagues.
(Gabbay und le May 2010)

Auch in Nordamerika wird PBE diskutiert. Green (2006) argumentiert, dass die PBE, also die Strukturen und Logiken der therapeutischen Praxis, die benötigten Wirksamkeitsnachweise für Interventionen liefern, die in der Praxis direkt angewendet werden können. Die Wissenschaft begleitet den Prozess, bestimmt ihn aber nicht. So können aktuelle Erkenntnisse unmittelbar in die praktische Arbeit integriert werden und fördern so die Lernprozesse der Praktiker (Jagosh et al. 2012). Für die Gesundheitsberufe könnte man zusammenfassen, dass die subjektiven Erfahrungen der Therapeutinnen und Therapeuten mit den von ihnen angewandten und subjektiv bewährten therapeutischen Verfahren eine wahrgenommene Effektivität als Grundlage für eine PBE liefern (■ Abb. 8.3).

Eine ähnliche Debatte wird von den amerikanischen Forscherinnen und Forschern Tomlin und Dougherty (2014) geführt. Sie befassen sich mit Entscheidungsfindung und Evidenzquellen von Ergotherapeutinnen und -therapeuten und anderen Gesundheitsberufen und argumentieren, dass einerseits von den Gesundheitsberufen verlangt wird, mit externer Evidenz zu arbeiten, aber andererseits auch valide Evidenzen zu den Resultaten ihres professionellen Handelns zu produzieren, unter anderem basierend auf interner Evidenz. Diese beiden Aspekte werden meist nicht differenziert, und die Autoren unterscheiden daher zwischen „Evidence-supported Practice" als externer Evidenz und „Evidence-informed Practice" als interner Evidenz. Letzteres ist vergleichbar mit der Practice-Based-Evidenz-Formulierung.

Zusammenfassend ist ein zunehmendes Bestreben von internationalen Forschern der Gesundheitsberufe festzustellen, der internen Evidenz und bewährten Praxis einen größeren bis gleichen Stellenwert wie der EBP zu geben. Das dürfte sich als schwierig erweisen, wenn die klassische Evidenzhierarchie nicht hinterfragt wird und weiterhin quantitative Erhebungen einen höheren Stellenwert als qualitative haben. In Deutschland scheint PBE noch kein großes Thema zu sein. Aber PBE soll EBP nicht ersetzen oder mit ihr konkurrieren, sondern sie ergänzen. Somit kann die evidenzgeleitete (d. h., interne und externe Evidenz) klinische Entscheidungsfindung optimiert werden, was ganz im Sinne von dem Sacket (1996) wäre. PBE könnte somit auch die Schnittstelle zwischen Praxis und Forschung verstärken (s. ■ Abb. 8.3), unter anderem durch eine systematisierte und wenn möglich standardisierte Vorgehensweise und Dokumentation, wie so genannte Outcome Measures in der therapeutischen Diagnostik und Evaluation (Ammerman et al. 2014).

Diagnostische Verfahren und Dokumentation

Die Wichtigkeit einer differenzierten Befunderhebung zur Erstellung einer Baseline ist unumstritten. Im internationalen Bereich wird schon seit längerer Zeit die Wichtigkeit der Dokumentation von

■ **Abb. 8.3**   Praxisbasierte Evidenz

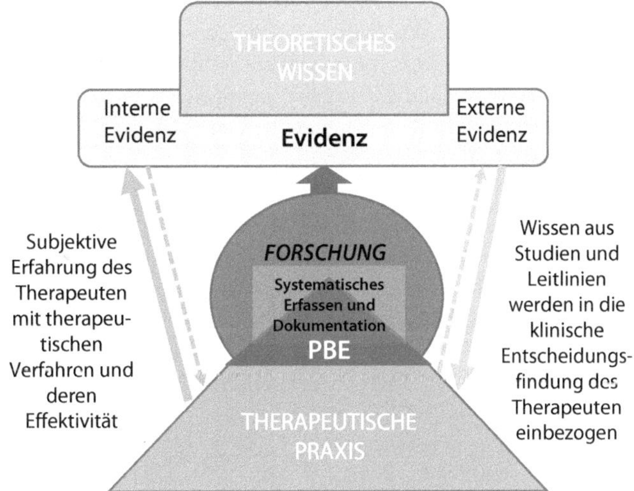

Outcomes hervorgehoben (z. B. Kielhofner et al. 2004). Um diesen Prozess zu beleuchten, wird kurz aufgezeigt, wie sich die unterschiedlichen Phasen des therapeutischen und partizipativen (klientenzentrierten) Prozesses, in welchem die Befunderhebung eingebettet ist, abzeichnen können. In der 1. Phase sollte tatsächlich zusammen mit dem Patienten in einem **ersten Interview** festgestellt werden, welche Aspekte der Teilhabe aus Sicht des Patienten eingeschränkt sind und welche er verbessern will. In der 2. Phase werden relevante quantitative oder kriteriengeleitete Assessments, Tests, offene Beobachtungen, Checklisten in Form einer Selbsteinschätzung (also aus Sicht des Patienten) sowie einer Fremdeinschätzungen (aus Sicht des Therapeuten) vorgenommen. So entsteht eine Mischung von **quantitativen und qualitativen Daten**, die dem Patienten transparent gemacht und erklärt werden sollten, wobei vor allem der **Bezug zur Partizipation und Teilhabe** hergestellt werden muss (Kraus 2016). Bei multiplen Problemen könnte die Ebene der Teilhabe für eine bessere Übersicht in die Lebensbereiche Produktivität (Arbeit), Freizeit oder Selbstversorgung eingeteilt werden, wie es beispielsweise aus ergotherapeutischer Sicht üblich ist. Es stellt sich aber grundsätzlich immer die Frage, ob der Patient funktionsfähig in diesen Lebensbereichen ist, was seine Ressourcen sind und wo seine Teilhabe eingeschränkt ist (DMDI 2005; Kraus und Romein 2015).

In welchem Umfang und in welcher Form welche Befundergebnisse bzw. Outcome Measures dokumentiert werden, ist jedoch institutionsabhängig und sehr schwer zu vereinheitlichen (Lundgren Pierr und Sonn 2009). Daher macht es Sinn, sich hier an Empfehlungen aus dem deutschsprachigen Raum zu orientieren. Unabhängig von der Vielfalt der diagnostischen Verfahren und Rahmenbedingungen ist es jedoch wichtig, dass eine so genannte **Baseline-Dokumentation** erfolgt und somit ein Anhaltspunkt zum Vergleich (Krefting 1991). Kollak und Bordiehn (2014) erläutern detailliert, was alles zu einer Therapiedokumentation gehören sollte. Zu ihren Empfehlungen zählen unter anderem die Nutzung standardisierter Formulare und verbindlicher Standards, welche die Therapiedokumentation leichter und effektiver gestaltet. Assessments sollten nach vereinbarten Standards durchgeführt werden, um komplexe Leistungen nachweisen zu können, und sollten in einer einheitlichen Sprache erfolgen.

Die 3. Phase im therapeutischen Prozess sollte dann eine **Priorisierung der Probleme und gemeinsame Zielsetzung** zusammen mit dem Patienten beinhalten, bevor dann in der 4. Phase die **Intervention bzw. Therapie** erfolgt. Die Intervention sollte idealerweise durch eine systematische **Verlaufsdokumentation** begleitet werden (Kollak und Bordiehn 2014; Kraus und Romein 2015). Inzwischen gibt es viele Angebote elektronischer Versionen in Bezug auf die Gesundheitsberufe im Internet. Auch Berufsverbände stellen Beispiele von Dokumentationssystemen zur Verfügung. Als 5. und letzte Phase vor der Entlassung steht die **Evaluation**. Hier sollten dieselben Instrumente und Outcome Measures aus der Befunderhebungsphase eingesetzt werden, um die dort erhobene Baseline zu überprüfen und Veränderungen messen bzw. deskriptiv darstellen zu können.

Abschließend ist hervorzuheben, dass Outcome Measures als Teil des diagnostischen Prozesses und deren entsprechende Dokumentation nicht nur institutionsabhängig und uneinheitlich sind, sondern selbst immer nur eine fachspezifische Perspektive eines Patienten bzw. Klienten abbilden. Um einerseits der individuellen und komplexen Situation des Menschen gerecht zu werden und andererseits seine Möglichkeiten zur Genesung zu optimieren, ist daher eine interdisziplinäre Zusammenarbeit unabdingbar.

8.3   Interdisziplinärer Ansatz und partizipativer Prozess im Rahmen der ICF

Es ist weitestgehend unbestritten, dass die Kompetenzen der einzelnen Disziplinen nicht ausreichen, um die Herausforderungen an das Gesundheitssystem zu bewältigen, und dass eine Lösung nur durch eine enge Kooperation erfolgen kann (SVR 2007). Auch in den USA, Kanada und Australien sind die zunehmende Komplexität der Gesundheitsprobleme, soziale Ungleichheit sowie die reellen praktischen Kontexte schon seit vielen Jahren Anlass, die interdisziplinäre Zusammenarbeit als Schwerpunkt in der Ausbildung von Gesundheitsberufen zu entwickeln (s. Lavin et al. 2001 für einen geschichtlichen Überblick dazu in Australien). Vor allem hier bietet praxisbasierte Forschung eine noch wenig genutzte Möglichkeit, Interventionen zu entwickeln und zu evaluieren (Ammerman et al. 2014). Die Forderung nach einer interdisziplinären Praxis in der Gesundheitsversorgung ist also international wie national inzwischen unbestritten. Allerdings ist in der Praxis eine interdisziplinäre Zusammenarbeit oft gar nicht oder nur teilweise umsetzbar, und so finden oft Arbeitsteilungen statt und die interdisziplinäre Integration offenbart sich beispielsweise in gemeinsamen Team- oder Projektbesprechungen (Balsiger 2005).

Um sich mit einem interdisziplinären Ansatz auseinandersetzen zu können, muss der Begriff „interdisziplinär" von „interprofessionell" und „multidisziplinär" abgegrenzt werden. Da die Rahmenbedingungen für eine Definition wesentlich sind, beziehen sich die folgenden Begriffsklärungen auf den deutschen Raum.

Ein **interprofessioneller Ansatz** beinhaltet eine institutionalisierte oder spontane Interaktion von Professionsmitgliedern unterschiedlicher Art und strebt eine koordinierte systemische Bearbeitung praktischer Probleme an, welche die Patienten und die Leistung der Serviceanbieter betreffen. Ziel dieses Ansatzes ist es, die Wirtschaftlichkeit sowie die Qualität in Bezug auf die Problemlösung zu erhöhen (Abel 2996). Aufgrund dieser Definition ist auch der interprofessionelle Ansatz vor allem auf der Makroebene in Bezug auf systemische Probleme angesiedelt. Es hat sich jedoch gezeigt, dass der Begriff „interprofessionell" oft synonym mit „interdisziplinär" verwendet wird oder dass beide Begriffe unterschiedliche Bedeutung haben (Mahler et al. 2014). Beispielsweise wird interprofessionelle Zusammenarbeit im Gesundheitswesen auch als eine „sich entsprechend der unterschiedlichen spezifischen Berufskompetenzen ergänzende, qualitativ hochwertige, patientenorientierte Versorgung" verstanden und wird auch in Deutschland gezielt gefördert. So wurde der Berliner Gesundheitspreis 2015 für innovative Prozesse zum Thema „Zusammenspiel als Chance. Interprofessionelle Teams im Krankenhaus" von der AOK und der Ärztekammer Berlin vergeben (http://aok-bv.de/engagement/berliner_gesundheitspreis/index_16584.html).

Ein **multidisziplinärer Ansatz** bezeichnet die Bearbeitung einer gemeinsamen Problemstellung aus Sicht verschiedener Disziplinen in einer additiven Synthese durch die Zusammenführung und gegenseitige Validierung der jeweils gesondert erzielten Ergebnisse innerhalb einer Disziplin. Multidisziplinäre Zusammenarbeit beinhaltet meist unterschiedliche methodische Ansätze und wird oft eingesetzt, um wichtige Forschungsfragen oder strittige Punkte zu erörtern. Der disziplinäre Gewinn an Erkenntnis sowie die Akzeptanz der Ergebnisse für die eigene Disziplin stehen in diesem Ansatz im Vordergrund (Balsiger 2005; Blanckenburg 2005). Es findet also ein Austausch zwischen den Disziplinen statt, aber die verschiedenen Teilaspekte stehen nebeneinander. Vermutlich ist dies die häufigste Form einer disziplinären Kooperation und wird oft als „interdisziplinär" bezeichnet.

Ein **interdisziplinärer Ansatz** bezieht sich auf einen problemorientierten Austausch *zwischen* den Disziplinen mit der Grundannahme, dass die Probleme nicht durch eine Disziplin zu lösen sind, sondern nur in enger Kooperation von verschiedenen Disziplinen. Diese Art der Zusammenarbeit zeichnet sich durch die Teamzusammensetzung, Behandlung, Methodenwahl so wie auch den Forschungsgegenstand aus (Balsiger 2005; Blanckenburg 2005). Ein solch interdisziplinärer Ansatz im Kontext der Voraussetzungen einer effizienten Diagnostik und Therapie ist nicht zuletzt in Bezug auf Nachhaltigkeit und Partizipation wesentlich.

Ruflin (2011) bezieht sich auf einige wesentliche interdisziplinäre Handlungen, die Kommunikation und gegenseitige Verständigung bedingen. Darunter fallen u. a. eine gemeinsame verständliche Sprache, Einigkeit über Handlungsmaßnahmen sowie Aufgabenaufteilung und -abgrenzung. Eine nicht erfolgreiche (bzw. nicht verinnerlichte oder ungenügend gelebte) interdisziplinäre Zusammenarbeit resultiert oft in Doppelungen (zwei oder mehr Personen machen dasselbe), Unterlassungen (niemand fühlt sich zuständig) und daraus entstehender Ineffizienz. Wesentlich ist also, eine gemeinsame Sprache zu sprechen, klare Aufgabenverteilung und Handlungsmaßnahmen zu erstellen sowie die Klärung, wer die Fallleitung übernimmt und wer über welche Entscheidungskompetenzen verfügt (Ruflin 2011). Diese interdisziplinären Kompetenzen entwickeln sich allerdings nicht automatisch, und so gibt es ein weites Feld an Forschung und Literatur, das sich mit der Bildung und Schulung dieser Kompetenzen befasst (Kälble 2004; Mahler 2014; Robert Bosch Stiftung 2016).

8.3.1   Partizipativer Prozess

Nicht nur ein interdisziplinärer Kontext ist eine wichtige Voraussetzung für das allgemeine und letztendliche Ziel, die Teilhabe und Partizipation eines Menschen bzw. Patienten zu optimieren. Ohne den aktiven Einbezug der Betroffenen kann dieses Ziel nur schwer, unvollkommen oder gar nicht erreicht werden. Ein interdisziplinäres Team kann unterschiedliche Schwerpunkte zur Genesung bieten, die sich bestenfalls ergänzen und unterstützen. Aber die Relevanz der Ziele und der Transfer in den Alltag können nur durch den Menschen selbst festgelegt werden. Das Mitbestimmungsrecht und die Entscheidungsmacht des Menschen sind es, die den partizipativen Prozess ausmachen und Teilhabe ermöglichen. Rosenbrock und Hartung (2012) formulieren daher folgende zwei Aspekte:

» Zwei Bedingungen müssen erfüllt sein, damit Teilhabe gelingt: Die Gelegenheiten dazu und die Nutzung der Gelegenheiten. Das erste hängt hochgradig von der gesellschaftlichen Verteilungsgerechtigkeit und den strukturellen Voraussetzungen ab, das zweite vordergründig von individuellen Interessen und Fähigkeiten, diese sind jedoch selbst wieder Produkt der Lebenslagen.

So erklären beispielsweise die spanischen Forscher Parés und March (2013), dass sich der partizipative Prozess auf die Entscheidungsmacht und Bedarfsbestimmung des Betroffenen beziehen, die politischen und sozialen Prozesse, welche öffentlichen Angelegenheiten unterliegen, mitzubestimmen und mitzugestalten. Der partizipative Prozess findet sich entsprechend auch in der qualitativen Forschung als partizipativer Ansatz wieder. So können nicht nur einzelne Menschen, sondern auch Systeme und Gemeinden („communities") entsprechend untersucht werden. In Kanada wurde z. B. eine systembasierte partizipative Forschung in der Gesundheitsversorgung durchgeführt, um Nachhaltigkeit und Qualitätsverbesserung zu untersuchen (Schmittdiel et al. 2010).

Der partizipative Prozess ist eine Form der Befähigung, Ermächtigung oder Empowerment, die vor dem Hintergrund sozial bedingter Ungleichheit stattfindet, in der Teilhabe negativ beeinträchtigt ist. Der Bedarf der Zielgruppe wird am besten aufgezeichnet, wenn

die unterschiedlichen Wissensbestände und Perspektiven der verschiedenen Akteure zusammengebracht werden (Wright et al. 2007). Im Praxiskontext der Gesundheitsberufe könnte man daher sagen, dass erst die strukturellen Voraussetzungen, hierbei insbesondere interdisziplinäre Strukturen, einer Einrichtung in Verbindungen mit einer partizipationsorientierten Gesellschaftsperspektive einen solchen partizipativen Prozess ermöglichen. International sind interdisziplinäre Teams meist so aufgestellt dass alle, einschließlich der Patientinnen und Patienten, auf Augenhöhe agieren (s. Beaulieu 2013). In Deutschland stellt sich die Besonderheit, dass Therapeuten durch die Ärzte weisungspflichtig sind und daher nicht mit Ärzten auf Augenhöhe agieren können. So könnten Ärzte theoretisch therapeutische Methoden anordnen, die nicht mit der Entscheidungsfindung der Therapeutinnen und Therapeuten übereinstimmen. Diese Besonderheit erschwert eine patientenorientierte und interdisziplinäre Zusammenarbeit.

Edukation ist ein Aspekt des partizipativen Prozesses, der sich mit der Vermittlung von Information und Wissen befasst (s. ► Abschn. 8.2.1, „Überlappung externe Evidenz und Patient: Patientenedukation"). Nach Grau et al. (2009) gibt es noch drei weitere Aspekte: **Kommunikation** oder Dialog, **Debatte** und **Entscheidungsfindung**. ◘ Tab. 8.1 bezieht sich auf diese Aspekte und stellt sie den Rollen der unterschiedlichen Stakeholder (Patient, Therapeut, Institution und Gesetzgeber) gegenüber.

Nicht nur im Interventionsprozess, sondern auch in der Evaluation ist ein partizipativer Prozess notwendig. So bildet beispielsweise die Selbstevaluation unter Einbeziehung der Zielgruppe den Kern der partizipativen Evaluation, ein beteiligungsorientiertes Modell, das schon bei der Formulierung der Evaluationsfragen alle Beteiligten und Betroffenen einbezieht und bei dem der gesamte Evaluationsprozess gemeinsam gestaltet wird (vgl. Wright 2004).

8.3.2   International Classification of Functioning, Disability and Health (ICF)

Eine effektive interdisziplinäre Zusammenarbeit und ein partizipativer Prozess setzen eine gemeinsame verständliche Sprache, Einigkeit über

Tab. 8.1 Gegenüberstellung der Aspekte des partizipativen Prozesses mit den Rollen der Stakeholder

ROLLE	Information: Edukation	Kommunikation: Dialog	Debatte: Diskussion	Entscheidungsfindung
Patient (Bürger) (MIKROEBENE)	Liest und hört geeignetes bereitgestelltes Informationsmaterial in zugänglicher Sprache (Flyer, Webseiten, Internet)	Wird durchgängig in den partizipativen Prozess durch Gespräche, Nachfragen und Erklärung einbezogen	Diskutiert mögliche Alternativen mit Vor- und Nachteilen zusammen mit verschiedenen Therapeuten	Entscheidet mit aufgrund gezielter evidenzbasierter Information und Beratung durch ein interdisziplinäres Team
Therapeut (MIKROEBENE)	Weiß um und vermittelt geeignete Informationsquellen in Bezug auf das Krankheitsbild und die möglichen therapeutischen Ansätze mit Vor- und Nachteilen (Edukation)	Stellt die Edukation des Patienten sowie seine individuellen Bedürfnisse durch regelmäßige kultursensible Kommunikation sicher	Ermöglicht vor Entscheidungsfindungen die Diskussion angesichts der einzigartigen Situation und Möglichkeiten des Patienten	Ermöglicht die Entscheidungsfindungen des Patienten v. a. bei der Zielsetzung, therapeutischen Maßnahmen und Evaluation
Institution/ Einrichtung/ Organisation (MESOEBENE)	Entwickelt entsprechendes evidenzbasiertes, einfach formuliertes Informationsmaterial in kultursensiblem Format und unterschiedlichen Sprachen	Ermöglicht interdisziplinäre Zusammenarbeit und Zeitfenster, damit alle Therapeuten sich entsprechend austauschen können	Ermöglicht interdisziplinäre Zusammenarbeit und Zeitfenster, damit alle Praktiker sich entsprechend austauschen können	Ermöglicht zeitliche und konzeptionelle Strukturen, um die Entscheidungsmacht des Patienten zu fördern und einzubinden unter Berücksichtigung seines einzigartigen Kontexts
Gesetzgeber/Politik (MAKROEBENE)	Verabschiedet Gesetze, die Bürger Partizipation ermöglichen und fördern; fördert evidenzbasierte Forschung und forschungsbasierte Evidenz mit Unterstützung der GFB-Akademisierung	Fordert und ermöglicht die interdisziplinäre Zusammenarbeit der Gesundheitsberufe; fordert entsprechende Bildungsinhalte in der akademischen Ausbildung	Fordert und fördert die Patientenpartizipation gesetzlich und strukturell in Diagnostik, Intervention und Forschung	Fordert und fördert die Patientenpartizipation gesetzlich und strukturell in Diagnostik, Intervention und Forschung

Handlungsmaßnahmen sowie Aufgabenaufteilung und -abgrenzung voraus (Ruflin 2011). Die ICF dient als Klassifikationssystem dazu, diese standardisierte und einheitliche Sprachform zu schaffen sowie die Beschreibung von Gesundheit und der damit zusammenhängende Aspekte zu rahmen (DMDI 2005, basierend auf der ICF der World Health Organisation). Des Weiteren zeigt das biopsycho-soziale Modell der ICF auch das gemeinsame Ziel aller Gesundheitsberufe auf, nämlich die optimierte Partizipation des betroffenen Menschen.

Partizipation bedeutet in diesem Sinne nicht nur Teilnahme, sondern auch Teilhabe, also Entscheidungsmacht in allen Lebensbereichen. Dazu gehört die Möglichkeit und Macht des Patienten, die betreffenden Gesundheitsprobleme (mit-)bestimmen zu können. Denn je größer der Einfluss auf einen Entscheidungsprozess, desto größer die Partizipation (Wright et al. 2007). So formuliert Oberholzer: „Jedem Menschen soll es möglich sein, resp. ermöglicht werden, möglichst gesund und möglichst kompetent an möglichst normalisierten

Lebenssituationen teilhaben zu können" (Oberholzer 2013, S. 107).

Der ICF liegt die Annahme zugrunde, dass Gesundheitsprobleme erst angemessen beschrieben werden können, wenn die Wechselwirkungen einer Vielzahl von Komponenten mit ihren biomedizinischen wie auch psychosozialen Ursachen beachtet und berücksichtigt werden (Schröder und Göttings 2014). Vor diesem Hintergrund wird nach der ICF eine Person als funktionsfähig eingestuft, wenn sie einerseits über unbeeinträchtigte körperliche Funktionen und Körperstrukturen verfügt (Körperfunktionen und -strukturen), und andererseits alles tun kann wie jemand ohne Gesundheitsprobleme (Aktivität) und sich in allen Lebensbereichen der Teilhabe sinnvoll entfalten kann (Partizipation) (DIMDI 2005; Fries 2007, S. 2).

Die Struktur der ICF bietet zu diesem Zweck eine Fünfteilung mit jeweiligem Kodiersystem: Körperfunktionen (b=body functions); Körperstrukturen (s=body structures); Aktivität und Partizipation [Teilhabe] (d=domains); Umweltfaktoren (e=environment) und personenbezogene Faktoren (personal factors – derzeit noch nicht kodierbar). Des Weiteren kann man mit der ICF sowohl positive als auch negative Aspekte der Funktionsfähigkeit klassifizieren, und vor dem Hintergrund der Komplexität der Funktionsbeeinträchtigung werden hier auch Kontextfaktoren materieller, sozialer und einstellungsbezogener Art einbezogen. Personenbezogene Faktoren, welche die Eigenschaften und Attribute des Betroffenen beschreiben, werden in der ICF erwähnt, aber nicht klassifiziert (DIMDI 2005, S. 146).

Schröder und Göttings (2014) befassen sich mit den Chancen und Grenzen der ICF im interdisziplinären Setting. Mit der ICF können sowohl Barrieren als auch Fördermöglichkeiten bei den Patienten kategorisiert werden. Allerdings spielen diese Positivkriterien für Entscheidungen in Bezug auf Eingliederung oder Mittelbewilligung keine Rolle, denn sozialrechtlich wird immer noch **defizitorientiert** entschieden, meist basierend auf der medizinischen Diagnose (ICD-10). Auch ist die ICF bisher in Bezug auf die Alltagskomplexität noch nicht vollständig ausdifferenziert, was den Nutzen für soziale Diagnostik und Prozessgestaltung einschränkt (Oberholzer 2013). In diesem Sinne wurden schon zahlreiche **ICF-Core Sets** für bestimmte Krankheitsbilder

erstellt, in denen die ICF-Teilaspekte an die entsprechenden Patientengruppen angepasst wurden, aber es gibt noch viele Lücken. Ein weiterer Aspekt ist das Ziel, eine **allgemein verständliche Landkarte** der komplexen Aspekte einer Person für interdisziplinäre Teams zu präsentieren. Allerdings übersteigt eine konkrete Umsetzung die Aussagefähigkeit der theoretischen ICF-Konstruktion (s. Oberholzer 2013). So bezeichnen Schröder und Göttings (2014) die ICF vielmehr als ein „kleines gemeinsames Nadelöhr für die Betrachtung und Kommunikation der vorliegenden Phänomene für ein gemeinsames Fallverständnis, um darauf basierend berufsspezifische Handlungsmöglichkeiten zu entwickeln" (Schröder und Göttings 2014, S. 187).

Die ICF ist interdisziplinär orientiert in der Hinsicht, dass die Konstruktion von Behinderung nicht aus der Perspektive einer spezifischen Disziplin erfolgt (nach dem ICD-10 etwa der Medizin), sondern aus Sicht vieler Fachrichtungen wie der Therapeuten, sozialen Arbeit, Medizin, Soziologie, Psychologie, Rechts- und Kulturwissenschaften etc. So könnte man hypothetisch den verschiedenen Gesundheitsberufen unterschiedliche Schwerpunktkreise zuordnen, um die Überlappungen, aber auch die Einzigartigkeit der Berufe, alle mit dem Ziel der Partizipation und Teilhabe, anzudeuten (◘ Abb. 8.4).

Das alles macht die ICF zu einem umfassenden Klassifikationssystem mit dem gemeinsamen gesellschaftspolitischen Schwerpunkt auf der Teilhabe von Menschen, was eine interdisziplinäre Zusammenarbeit voraussetzt. Man kann schlussfolgern, dass die ICF, neben der systematisierten Abfrage von Teilaspekten sozialer Komplexität, als Schlüssel zur interdisziplinären Zusammenarbeit dient. So erfahren beispielsweise auch die Gesundheitsberufe durch eine interdisziplinäre Praxis „auf Augenhöhe" eine gewisse Aufwertung.

Zusammenfassend ist festzustellen, dass die ICF bei konsequenter Umsetzung Folgendes bieten kann. Die ICF ist:

- „eine gemeinsame Sprache für die unterschiedlichen (am Hilfeprozess beteiligten) Professionen wie etwa der Psychologie, Pädagogik, Medizin und dient dem Abbau von Hierarchien innerhalb multiprofessioneller Teams;
- die Erweiterung des Blicks auf die Lebenswirklichkeit der Betroffenen, indem neben den

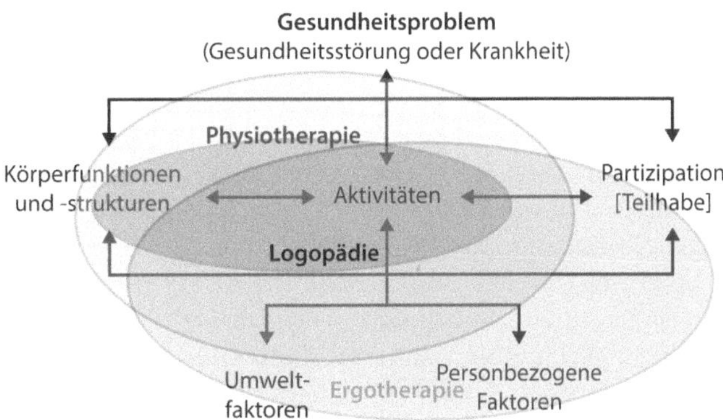

□ Abb. 8.4 Das bio-psychosoziale Modell der ICF mit möglichen Schwerpunkten der unterschiedlichen Gesundheitsberufe in Bezug auf Teilhabe

rein medizinisch diagnostizierten Faktoren die Umweltfaktoren und die gesellschaftlichen Teilhabeaktivitäten gleichwertig im Beurteilungsprozess berücksichtigt werden;

- die Basis für eine adäquate Verständigung über Ziele zwischen Klient_innen und Fachkräften, welche die notwendigen Maßnahmen nachvollziehbar macht und eine tatsächliche Partizipation einlöst;
- ein breites Anwendungsspektrum. So kann es beispielsweise als Evaluationsinstrument zur Untersuchung von psychosozialen Arbeitsfeldern, bei der Formulierung von Richtlinien und Empfehlungen oder etwa zur Erhebung von Bevölkerungsdaten auf regionaler, nationaler und internationaler Ebene dienen." (Schröder und Göttings 2014, S. 188–189).

Die ICF ermöglicht also eine geeignete Struktur für eine interdisziplinäre Zusammenarbeit und eine integrative Praxis in Bezug auf Diagnostik und Therapie. Ein ICF-Ansatz muss jedoch auf der Mesoebene bzw. der Institutionsebene eingerichtet und verankert sein, mit entsprechenden Schulungen der Anwenderinnen und Anwender, einer Entwicklung settingspezifischer ICF-Instrumente und konsequenter Umsetzung mit Evaluationsverfahren, um tatsächlich einen verlässlichen und effektiven interdisziplinären Rahmen gewährleisten zu können. Es gibt schon viele Best-Practice-Beispiele im Ausland, in Deutschland hat sich vor allem die Bundesarbeitsgemeinschaft für Rehabilitation mit einem ICF-Praxisleitfaden auseinandergesetzt (BAR 2016).

Aber nicht nur in der Praxis bietet die ICF eine wertvolle Struktur. Auch in Bezug auf die Forschung ist sie wichtig. So werden oft Leitlinien im internationalen Bereich nach der ICF ausgerichtet, wie zum Beispiel ICF-Leitlinien für muskuloskeletale Erkrankungen (Godges 2008). Auch hier sorgt die ICF für eine einheitliche Sprache und Klassifikation. Anhand der ICF-Struktur kann die externe Evidenz von Studien (der evidenzbasierten Praxis und der praxisbasierte Evidenz) systematisch gestaltet und angeordnet werden und somit zur Übersicht und Vereinheitlichung von Daten wie Outcome Measures und Dokumentation beitragen. Somit leistet die ICF auf der therapeutischen und der wissenschaftlichen Ebene einen wertvollen Beitrag zu dem Ziel, die Teilhabe des Menschen zu optimieren. Doch EBP, PBE und die ICF können dies nicht alleine bewirken. Im Zentrum steht letztendlich die Therapie mit ihren diagnostischen und therapeutischen Aspekten, die durch die klinische Entscheidungsfindung oder das Clinical Reasoning gesteuert werden.

8.4 Therapeutische Diagnostik und Therapie in Bezug auf Clinical Reasoning

Auf der Mikroebene befasst sich der Therapeut innerhalb seiner Disziplin mit der therapeutischen Diagnostik und der Therapie des Patienten. Eine gezielte, differenzierte und teilweise standardisierte Befunderhebung in der Therapie ist von großer Wichtigkeit.

Zum einen muss sichergestellt werden, dass der Therapeut und der Betroffene ein gutes Verständnis für dessen Ressourcen und Probleme im Alltag bekommen, um gemeinsam die Ziele in Bezug auf Partizipation und Teilhabe festzulegen. Zum anderen sollen die Effizienz der Therapie sowie das Ausmaß der Verbesserung des Patienten nachgewiesen werden. Systematische Dokumentation und quantitative Messungen können zur Evidenz beitragen (Baum et al. 2005). Befunderhebung bezieht sich auf das Sammeln und Verarbeiten von Information über die Fähigkeit, Fertigkeit, das Verständnis oder Wissen unter kontrollierten Bedingungen und findet in einem Prozess von Zusammenfassungen, Begutachten und Klassifikationen statt (Baum et al. 2005). Die Autoren nennen drei Gründe, weshalb vor allem klinische Messungen wie Befunderhebung wichtig sind:

1. Veränderungen werden über einen Zeitraum festgestellt, wie die Effektivität der Therapie, Entwicklungs- und Reifungsprozesse oder auch eine Verschlechterung;
2. Differenzierung zwischen oder innerhalb Gruppen im Rahmen einer Diagnostik oder Klassifikation; und
3. Erstellen einer Prognose und eines zukünftigen Outcomes.

Das so genannte **Outcome Measure** ist nicht nur im Rahmen der PBE wichtig, sondern auch im Therapieprozess, da dieses vor allem die Effektivität einer Therapie erfasst, also ob und welche Veränderungen durch die Therapie erfolgt sind. Weitere Gründe sind die individuellen Ziele des Patienten, die durch eine gezielte Befunderhebung spezifisch formuliert und überprüft werden können. Der Einsatz standardisierter Messinstrumente verbessert die klinische Entscheidungsfindung der Therapeutinnen und Therapeuten (Law et al. 2014). Wenn eine Einrichtung als Einheit dieselben standardisierten Verfahren einsetzt, kann dies auch zur Qualitätssicherung der Einrichtung dienen. Und nicht zuletzt, obgleich diese Outcome Measures nicht in erster Hinsicht für Forschungszwecke eingesetzt werden, unterstützen sie den evidenzbasierten Praxisprozess, indem sie z. B. Prioritäten für Forschung aufzeigen. Auch Management und politische Akteure stützen sich auf Outcome Measures in ihren Entscheidungen im Gesundheitswesen (Baum et al. 2005).

Diagnostische Verfahren sollten relevant für die Patienten und ihre Angehörigen sein. Sie können unterschiedliche Eigenschaften haben: qualitativ oder quantitativ; kriterienbasiert oder metrische Einheiten; standardisiert oder nicht standardisiert; normiert oder nicht normiert; auf Körperfunktionsebene, Aktivitäts- oder Teilhabe-/Betätigungsebene; als Selbsteinschätzung (Sicht des Patienten) oder Fremdeinschätzung (Sicht des Therapeuten); strukturiert oder frei; oder generell subjektiv oder objektiv (Kraus 2016).

Nach Page (1999) gibt es vier **Arten von Befunderhebungsinstrumenten:**

1. Anamnese: Fragebogen, Informationsbogen, Akten, Überweisungsunterlagen;
2. Interview: frei, semi-strukturiert, teilweise standardisiert, Leitfaden;
3. Beobachtung: frei oder anhand von Aufgaben, Aufgaben können individuell sein oder nach einem Standard, Dokumentation ist beschreibend, Checklisten, ordinale Skalen können eingesetzt werden (vorwiegend qualitative Daten);
4. Tests und Assessments: standardisierte Vorgehensweise (vorwiegend quantitative Daten).

Es obliegt dem Therapeuten, in einem partizipativen Prozess zu entscheiden, wann und weshalb er welches Befunderhebungsinstrument einsetzt oder auch nicht. Die unterschiedlichen Befunderhebungsinstrumente haben jeweils typische Merkmale und Besonderheiten, die in ◘ Tab. 8.2 zusammengefasst sind.

Bei der therapeutischen Diagnostik basieren Therapeutinnen und Therapeuten ihr Handeln einerseits auf die eigenen Erfahrungen, ihr Fachwissen und ihre Handlungskompetenzen, aber auch auf ihre eigene Einstellung und Annahmen, welche den Entscheidungsprozess wesentlich beeinflussen (Fleming und Mattingly 1994). Die eigenen subjektiven Annahmen existieren in der ersten Instanz meist unbewusst und sollten daher besonders kritisch reflektiert werden. Zusätzlich gibt es auch professionelle objektive Annahmen, die ebenso auf die Therapeuten und ihr Handeln einwirken. Beispielsweise wäre es eine Grundannahme für die Ergotherapie, dass Betätigung gesundheitsfördernd und essenziell für die Lebensqualität und Teilhabe ist (WFOT 2012);

Tab. 8.2 Zusammenfassung typischer Merkmale und Besonderheiten bei diagnostischen Verfahren

	Form der Befunderhebung	Mögliche Struktur der Instrumente	Generierte Daten/ Information	Gegenstand/ ICF-Ebene	Ursprung der Information	Mögliche Faktoren, die das Ergebnis beeinflussen	Wann wird es generell durchgeführt	Clinical Reasoning
1	Anamnese	Informations-blatt-geleitet	Nominale Daten	Körperfunktion, Aktivität, Teilhabe	Selbsteinschätzung	Auswahl der Inhalte, Klarheit	Erstbefund	
2	Interview	Frei	Qualitative Daten	Aktivität & Teilhabe	Selbst- & Fremdeinschätzung	Art und Qualität der Gesprächsführung	Erstbefund, Evaluation	Interaktives Reasoning
		Semistrukturiert	Qualitative Daten	Lebensbereiche	Selbst- & Fremdeinschätzung	Therapeutische Beziehung, Vertrauen		
		Strukturiert	Qualitative Daten	Körperfunktionen	Selbst- & Fremdeinschätzung	Integration der Umwelt und Betätigung		
3	Beobachtung	Frei	Qualitative Beschreibungen	Körperfunktionen	Selbst- & Fremdeinschätzung	Verzerrung durch Beobachtungsfehler	Durchgängig, wiederholt während des gesamten Prozesses	Diagnostisches Reasoning
		Checklisten-geleitet	Standardisierte Beschreibung	Aktivität & Teilhabe	Selbst- oder Fremdeinschätzung	Künstliche klinische Situation, entspricht nicht dem Alltag		Ethisches Reasoning
		Aufgabenbezogen	Qualitative Beschrei-bungen	Aktivität & Teilhabe	Fremdeinschätzung	Getrennte Fremd- und Selbsteinschätzungen		Clue Clustering

Tab. 8.2 Fortsetzung

	Form der Befunderhebung	Mögliche Struktur der Instrumente	Generierte Daten/Information	Gegenstand/ICF-Ebene	Ursprung der Information	Mögliche Faktoren, die das Ergebnis beeinflussen	Wann wird es generell durchgeführt	Clinical Reasoning
4	Assessments & Tests	Kriterienbasiert	Ordinale Daten (Skalen)	Aktivität & Teilhabe	Fremdeinschätzung	Detail und Genauigkeit der Kriterien		
		Standardisiert	Quantitative & qualitative Daten	Körperfunktion, Aktivität, Teilhabe Lebensbereiche	Fremdeinschätzung	Mangel an Gütekriterien	Erstbefund, Evaluation	Diagnostisches Reasoning
		Normiert	Quantitative & qualitative Daten	Körperfunktion, Aktivität, Teilhabe Lebensbereiche	Fremdeinschätzung	Standardisierte Durchführung		
		Kriterienbezogen	Ordinale Daten (Skalen)	Körperfunktion, Aktivität, Teilhabe Lebensbereiche	Selbst- & Fremdeinschätzung	Nicht-ideale Rahmenbedingungen		
		Basiert auf metrischen Einheiten	Quantitative Daten	Körperfunktion, Aktivität, Teilhabe Lebensbereiche	Fremdeinschätzung	Messfehler		

für die Physiotherapie hingegen gibt es die Grundannahme, dass Bewegung eine wesentliche Voraussetzung für die Partizipation eines Menschen ist (Sahrmann 2014).

Klemme und Siegmann (2014) beziehen sich auf **3 Clinical-Reasoning-Säulen.** Zum einen stellt das **Wissen** des Therapeuten und seine jeweiligen Disziplin die 1. Säule des Clinical Reasonings dar, und zwar in Bezug zu biomedizinischem Faktenwissen, Handlungsabläufen und persönlichen Erfahrungen. Wie dieses Wissen in der konkreten klinischen Situation angewendet wird, ist ebenso entscheidend wie das generelle Wissensausmaß für eine effektive Therapie. Hier würden auch das Wissen über externe Evidenzen im Rahmen der EBP sowie das Wissen über die ICF mit einfließen. Die **Kognition** wird als 2. Säule im CR-Prozess benannt. Hiermit sind die Informationsaufnahme, die Informationsverarbeitung sowie das Denken über die Situation, den Patienten oder das Problem gemeint sowie die Maßnahmen, die durch diesen Denkprozess abgeleitet werden. Der Prozess erfolgt entweder auf unbewusster, nicht verbalisierter Ebene, wie z. B. durch implizite Annahmen, oder auf expliziter bewusster Ebene, beispielsweise durch hypothetisch-deduktives Reasoning aufgrund von Tests und Assessments – beide Varianten liegen der darauffolgenden klinischen Entscheidungsfindung zugrunde. Idealerweise reflektiert der Therapeut sein eignes Denken über sein Handeln und überprüft die eigenen **kognitiven Vorgänge kritisch.** Dieses macht die 3. Säule, die Metakognition, aus. Die beiden letzten Säulen sind grundlegend für EBP- sowie PBE-Prozesse, für das Verknüpfen der vielen Wissens- und Kompetenzbausteine und die kritische Reflexion derselben, die letztendlich, zusammen mit der therapeutischen Beziehung innerhalb des partizipativen Prozesses, die Teilhabe der Patientinnen und Patienten optimieren.

Des Weiteren werden unterschiedliche Formen des Clinical Reasoning formuliert (Fleming und Mattingly 1994). Das **diagnostische oder Scientific Reasoning** befasst sich mit der Sammlung von Information und Daten („cues"), die Analyse derselben, mit der diagnostischen Hypothesenbildung und -Verfeinerung sowie mit der diagnostischen Überprüfung und Bestätigung („verification") (Klemme und Siegmann 2014). Das diagnostische Reasoning findet hauptsächlich, aber nicht ausschließlich, in der diagnostischen Therapiephase statt, denn auch während des gesamten Therapieprozesses schließt sich das diagnostische Auge nie. Das **interaktive Reasoning** bezieht sich auf das durch Wahrnehmung, Gefühle, und Beobachtung geleitete Denken, vorrangig auf der Beziehungsebene. Das **konditionale Reasoning** leitet das Denken durch das eigene Vorstellungsvermögen und die Interpretation des Therapeuten, während das **narrative Reasoning** das Denken in und durch Geschichten ausmacht. Mit dem **pragmatischen Reasoning** ist das sachliche und pragmatisch-orientierte Denken gemeint. Das **ethische Reasoning** beinhaltet das Denken, das durch Werte, Einstellungen und Haltung bestimmt wird.

Vor dem Hintergrund einer Verwissenschaftlichung und Akademisierung der Gesundheitsberufe bietet das Clinical Reasoning nicht nur auf der Mikroebene eine Denkstruktur, sondern auch eine Theorie-Praxis-Brücke im Rahmen einer akademisierten Ausbildung mit starkem Praxisbezug. Das Clinical-Reasoning-Gerüst unterstützt die Therapeutinnen und Therapeuten in ihrem Bestreben, die komplexen Anforderungen systematisch und nachvollziehbar zu reflektieren und zu begründen.

8.5   Schlussfolgerung

In diesem Beitrag wurden wichtige therapeutische und wissenschaftliche Bausteine, die zur Optimierung der Teilhabe und Partizipation eines Menschen beitragen, aus internationaler und nationaler Perspektive betrachtet. Die forschungsgeleitete EBP in den Gesundheitsberufen (Makroebene) sichert durch externe Wirksamkeitsnachweise therapeutischer Interventionen die Effizienz der therapeutischen Maßnahmen. Vernachlässigt wird jedoch – vor allem in Deutschland – die PBE, die ihre Wurzeln in der Praxis hat und durch systematische Datenerhebung und Outcome Measures potenziell wirksame Verfahren erfasst, um auf diesem Weg aus der Praxis in die Forschung zu münden. Auf der Mesoebene der Einrichtungen und Institutionen gehört zum Erreichen der optimierten Teilhabe eines Patienten einerseits ein interdisziplinärer Ansatz der Therapeutinnen und Therapeuten und andererseits ein partizipativer Prozess, der die Patienten bei allen wesentlichen Entscheidungen einbezieht und dadurch die

Compliance, Motivation, Nachhaltigkeit und Relevanz in Bezug auf die Therapieziele fördert. Die Mikroebene stellt schließlich dar, wie diagnostische und therapeutische Maßnahmen im Rahmen klinischer Entscheidungsfindungsprozesse bzw. des Clinical Reasoning definiert werden. Das Wissen und die Kompetenzen hinsichtlich unterschiedlicher diagnostischer und therapeutischer Maßnahmen, zusammen mit den Bedingungen der Makro- und Mesoebene, schaffen so die bestmöglichen Voraussetzungen, um die Partizipation und Teilhabe eines Patienten im therapeutischen Prozess nicht nur zu berücksichtigen, sondern auch zu fördern.

Literatur

Aarons, GA, Cafri, Lugo, L, Sawitzky A (2010) Expanding the Domains of Attitudes Towards Evidence-Based Practice: The Evidence Based Practice Attitude Scale–50. Administration and Policy in Mental Health and Mental Health: 1–10

Abel K (Hrsg) (1996) Planning community mental health services for women: a multiprofessional handbook. London: Routledge

Ammerman A, Smith TW, Calancie L (2014) Practice-based evidence in public health: improving reach, relevance, and results. 35: 47–63. https://doi.org/10.1146/annurev-publhealth–032013–182458

Antes G, Bassler D, Forter J (2003) Evidenzbasierte Medizin. Praxishandbuch für Verständnis und Anwendung der EBM. Stuttgart: Thieme

AWMF (Arbeitsgemeinschaft der Wissenschaftlichen Medizinischen Fachgesellschaften) (2017) Aufgaben und Ziele. http://www.awmf.org/die-awmf/aufgaben-und-ziele.html. Zugegriffen: 5.3.2017

Balsiger PW (2005) Transdisziplinarität. Systematisch-vergleichende Untersuchung disziplinenübergreifender Wissenschaftspraxis (Erlanger Beiträge zur Wissenschaftsforschung). München: Fink

Barkham M, Mellor-Clark J (2000) Rigour and relevance: practice-based evidence in the psychological therapies. In: Rowland N, Goss S (Eds), Evidence-based counselling and psychological therapies (pp. 127– 144). London: Routledge

Barkham M, Mellor-Clark J (2003) Bridging Evidence-based practice and practice-based Evidence: developing a rigorous and relevant knowledge for the psychological therapies. Clinical Psychology and Psychotherapy 10: 319–327

Baum CM, Law M, Dunn W (2005) Occupational Performance Assessment. In: Christiansen C, Baum CM (Eds) Occupational Therapy. Performance, Participation, and Well-Being. Thorofare: Slack

Beaulieu MD (2013) Toward a patient-centered health care system. Canadian Family Physician 59(1): 109

Benner P, Hughes RG, Sutphen M (2008) Clinical Reasoning, Decisionmaking and Action: Thinking critically and clinically. In: Hughes RG (Ed) Patient Safety and Quality: An evidence-based Handbook for Nurses. US: Agency for Healthcare Research and Quality

Beck EM, Schulenburg K, Kraus E (2017) Interprofessionelle Qualifizierung. Ein Thema für Teams in der Gesundheitsversorgung? KU special StudienführerPlus: 2–4

Behrens J (2012) EBN ist eine Haltung. Evidence-Basierung in Gesundheitsförderung und Krankenversorgung. Psychiatrische Pflege 18(02): 87–89

Bennett S, Hoffmann T, Arkins M (2011) A multi-professional evidence-based practice course improved allied health students' confidence and knowledge. Journal of Evaluation in Clinical Practice 17(4): 635–9

Berger B, Steckelberg A, Meyer G, Kasper J, Mühlhauser I (2010) Training of patient and consumer representatives in the basic competence of evidence-based medicine: a feasibility study. BMC Medical Education 10: 16

Blanckenburg C von, Böhm B, Dienel HL, Legewie H (2005) Leitfaden für interdisziplinäre Forschungsgruppen: Projekte initiieren – Zusammenarbeit gestalten (Blickwechsel 3). Stuttgart: Steiner

Borgetto B, Born S, Bünemann-Geißler D, Düchting M, Kahrs AM, Kasper N, Menzel M, Netzband A, Reichel K, Reßler W (2007) The Pyramid of Research – Contribution to the Discussion of Evidence-based Practice in Physiotherapy. Die Forschungspyramide – Diskussionsbeitrag zur Evidenz-basierten Praxis in der Physiotherapie. Physioscience 3(1): 27–34

Bundesarbeitsgemeinschaft für Rehabilitation (BAR) (2016) ICF Praxisleitfaden 4: Berufliche Rehabiliation. Frankfurt: BAR. http://www.bar-frankfurt.de/fileadmin/dateiliste/publikationen/icf-praxisleitfaeden/downloads/BroschuerelCF4_13.pdf. Zugegriffen: 22.5.2017

Bunge M, Mühlhauser I, Steckelberg A (2010) What constitutes evidence-based patient information? Overview of discussed criteria. Patient Education Counseling 78: 316–328

Deutsches Institut für Medizinische Dokumentation und Information (DIMDI) (2005) Internationale Klassifikation der Funktionsfähigkeit, Behinderung und Gesundheit. Genf: World Health Organization

Dizon JM, Grimmer-Somers KA, Kumar S (2012) Current evidence on evidence-based practice training in allied health: a systematic review of the literature. International Journal of Evidence-Based Healthcare 10(4): 347–360

Duncan BL, Miller SD, Wampold BE, Hubble MA (Hrsg) (2010) The heart and soul of change: Delivering what works in therapy (2. Aufl). Washington, DC: American Psychological Association

Evans C, Connell J, Barkham M, Marshall C, Mellor-Clark J (2003) Practice-Based Evidence: Benchmarking NHS Primary Counselling Services at National and Local Levels. Clinical Psychology and Psychotherapy 10, 374–388

Ewers M, Grewe T, Höppner H, Huber W, Sayn-Wittgenstein F, Stemmer R, Voigt-Radloff S, Walkenhorst U (2012) Forschung in den Gesundheitsfachberufen. Potenziale für eine bedarfsgerechte Gesundheitsversorgung in

Deutschland. Deutsche Medizinische Wochenschrift 137(S02): 37–73

Feiler M (2003) Klinisches Reasoning in der Ergotherapie – Überlegungen und Strategien im therapeutischen Handeln. Berlin: Springer

Fleming MH, Mattingly C (1994) Clinical Reasoning Forms of Inquiry in a Therapeutic Practice. Philadelphia: Davis

Fries W (2007) Rehabilitation zur Teilhabe: Eine Standortbestimmung. In: Fries W, Lössl H, Wagenhäuser S (Hrsg) Teilhaben! Neue Konzepte der NeuroRehabilitation – für eine erfolgreiche Rückkehr in Alltag und Beruf. Stuttgart: Thieme

Gabbay J, le May A (2010) Practice-based Evidence for Healthcare: Clinical Mindlines. Taylor, Francis

Godges JJ, Irrgang JJ (2008) ICF-Based Practice Guidelines for Common Musculoskeletal Conditions. Journal of Orthopaedic and Sports Physical Therapy 38(4): 167–168

Grau M, Moreno E, Sanz J, Íñiguez-Rueda L (2009) „Las distintas concepciones de democracia en el mun– do local y sus efectos en la participación ciudadana: la definición de escenarios posibles". A: Marc Parés (co– ord.). Participación y calidad democrática. Evaluando las nuevas formas de democracia participativa. Barcelona: Editorial Ariel

Green LW (2006) Public Health Asks of Systems Science: To Advance Our Evidence-Based Practice, Can You Help Us Get More Practice-Based Evidence? American Journal of Public Health 96: 406 409

Höppner H (2010) Perspektiven einer effektiven Physiotherapieforschung in Deutschland. physioscience 6(3): 121–126

Jagosh J, Macaulay AC, Pluye P, Salsberg J, Bush PL, Henderson J, Sirett E, Wong G, Cargo M, Herbert CP, Seifer SD, Green LW, Greenhalgh T (2012) Uncovering the benefits of participatory research: implications of a realist review for health research and practice. Milbank Quarterly 90(2): 311–346

Jahn T, Bergmann M, Keil F (2012) Transdisciplinarity: Between mainstreaming and marginalization. Ecological Economics 79: 1–10

Kälble K (2004) Berufsgruppen- und fachübergreifende Zusammenarbeit – Terminologische Klärung. In: Kaba-Schönstein L, Kälble K (Hrsg) Interdisziplinäre Kooperation im Gesundheitswesen: Eine Herausforderung für die Ausbildung in der Medizin, der Sozialen Arbeit und der Pflege. Frankfurt: Mabuse

Kielhofner G, Hammel J, Finlayson M, Helfrich C, Taylor RR (2004) Documenting outcomes of occupational therapy: The center for outcomes research and education. American Journal of Occupational Journal 58: 15–23

Klemme B, Siegmann G (Hrsg) (2014) Clinical Reasoning: Therapeutischen Denkprozesse lernen (2. Aufl). Stuttgart: Thieme

Kollak I, Bordiehn K (2014) Was gehört in die Therapiedokumentation? In: Kollak I, Bordiehn K (Hrsg) Einfach dokumentieren: Dokumentation für Physio- und Ergotherapeuten. Berlin: Springer

Kraus E, Romein E (2015) Das Pädiatrische Ergotherapeutische Assessment und Prozessinstrument. Test Manual. Idstein: Schulz-Kirchner

Kraus E (2016) Diagnostische Verfahren in der Pädiatrie. In: Baumgarten A, Strebel H (Hrsg) Ergotherapie in der Pädiatrie. Berlin Heidelberg: Springer

Krefting L (1991) Rigor in Qualitative Research: The Assessment of Trustworthiness. American Journal of Occupational Therapy 45(3): 214–222

Lambert M, Barley DE (2001) Research summary on the therapeutic relationship and psychotherapy outcome. Psychotherapy: Theory, Research, Practice, Training 38(4): 357–361

Lavin M, Ruebeling I, Banks R et al (2001) Interdisciplinary Health Professional Education: a Historical Review. Advances in Health Sciences Education 6: 25–47

Law M, MacDermid J, Mischlovitz S L (2014) Outcome Measurement in Evidence-Based Rehabilitation. In: Law M, MacDermid J (Eds) Evidence-Based Rehabilitation. A Guide to Practice (3rd ed). Thorofare: Slack

Lewis KL, Willimas MT, Olds TS (2011) Development and psychometric testing of an instrument to evaluate cognitive skills of evidence based practice in student health professionals. BMC Medical Education 11: 77

Long K, McEvoy M, Lewis LK, Wiles L Williams M, Olds T (2011) Entry level training in evidence-based practice – Does it change knowledge and attitudes in physiotherapy students? A longitudinal study. The Internet Journal of Allied Health Sciences and Practice 9: 3

Lundgren Pierre B, Sonn U (2009) Occupational Therapy as documented in Patients' records: Part II. What Is proper Documentation? Contradictions and aspects of concern from the perspective of OTs. Scandinavian Journal of Occupational Therapy 6(1): 3–10

Mahler C, Gutmann T, Karstens S, Joos S (2014) Begrifflichkeiten für die Zusammenarbeit in den Gesundheitsberufen: Definition und gängige Praxis. GMS Zeitschrift Ausbildung 31 (4):Doc40

Margison F, Barkham M, Evans C, McGrath G, Mellor-Clark J, Audin K, Connell J (2000) Measurement and psychotherapy: evidence-based practice and practice-based evidence. British Journal of Psychiatry 177: 123–130

Mc Evoy MP, Williams MT, Olds TS (2010) Evidence based practice profiles: Differences among allied health professions. BMC Medical education 10: 69

Meyer G (2015) Ein evidenzbasiertes Gesundheitssystem: die Rolle der Gesundheitsfachberufe. Zeitschrift für Evidenz, Fortbildung und Qualität im Gesundheitswesen 109(4–5): 378–383

Mühlhauser I, Lenz M (2008) Verbesserung der Therapieergebnisse durch Patientenwissen? Zeitschrift für Evidenz, Fortbildung und Qualität im Gesundheitswesen 102: 223–23

Muran JC, Barber J (2010) The therapeutic Alliance: An evidence-based Guide to Practice. New York: The Guilford Press

Norcini JJ, Banda SS (2011) Increasing the quality and capacity of education: the challenge for the 21. century. Medical Education 45: 81–86

Oberholzer D (2013) Möglichkeiten und Grenzen der ICF für die Soziale Diagnostik. In: Gahleitner SB, Hahn G, Glemser R (Hrsg) Psychosoziale Diagnostik. Klinische Sozialarbeit:

Beiträge zur psychosozialen Praxis und Forschung 5 (S. 107–120). Köln: Psychiatrie Verlag

Olsen LA, Aisner D, McGinnis JM (Hrsg) (2007) The Learning Healthcare System: Workshop Summary (IOM Roundtable on Evidence-Based Medicine). Washington, DC: Institute of Medicine, National Academy of Sciences

Norcross JC (Hrsg) (2002) Psychotherapy relationships that work: Therapist contributions and responsiveness to patients. New York: Oxford University Press

Page M (1999) Interviewing as an Assessment Tool in Occupational Therapy. In: Hemphill-Pearson BJ (Ed) Assessments in Occupational Therapy Mental Health. An Integrative Approach. Thorofare: Slack

Page J, Raithel J, Luomajoki H, Schämann A, Kool J (2010) Evidence-Based Practice: Attitudes, Competences and Barriers in Occupational and Physical Therapists; Evidence-Based Practice: Einstellungen, Kompetenzen und Barrieren bei Ergo- und Physiotherapeuten. Physioscience 176(4): 161–167

Parés M, March H (2013) Short Guides for Citizen Participation: Guide to Evaluating Participatory Processes. Barcelona: Department of Governance and Institutional Relations Innovation and Democratic Quality Programme

Pravikoff DS, Tanner AB, Pierce ST (2005) Readiness of U.S. Nurses for Evidence-Based Practice: Many don't understand or value research and have had little or no training to help them find evidence on which to base their practice. American Journal of Nursing 9: 40–51

Robert Bosch Stiftung und GMA (Hrsg) (2016) Themenheft „Interprofessionelle Ausbildung". GMS Journal of Medical Education 33(2)

Rogers CR (1993) Die klientenzentrierte Gesprächspsychotherapie. Frankfurt: Fischer

Rosenbrock R, Hartung S (Hrsg) (2012) Handbuch Partizipation und Gesundheit. Bern: Hans Huber

Ruflin R (2011) Was ist interprofessionelle Zusammenarbeit? Bildungszentrum IV – Fachtagung, social design

Sachse R (2006) Therapeutische Beziehungsgestaltung. Göttingen: Hogrefe

Sackett DL, Richardson WS, Rosenberg W (1999) Evidenzbasierte Medizin. München: Zuckschwerdt

Sackett DL, Richardson WS, Rosenberg W, Haynes RB (1997) Evidence-based medicine: How to practice and teach EBM. Edinburgh: Churchill Livingstone

Sackett DL, Rosenberg WM, Gray JA, Haynes RB, Richardson WS (1996) Evidence based medicine: what it is and what it isn't. British Medical Journal 312: 71–72

Sadeghi-Bazargani H, Tabrizi JS, Azami-Aghdash S (2014) Barriers to evidence-based medicine: a systematic review. Journal of Evaluation in Clinical Practice 20(6): 793–802

Sahrmann SA (2014) The human movement system: our professional identity. Physical Therapy 94(7): 1–27

Schmittdiel JA, Grumbach K, Selby JV (2010) System-Based Participatory Research in Health Care: an Approach for sustainable translational research and quality improvement. Annals of Family Medicine 8(3): 256–259

Schröder M, Göttgen CK (2014) Die Chancen und Grenzen der International Classification of Functioning, Disability and Health (ICF) zur interdisziplinären und integrativen Zusammenarbeit. E-Journal für Biopsychosoziale Dialoge in der Psychotherapie, Supervision und Beratung 2: 178–191

Sachverständigenrat (SVR) (2007) Kooperation und Verantwortung. Voraussetzungen einer zielorientierten Gesundheitsversorgung. Gutachten 2007. Berlin: SVR

Swinth Y, Tomlin G, Luthman M (2015) Content Analysis of Qualitative Research on Children and Youth With Autism, 1993–2011: Considerations for Occupational Therapy Services. American Journal of Occupational Therapy 69 (5):185030 1-9

Tilson JK (2010) Validation of the modified Fresno Test: assessing physical therapists' evidence based practice knowledge and skills. BMC Medical Education 10: 38

Tilson JK, Kaplan SL, Harris JL, Hutchinson A, Ilic D, Niederman R, Potomkova J, Zwolsman SE (2011) Sicily statement on classification and development of evidence-based practice learning assessment tools. BMC Medical Education 11: 78

Tomlin GS, Borgetto B (2011) Research Pyramid: A New Evidence-Based Practice Model for Occupational Therapy. American Journal of Occupational Therapy 65(2): 189–196

Tomlin GS, Dougherty D (2014) Decision-Making and Sources of Evidence in Occupational Therapy and Other Health Professions. Evidence-Informed Practice. International Journal of Health Professions 1(1): 13–19

Tomlin GS, Swinth Y (2015) Contribution of Qualitative Research to Evidence in Practice for People with Autism Spectrum Disorder. American Journal of Occupational Therapy 69 (5):6905360010p1-6905360010p4

World Federation of Occupational Therapists (WFOT) (2012) Definition of Occupational Therapy. http://www.wfot.org/AboutUs/AboutOccupationalTherapy/DefinitionofOccupationalTherapy.aspx. Zugegriffen: 22.5.2017

Wright MT (2004) Partizipative Qualitätssicherung und Evaluation für Präventionsangebote in Settings. In: Rosenbrock R, Bellwinkel M, Schröer A (Hrsg) Primäre Prävention im Kontext sozialer Ungleichheit (S. 297–346). Bremerhaven: Wirtschaftsverlag NW für Neue Wissenschaft

Wright MT, Block M, Unger HV (2007) Stufen der Partizipation in der Gesundheitsförderung: Ein Modell zur Beurteilung von Beteiligung. Infodienst für Gesundheitsförderung 3: 4–5

Yost J, Ciliska D, Dobbins M (2014) Evaluating the impact of an intensive education workshop on evidence-informed decision making knowledge, skills, and behaviours: a mixed methods study. BMC Medical Education 14: 13

Zwolsman SE, van Dijk NE, Wieringa-de Waard M (2013) Barriers to the use of evidence-based medicine: knowledge and skills, attitude, and external factors. Perspectives on Medical Education 2(1): 4–13

Zur Problematik der mangelnden Kompatibilität psychometrischer und theoretischer Bedingungen diagnostischer Materialien am Beispiel von Aussprachestörungen

Annette Fox-Boyer, Katharina M. Albrecht, Marit C. Clausen

© Springer-Verlag GmbH Deutschland 2018
R. Haring, J. Siegmüller (Hrsg.), *Evidenzbasierte Praxis in den Gesundheitsberufen*,
https://doi.org/10.1007/978-3-662-55377-0_9

9.1 Einleitung

Das Fachgebiet der Logopädie unterliegt in Deutschland spätestens seit der Jahrtausendwende mit der zunehmenden Akademisierung der Logopädie einem Wandel von einem „Heilhilfsberuf" im Auftrag der Medizin hin zu einer eigenständigen Wissenschaft. In diesem neuen Selbstverständnis spielt die klinische Entscheidungsfindung eine zentrale Rolle, denn es obliegt den Logopäden, neben dem Arzt, eine eigenständige Befunderhebung durchzuführen (§ 7.1 Ausbildungs- und Prüfungsordnung für Logopäden (LogAPrO 1980[1])) und daraus resultierend eine Therapieindikation und einen Therapieplan zu erstellen. Auch wenn bis heute eine ärztliche Verordnung vorliegen muss, damit therapeutisches Handeln erlaubt ist, so ist die Befunderhebung in der Heilmittel-Richtlinie als eine Kompetenz der Logopäden festgeschrieben (Gemeinsamer Bundesausschuss 2017). Dies bedeutet, dass eine zentrale Aufgabe darin besteht festzustellen, ob bei einem vorgestellten Patienten überhaupt behandlungsbedürftige gesundheitliche Beschwerden vorliegen und wenn ja, welcher Art und wie schwerwiegend diese sind, bevor es zu einer eventuellen Therapieplanung und Durchführung kommen kann. Dieser klinische Entscheidungsfindungsprozess sollte in das Model der evidenzbasierten Praxis eingebunden sein. Definiert wurde die evidenzbasierte Praxis (EBP) als die

> conscientious explicit, and judicious integration of 1) best available external evidence from systematic research, 2) best available evidence internal to clinical practice, and 3) best available evidence concerning the preferences of a fully informed patient. (Dollaghan 2007, S. 2)

Um diese drei Ebenen und deren Zusammenwirken zu betonen, verwendet Dollaghan (2007) die Abkürzung E^{3}BP (Abb. 9.1).

---

1 Ausbildungs- und Prüfungsordnung für Logopäden vom 1.10.1980 (BGBl. I S. 529), abrufbar unter https://www.gesetze-im internet.de/logapro/BJNR018920980.html oder https://www.gesetze-im-internet.de/bundesrecht/logapro/gesamt.pdf. Zugegriffen: 3.5.2017

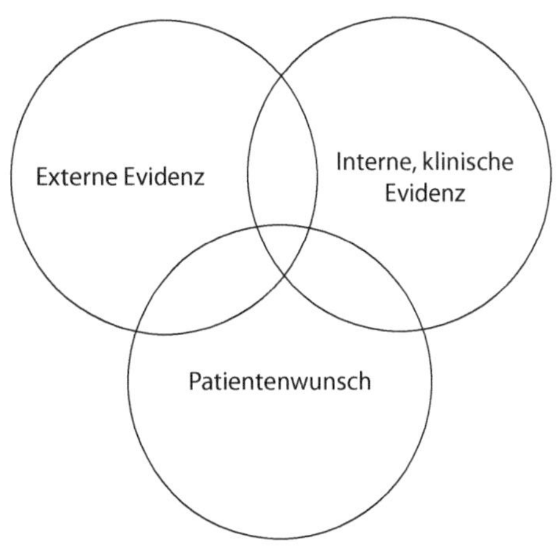

 Abb. 9.1 E^{3}BP

Oftmals wird unter EBP vornehmlich die Einbeziehung von externen oder internen Evidenzen in Bezug auf therapeutische Vorgehensweisen verstanden. Vergessen wird dabei zum einen die Frage, inwieweit die Diagnose, auf Grundlage derer therapeutisches Handeln geplant wird, verlässlich ist. Zum anderen wird die Verlässlichkeit diagnostischer Materialien – genutzt, um therapeutische Effekte zu messen – in der Regel wenig beachtet. Nimmt man diese Fragen ernst, so ist es notwendig, die vorhandenen diagnostischen Materialen darauf zu überprüfen, ob sie „genau, gerecht und verlässlich" (Limbrick et al. 2013) sind, da sie den Eingang zur Versorgung darstellen („ … serve as a ‚gateway to services'", Crais 2011, S. 342). Daher müssen Materialien vor allem auf ihre diagnostische Validität und hier insbesondere auf ihre Sensitivität (korrekte Feststellung einer Problematik, wenn diese vorliegt) wie auch auf ihre Spezifität (korrekte Identifikation der Abwesenheit einer Problematik, wenn diese nicht vorliegt) geprüft werden. Das Vorliegen von Normen ist hierbei ebenfalls unerlässlich.

Sollte ein Material nicht verlässlich sein, so besteht die Gefahr, dass zum einen nicht alle Patienten, bei denen ein behandlungsbedürftiges Problem vorliegt, entdeckt werden („under-referral") und zum anderen, dass zu viele Menschen als behandlungsbedürftig identifiziert werden („over-referral"). Beides kann negative Auswirkungen auf das Individuum haben. Beispielsweise ist es möglich, dass es zu keiner Unterstützung und möglichen Folgeschäden aufgrund nicht stattfindender Behandlung kommt oder zur Stigmatisierung des fälschlich Betroffenen und zur Verschwendung von individuellen Ressourcen (z. B. Zeit) bei einer Behandlung, ohne ein tatsächlich vorliegendes Problem. Es können aber auch negative Auswirkungen für die Gesellschaft auftreten, z. B. potenzielle finanzielle Langzeitfolgen bei Nichtbehandlung oder Verschwendung öffentlicher Gelder für Behandlung bei Nichtvorliegen eines behandlungsbedürftigen Problems (s. auch Friberg 2010).

Neben Normen und psychometrischen Kriterien, die in dieser Hinsicht für vorliegende Materialen zu überprüfen sind, sollte auch der theoretische Rahmen, in dem ein Material steht, betrachtet werden. Kent (2006) bedauert, dass Evidenzforschung teilweise theorieneutral oder die Theorie als irrelevant betrachtend konstruiert wird. Aus seiner Sicht ist das Vorhandensein einer theoretischen Position die Grundbedingung für das Aufstellen einer Forschungshypothese und die Interpretation von erworbenen Ergebnissen. Es brauche eine „Theorie der Störung", damit es dem Kliniker möglich würde, Forschungsevidenzen, klinische Erfahrung und die Wünsche des Patienten miteinander so zu verknüpfen, dass ein bestmögliches Verständnis für die Problematik und deren Handhabung entstehen könne (Kent 2006).

Die Umsetzung von evidenzbasierter Praxis durch Kliniker, z. B. Therapeuten, kann also nur dann gelingen, wenn die Möglichkeit besteht, einen Patienten eindeutig als abweichend von der Norm und zusätzlich als behandlungsbedürftig zu identifizieren. Des Weiteren sollte, wenn möglich, nicht nur die Identifikation einer Behandlungsbedürftigkeit an sich ermöglicht werden, sondern auch eine Identifikation der Ursachen, der Art und der möglichen Konsequenzen des Problems. E^3BP beinhaltet auch die Messung von Therapieerfolgen, d. h., die Erbringung des Nachweises der Wirksamkeit der durchgeführten Behandlung. Auch in diesem Fall ist die Verlässlichkeit der Überprüfung unabdingbar. Im besten Fall ist mit Hilfe der Messung nicht nur ein Fortschritt an sich nachweisbar, sondern auch die Bedeutung dieses Fortschrittes für den Alltag des Patienten. Die Hauptfrage dieses Beitrags lautet daher, inwieweit die methodische Qualität der zur Verfügung stehenden Materialen/Diagnostiken überhaupt eine E^3BP

ermöglicht. Um dieser Frage nachzugehen, soll dargestellt werden, inwieweit z. B. im Bereich der Logopädie eine Diskussion dieser Thematik bereits angestoßen ist. Des Weiteren soll veranschaulicht werden, welche Kriterien generell erfüllt sein müssen, damit es sich bei einem Untersuchungsverfahren um ein verlässliches Instrument handelt. Neben diesen allgemein gültigen Kriterien werden zusätzliche Kriterien angesprochen, die durch die Heterogenität der mehrsprachigen Patienten bei der Überprüfung von Sprachkompetenzen bedacht werden müssen. Diese Kriterien werden fachspezifisch vertieft am Beispiel der kindlichen Aussprachestörungen dargestellt, und die für den deutschsprachigen Raum vorhandenen Verfahren werden auf diese Kriterien hin betrachtet. Das Kapitel schließt mit einem Fazit auf der Basis der erörterten Situation ab.

9.2   Die kritische Überprüfung der Verlässlichkeit von Untersuchungsverfahren

Bislang haben sich im deutschsprachigen Raum vereinzelte Publikationen mit der Frage der Verlässlichkeit von sprachdiagnostischen Mitteln befasst (z. B. Beushausen 2008). Dennoch hat z. B. die S2k- „Diagnostik von Sprachentwicklungsstörungen"- Leitlinie (De Langen-Müller et al. 2011) auf eine derartige Überprüfung verzichtet und verfügbare Materialen ohne diese Überprüfung gelistet. Dies steht im Gegensatz zum angloamerikanischen Raum, wo sich bereits seit einigen Jahren eine größere Anzahl von Publikationen mit diesen Fragestellungen befasst (z. B. Dollaghan 2004; Friberg 2010; Messick 1980, 1989; Peña et al. 2006). Neben diesen eher theoretischen Publikationen finden sich auch vermehrt fachpraktische Publikationen, die vorhandene Materialien kritisch im Hinblick auf Validität und Reliabilität beleuchten. So wurden z. B. für das Gebiet der kindlichen Aussprachestörungen Analysekriterien sowohl für formelle (z. B. Dollaghan 2004; Flipsen und Ogiela 2015; Kirk und Vigeland 2014; McCauley und Swisher 1984) als auch für informelle (z. B. Limbrick et al. 2013) Untersuchungsverfahren aufgestellt und diskutiert. Mit deren Hilfe können bestehende Testverfahren überprüft und neue Testverfahren verlässlich konstruiert werden.

9.3 Kriterien zur Überprüfung der Validität und Reliabilität von (sprachdiagnostischen) Untersuchungsverfahren

Um die betroffenen Kinder korrekt identifizieren und behandeln zu können, bedarf es valider und reliabler Untersuchungsverfahren, für die eine Normierung vorliegt. Normen haben durch das vermehrte Interesse für die psychometrischen Eigenschaften von Sprech- und Sprachuntersuchungsverfahren eine wachsende Bedeutung erlangt, da sie es ermöglichen, das Testergebnis eines Kindes mit den Ergebnissen von Peers zu vergleichen und dadurch Verzögerungen oder Störungen im Sprech- oder Spracherwerb objektiv zu identifizieren (Flipsen und Ogiela 2015; Kirk und Vigeland 2014; Lagerberg et al. 2015; Lousada et al. 2012). Welche Ein- und Ausschlusskriterien für Normierungsstichproben gelten sollten, ist Thema verschiedener Publikationen. Im Hinblick auf die diagnostische Validität kommen z. B. Peña et al. (2006) zu dem Schluss, dass es sinnvoll sein könnte, Kinder mit diagnostizierten Sprachstörungen nicht einzuschließen, um eine eindeutige Trennung von auffällig/unauffällig nicht zu verzerren. Einig ist man sich hingegen darüber, dass normative Daten auf einer repräsentativen Stichprobe basieren sollten, d. h., Faktoren wie Alter, Geschlecht, sozioökonomischer Status, geographische Verteilung und die Größe der Stichprobe bei der Zusammensetzung der Stichprobe berücksichtigt werden sollten (Kirk und Vigeland 2014; Kline 1986; Salvia et al. 2013). Idealerweise beinhaltet jede Untergruppe der Stichprobe ca. 100 Probanden (McCauley und Swisher 1984).

Validität und Reliabilität eines Untersuchungsverfahrens können anhand unterschiedlicher psychometrischer Kriterien evaluiert werden:

Psychometrische Kriterien von Testverfahren
Validität
- Inhaltsvalidität
- Prädiktive Validität
- Diagnostische Validität

Zugehörig zur Validität
- Regionale/dialektale Unterschiede werden diskutiert
- Phonologische Prozessanalyse ist möglich

Reliabilität
- Test-Retest-Reliabilität
- Interrater-Reliabilität

Objektivität
- Klare Informationen zur Durchführung, Auswertung und Interpretation des Tests
- Informationen zur Qualifikation des Testers

Die **Inhaltsvalidität** sagt aus, ob die Testaufgaben oder „Testitems" das zu untersuchende Merkmal oder die zu messende Fähigkeit korrekt repräsentieren. Hierbei ist zum einen zu diskutieren, auf welche Weise eine Messung durchzuführen ist, damit sie zu repräsentativen Ergebnissen führen kann, z. B. Beobachtung versus Elizitierung/Provokation. Zum anderen ist zu bedenken, wie Testitems zusammengestellt werden sollten, damit wirklich eine vollständige Erhebung der zu untersuchenden Fähigkeit gelingen kann. Drittens ist bei der Komposition von Testitems darauf zu achten, dass diese für das zu untersuchende Alter angemessen und verständlich oder erkennbar sind. Dies bedeutet, dass z. B. verwendete Bilder eindeutig ein vorgesehenes Item abbilden müssen. Als vierter Punkt ist zu beachten, dass das Material eventuell ein spezifisches Auswertungsvorgehen ermöglichen muss. Aktuelle Forschungsergebnisse können z. B. gezeigt haben, dass eine traditionelle Form der Auswertung nicht mehr ausreicht, um aus aktueller Sicht wichtige Erkenntnisse zu überprüfen.

Eine weitere Form der Validität ist die **prädiktive Validität**. Sie bezieht sich auf die Fähigkeit des Tests, zukünftige Leistungen eines Kindes oder Leistungen in ähnlichen Bereichen vorherzusagen (McCauley und Swisher 1984). Dies schließt das akkurate Abbilden von Entwicklungstrends innerhalb einer Stichprobe mit verschiedenen Altersgruppen mit ein (Anastasi 1982). Besonders in klinischen Settings sind Vergleiche zu Peers sowie eine Einschätzung des Ansprechens auf Therapiemethoden und der zukünftigen Leistungen von Bedeutung (Flipsen und Ogiela 2015).

Das letzte psychometrische Validitätskriterium ist die **diagnostische Validität**, welche aussagt, ob die Testergebnisse dazu verwendet werden können, die getesteten Personen zu klassifizieren (Karson 2007), d. h., z. B. typisch entwickelte Kinder von Kindern mit einer spezifischen Form einer abweichenden Entwicklung zu unterscheiden (Karson 2007). Die diagnostische Validität bezieht sich daher auch auf die Spezifität und Sensitivität eines Verfahrens.

Ein weiteres zentrales psychometrisches Kriterium ist die **Reliabilität** eines Verfahrens. Diese gibt an, wie stabil ein Test misst (Beushausen 2008). Hierzu gehört die **Test-Retest-Reliabilität**, die aussagt, ob der Test zum gleichen Ergebnis führt, wenn ein Kind mehrere Male mit demselben Untersuchungsverfahren innerhalb eines kurzen Zeitraums (ca. 2. Wochen) getestet wird (Salvia et al. 2013). Ein weiterer Aspekt der Messgenauigkeit ist die **Interrater-Reliabilität**, welche aussagt, wie sehr die Testergebnisse variieren können abhängig davon, wer das Untersuchungsverfahren durchgeführt hat (Flipsen und Ogiela 2015; McCauley und Swisher 1984).

Verbunden mit der Reliabilität sind deshalb zwei weitere Faktoren: Das Untersuchungsverfahren sollte ein ausführliches Handbuch mit detaillierten Informationen zur Durchführung, Auswertung und Interpretation des Tests sowie zur Qualifikation des Testers beinhalten. Dadurch kann eine einheitliche Durchführung und Diagnostizierung gewährleistet werden (Flipsen und Ogiela 2015; McCauley und Swisher 1984).

9.4 Aspekte zur Sicherstellung der Validität von Ausspracheuntersuchungen bei einsprachigen Kindern

Kindliche Aussprachestörungen werden je nach Definition als Teilsymptom der SES oder als weitere Störungsform neben der SES beschrieben und stellen dabei die häufigste Form einer sprachlichen Auffälligkeit dar (Law et al. 2000). International wird die Prävalenz betroffener Vorschulkinder (3–6 Jahre) zwischen 2,3 % und 24,6 % geschätzt (Law et al. 2000; Limbrick et al. 2013), und erste Werte für den deutschsprachigen

Raum liegen bei ca. 16 % (Fox-Boyer 2014a). Aussprachestörungen werden definiert als

» mögliche Schwierigkeiten im Bereich Perzeption, Artikulation/motorische Produktion und/oder phonologischer Repräsentation der Sprech-Segmente (Konsonanten und Vokale), der Phonotaktik (Silben und Wortformen) und der Prosodie (lexikalische und grammatikalische Töne, Rhythmus, Betonung und Intonation), die sich negativ auf die Verständlichkeit und Akzeptanz der Kinder auswirken können. (IEPMCS 2012).

Aufgrund dieser unterschiedlichen Schwierigkeiten stellen Kinder mit Aussprachestörungen eine sehr heterogene Gruppe dar, die von leicht betroffenen Kindern mit einer isolierten phonetischen Störung in Form z. B. eines Sigmatismus bis hin zu völlig unverständlichen Kindern (z. B. inkonsequente phonologische Störung oder VED = verbale Entwicklungsdyspraxie) reicht. Je nach Art der Aussprachstörung tragen die betroffenen Kinder ein unterschiedlich stark ausgeprägtes Risiko für spätere Lese-Rechtschreib-Störungen und schlechtere Chancen für eine gesunde psychosoziale und erfolgreiche schulische/berufliche Entwicklung (Felsenfeld et al. 1994; Leitão und Fletcher 2004; McCormack et al. 2010; Schnitzler 2015). Aus diesen Gründen ist eine frühzeitige (d. h., vor der Schule) Identifikation und Behandlung betroffener Kinder von großer Bedeutung.

9.4.1 Inhaltsvalidität

Wenn die Aussprachefähigkeit von Kindern gemessen werden soll, müssen mehrere Kriterien beachtet werden, damit das Testverfahren die Fähigkeit „Aussprache" auch korrekt darstellen kann.

Als erstes stellt sich die Frage, mit welcher Untersuchungsmethode die Aussprache und eine Aussprachestörung am repräsentativsten gemessen werden können, z. B. durch Spontanspracherhebungen oder ein Bilderbenennverfahren. Zweitens sollte der Inhalt des Testverfahrens eine Reihe linguistischer Kriterien erfüllen (s. unten), um sicherzustellen, dass alle phonetischen und phonologischen Aspekte der kindlichen

Aussprache mit dem Verfahren überprüft und gewisse lexikalische Aspekte berücksichtigt werden.

Phonetisch-phonologische Kriterien für Tests zur Überprüfung der kindlichen Aussprache
Basiskriterien

1. Mindestens 100 Items
2. Alle Laute aller Items sollen transkribiert werden
3. Phonologische Prozessanalyse vorgesehen
   - Alle typischen und alle häufigen pathologischen phonologischen Prozesse müssen 4- bis 5-mal überprüft werden
4. Möglichst dialektunabhängig konstruiert

Spezifisch phonetisch-phonologische Kriterien

1. Alle Konsonanten, mind. 4-mal in allen Wortpositionen
2. Wort-/silbeninitiale und wort-/silbenfinale Konsonantenverbindungen (CC)
3. Alle Vokale und Diphthonge
4. Unterschiedliche Wortbetonungen
5. Unterschiedliche Silbenstrukturen
6. Unterschiedliche Komplexität (Wort- bzw. Silbenlänge/Silbenstrukturen)

Bezüglich des ersten Punktes, der Art des Verfahrens, deuten mehrere Studien darauf hin, dass Bilderbenennverfahren eines der am häufigsten verwendeten Testverfahren bei Verdacht auf eine kindliche Aussprachestörung sind (McLeod und Baker 2014; Skahan et al. 2007). Bilderbenennverfahren werden seit vielen Jahren in der logopädischen Praxis verwendet (McCauley und Swisher 1984), was auf eine hohe Augenscheinvalidität hinweist, d. h., Logopäden scheinen dieses Untersuchungsverfahren für die Beurteilung der kindlichen Aussprache für geeignet zu halten (Mostert 2007). Allerdings wird in der Literatur kontrovers diskutiert, ob Bilderbenennverfahren generell als repräsentativ für die Aussprachefähigkeiten der zu untersuchenden Kinder angesehen werden können (Klein und Liu-Shea 2009). Studien, die diese Fragestellung untersucht haben, sind zu unterschiedlichen Ergebnissen gelangt (z. B. Morrison und Shriberg 1992; Wolk und Meisler 1998).

In der Mehrzahl konnte jedoch geschlussfolgert werden, dass die Ergebnisse eines Bilderbenennverfahrens mit der spontanen Sprache der Kinder vergleichbar sind, wenn gewisse linguistische Faktoren bzgl. phonetischer/phonologischer und lexikalischer Aspekte (s. Übersicht „Phonetisch-phonologische Kriterien" und folgende Liste) bei der Testkonstruktion berücksichtigt werden (Bernhardt und Holdgrafer 2001; Eisenberg und Hitchcock 2010; Grunwell 1985). Um die Inhaltsvalidität sicherzustellen, sollte daher eine spezifische Analyse der Testitems durchgeführt werden, welche im Folgenden erläutert wird.

In Bezug auf die **phonetisch-phonologischen Kriterien** sind die folgenden Aspekte für die inhaltliche Validität wichtig (vgl. auch ▶ Tab. 9.3):

1. Das Bilderbenennverfahren sollte ungefähr 100 Items beinhalten und alle Laute sollten transkribiert werden, damit die Produktionen der Kinder als repräsentativ für die Spontansprache betrachtet werden können (Bernhardt und Holdgrafer 2001; Grunwell 1985; Klein 1984; Wolk und Meisler 1998).
2. Die Items des Testverfahrens sollten alle Konsonanten in den Wortpositionen, in denen sie auftreten können, mindestens 4-mal in unterschiedlichen Wörtern untersuchen sowie initiale und finale Konsonantenverbindungen der zu untersuchenden Sprache (falls vorhanden) überprüfen (Eisenberg und Hitchcock 2010; Kirk und Vigeland 2015).
3. Obwohl Kinder mit Aussprachestörungen meist Probleme bei der Produktion von Konsonanten zeigen (Eisenberg und Hitchcock 2010), sollten auch alle Vokale (und ggfs. Diphthonge) der jeweiligen Sprache untersucht werden, da Studien gezeigt haben, dass Kinder mit schweren Aussprachestörungen mitunter auch Vokalfehler aufweisen (Stoel-Gammon und Pollock 2011).
4. Das Bilderbenennverfahren sollte Items mit unterschiedlichen Betonungsmustern, Silbenstrukturen und variierenden Silbenanzahlen beinhalten. Dies ist notwendig, da Konsonanten in betonten und unbetonten Silben unterschiedlich stark anfällig für inkorrekte Realisationen sind (Bernhardt und Holdgrafer 2001; Edwards und Beckman 2008; Kirk und Demuth 2006). Außerdem besteht

bei einem Verfahren, das nur wenige komplexe Wörter überprüft, das Risiko, dass Kinder mit Aussprachestörungen möglicherweise zu selten herausgefiltert werden und/oder der Schweregrad der Störung unterschätzt wird (James 2001; James et al. 2008).

5. Dialektale Variationen sollten berücksichtigt werden, damit der Inhalt des Untersuchungsverfahrens für verschiedene Regionen gültig ist (Flipsen und Ogiela 2015).

Die **lexikalischen Kriterien** beziehen sich auf den Schwierigkeitsgrad der ausgewählten Testitems, der bedingt, ob die Bilder im Untersuchungsverfahren spontan benannt werden können (James 2001). Testitems sollten somit auch altersgerecht (also Teil des kindlichen Vokabulars) und gut abbildbar sein, damit die betroffenen Kinder sie entsprechend identifizieren und benennen können. Zur Darstellung eignen sich farbige Bilder besser als Schwarz-weiß-Zeichnungen (Bernthal et al. 1989).

Ein letzter Aspekt, welcher zur Inhaltsvalidität eines Testverfahrens gehört, ist die Art der Analyse, die durch die Testitems ermöglicht wird. Ein Benennverfahren, das die neuesten Forschungserkenntnisse berücksichtigt, sollte deshalb nicht nur die Summe der einzelnen fehlenden oder fehlartikulierten Laute ausgeben, sondern auch eine phonologische Prozessanalyse ermöglichen (Eisenberg und Hitchcock 2010; Flipsen und Ogiela 2015; Goldstein und Pollock 2000). Die phonologische Prozessanalyse kann dazu verwendet werden, die Produktionen der Kinder in alterstypische/verzögerte physiologische und pathologische Prozesse einzuteilen, wenn Normen für die zu untersuchende Sprache vorliegen. Hierfür sollten die phonologischen Prozesse, die typischerweise im unauffälligen und auffälligen Ausspracheerwerb auftreten, mindestens 4- bis 5-mal im Test produziert werden können, um eine ausreichende Datenbasis für die Prozessanalyse zu gewährleisten (Dodd 1995, 2005; Kirk und Vigeland 2015; McReynolds und Elbert 1981).

9.4.2 Prädiktive Validität

Für den Bereich der Aussprachestörungen bestimmt die prädiktive Validität, wie gut ein Testverfahren zukünftige Ausspracheleistungen eines Kindes bzw. Leistungen in ähnlichen Bereichen wie z. B. der Schriftsprache vorhersagen kann (McCauley und Swisher 1984).

9.4.3 Diagnostische Validität

Um die diagnostische Validität zu gewährleisten, müssen die Testergebnisse dazu verwendet werden können, sprachgesunde Kinder von Kindern mit Aussprachestörungen zu trennen und zwischen Kindern mit verschiedenen Arten von Aussprachestörungen zu unterscheiden, wie z. B. Artikulationsstörung, phonologische Verzögerung und konsequente phonologische Störung (Dodd 1995, 2005; Flipsen 2006; Flipsen und Ogiela 2015; Tresoldi et al. 2015).

9.4.4 Reliabilität

Bei Ausspracheuntersuchungen kann die Interrater-Reliabilität auf verschiedenen Ebenen erfolgen: auf der Ebene der Dokumentation (Transkription), der Ebene der Auswertung (z. B. Prozessanalyse) und auf der Ebene der Interpretation (Diagnosestellung auf der Basis der Auswertung). Bei der Diagnostizierung von Aussprachestörungen sollten verschiedene Untersucher idealerweise zum gleichen Ergebnis kommen (Interrater-Reliabilität), wenn dasselbe Bilderbenennverfahren genutzt wurde. Ebenso sollte die Ausspracheuntersuchung zum gleichen Ergebnis führen, wenn dasselbe Kind mehrmals innerhalb kurzer Zeit (ca. 2 Wochen) mit demselben Testverfahren getestet wird. Dieses würde auf eine gute Test-Retest-Reliabilität hindeuten.

9.4.5 Objektivität

Allen Aussprachetestverfahren sollte ein Handbuch mit genauen Angaben bezüglich der Untersucher und ihrer Qualifikationen und Kompetenzen (z. B. Logopäden, Patholinguisten, Sprachtherapeuten) zur Durchführung, Auswertung und Interpretation vorliegen. Zusätzlich sollte die Auswertungsobjektivität durch das Vorhandensein von Protokollbögen unterstützt werden.

9.5 Zusätzliche Aspekte zur Sicherstellung der Validität von Ausspracheuntersuchungen bei mehrsprachigen Kindern

Kinder, die mehrsprachig aufwachsen, stellen einen zunehmend größeren Anteil der Bevölkerung dar. Die große Variabilität dieser Kinder führt jedoch dazu, dass neben den bisher genannten Kriterien weitere Kriterien bei der Testkonstruktion zu beachten sind.

Die Überprüfung der Aussprachekompetenzen von mehrsprachigen Kindern stellt eine Besonderheit dar, da nicht nur mehr als eine Sprache untersucht werden muss, sondern auch die Heterogenität der mehrsprachigen Population bei der Auswertung der Ergebnisse berücksichtigt werden sollte. Zum einen unterscheiden sich mehrsprachige Kinder hinsichtlich ihrer jeweiligen Sprachenkombinationen, des Zeitpunkts des Erstkontakts zu ihren Sprachen (McLeod et al. 2017), der Intensität und des Kontexts, in dem sie Kontakt zu ihren Sprachen haben (Kohnert 2010), der jeweiligen Sprachkompetenz (Holm et al. 1999) sowie der Gesprächspartner, mit denen sie ihre Sprachen verwenden (Hammer und Rodriguez 2012; Place und Hoff 2011). Zum anderen unterstehen Sprachen einem regelmäßigen Wandel, der sich besonders beim Aufeinandertreffen von multilingualen Sprechern in einer Gesellschaft bemerkbar macht und neben linguistischen auch kulturelle Auswirkungen hat (Backus 2006; Backus et al. 2010). Da alle diese Aspekte Einfluss auf die Phonologie eines Sprechers nehmen können, ist es wichtig, die Diagnostikmaterialien sowie die Methode der Datenerhebung bei mehrsprachigen Patienten sorgsam auszuwählen. Es wird nicht nur empfohlen, kultursensitive Materialien einzusetzen, sondern auch den Umgang mit Patienten und ihren Angehörigen kultursensitiv zu gestalten, um unverfälschte Testergebnisse und die bestmögliche Compliance zu erzielen (Battle 2012; Scharff Rethfeld 2013; Yavaş und Goldstein 1998).

Um bewerten zu können, ob ein bestimmtes Verfahren für mehrsprachige Patienten valide ist, sollten sich Therapeuten intensiv mit der Phonologie der involvierten Sprachen, den Testitems sowie der Art der Untersuchungsmethode auseinandersetzen. So sollten nicht nur alle phonetisch-phonologischen Aspekte der Zielsprache ausreichend adressiert sein (s. „Kriterien der Inhaltsvalidität"), sondern auch die Items kulturspezifisch ausgewählt sein und dem Wortschatz mehrsprachiger Kinder der jeweiligen Sprachkombination entsprechen (■ Abb. 9.2). Dies schließt eine kultursensitive bildliche Darstellung mit ein (McLeod 2012).

Auf diese Weise können fehlerhafte Benennungen und unnötige Hilfestellungen in der Testdurchführung vermieden werden, welche besonders aufgrund des qualitativen Unterschieds in der phonologischen Realisation von spontanen Benennungen und nachgesprochenen Wörtern von Bedeutung sind (Stackhouse und Wells 1997). Ebenso muss bedacht werden, dass es nicht in jeder Kultur üblich ist, Bilderbücher anzuschauen und Objekte darin zu benennen. In einigen Kulturen ist das Erzählen von Geschichten oder das Beschreiben der Funktion eines Gegenstandes geläufiger (Lidz und Peña 1996), sodass für solche Kinder eine Spontansprachanalyse möglicherweise validere Ergebnisse erzielt als ein Bilderbenennverfahren (Yavaş und Goldstein 1998).

Neben diesen Testkonstruktions- und Durchführungsaspekten gilt es verschiedene Faktoren für die Analyse der erhobenen Aussprachedaten mehrsprachiger Kinder zu beachten. Sprachen, die in einer Gesellschaft oder auch in einem Individuum aufeinandertreffen, interagieren miteinander, was sich auf verschiedenen linguistischen Ebenen, einschließlich der phonetisch-phonologischen Ebene, zeigen kann (Backus et al. 2010; Chilla et al. 2010). Solche Sprachveränderungen bzw. zwischensprachlichen Interaktionen müssen adäquat identifiziert und von auffälligem Ausspracheverhalten differenziert werden (Fabiano-Smith und Barlow 2010; Preston und Seki 2011; Yavaş und Goldstein 1998). Eine systematische Gegenüberstellung der phonologischen Systeme der involvierten Sprachen kann das Feststellen von Unterschieden und Gemeinsamkeiten erleichtern. Darüber hinaus ist es wie für monolinguale Kinder wichtig, dialektale Abweichungen von der Standardsprache bei der Analyse der Testergebnisse zu berücksichtigen und gegebenenfalls nicht als Fehler zu interpretieren (Goldstein und Fabiano 2007; Goldstein und McLeod 2012; Phoon et al. 2012; Yavaş und Goldstein 1998).

Um jedoch abschließend festzustellen, ob die Ausspracheleistungen eines mehrsprachigen Kindes der Norm entsprechen oder von dieser abweichen, werden Daten von einer Vergleichspopulation benötigt. Da mehrsprachige Patienten in der Regel schwächere Leistungen in monolingualen

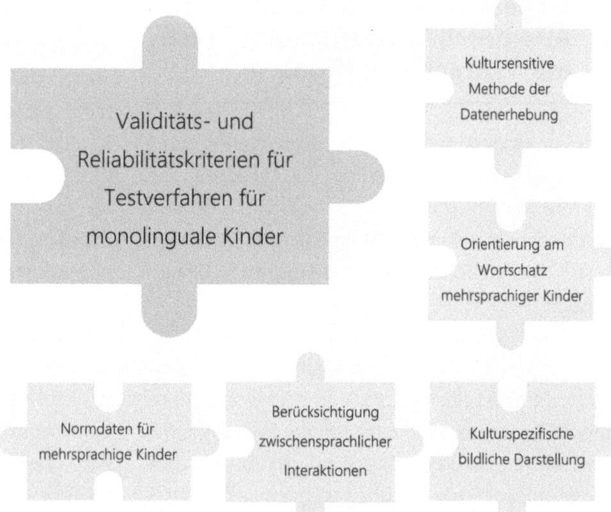

◘ **Abb. 9.2** Kriterien zur Beurteilung der Eignung von Aussprachetests für mehrsprachige Kinder

Testverfahren zeigen sowie andere phonologische Prozesse aufweisen können, besteht bei der Bezugnahme auf monolinguale Normdaten die Gefahr der Fehlinterpretation (De Lamo White und Jin 2011; Dodd et al. 1997; Thordardottir et al. 2006; Yavaş und Goldstein 1998). Daher ist es wichtig, dass in jedem Fall Daten von mehrsprachigen Patienten derselben Sprachenkombination zum Vergleich herangezogen werden.

9.6   Bilderbenennverfahren zur Untersuchung der kindlichen Aussprache im deutschsprachigen Raum

Im Folgenden sollen aktuelle Verfahren zur Überprüfung von Aussprachestörungen auf die Erfüllung psychometrischer Kriterien und ihre theoretische Einbettung untersucht werden. Es werden hierbei ausschließlich Verfahren betrachtet, die eine phonologische Prozessanalyse ermöglichen; Verfahren, die auf einer segmentorientierten Sichtweise beruhen, müssen als veraltet angesehen werden und werden daher nicht berücksichtigt.

Sieben Verfahren werden dabei in die Betrachtung nach den Kriterien in der Übersicht „Psychometrische Kriterien von Testverfahren" in ▶ Abschn. 9.3

(in Anlehnung an Flipsen und Ogiela 2015; Kirk und Vigeland 2014, 2015 und Friberg 2010) eingeschlossen (◘ Tab. 9.1), wobei darauf hinzuweisen ist, dass der SET 3-5 sich nicht als Test, sondern als Screening für den Bereich Aussprache versteht.

9.6.1   Gewährleistung der Inhaltsvalidität in den betrachteten Verfahren

Art des Verfahrens/theoretischer Bezug?

Im Hinblick auf die Frage nach dem theoretischen Rahmen der Untersuchungsverfahren scheint die Augenscheinvalidität und nicht der theoretische Bezug im Vordergrund zu stehen. Im Rahmen der Augenscheinvalidität setzt die Verwendung von Bilderbenennverfahren eine sehr alte Tradition fort, die weder eine Begründung noch einen theoretischen Rahmen aufweisen. Es findet sich beispielsweise in keinem der Handbücher, bis auf die APP (S. 17) und die LOGO-Ausspracheprüfung (S. 7), eine Diskussion über die Repräsentativität des Bilderbenennens im Vergleich zur Analyse der Spontansprache für den Bereich Aussprache. Nur im Handbuch der PDSS wird das Thema Elizitation

◘ Tab. 9.1 Betrachtete Verfahren zur Überprüfung der kindlichen Aussprache

Test	Altersspanne (in Jahren)
AVAK-Test Analyse zu Aussprachestörungen bei Kindern (Hacker und Wilgermein 2002)	k.A.*
PAP Pyrmonter Aussprache Prüfung (Babbe 2003)	k.A.*
PDSS Patholinguistische Diagnostik bei Sprachentwicklungsstörungen –Anteil Phonetik/Phonologie (Kauschke und Siegmüller 2010)	2;0–6;11
LOGO-Ausspracheprüfung Logo-Ausspracheprüfung zur differenzierten Analyse von Dyslalien (Wagner 2011)	3–7
PLAKSS-II Psycholinguistische Analyse kindlicher Aussprachestörungen (Fox-Boyer 2014b)	2;6–7;11
APP Ausspracheprüfung für die Praxis – Österreich (Brunner 2015)	3–6 Jahre, aber auch früher oder später einsetzbar
SET 3-5 Sprachstandserhebungstest für Kinder im Alter zwischen 3 und 5 Jahren (Petermann 2016)	3;0–5;11

*k.A.: keine Angabe

als Methode diskutiert, allerdings nicht spezifisch für den Bereich Aussprache. Das Handbuch der PDSS beschreibt zudem einen generellen theoretischen Rahmen für den Spracherwerb und die Überprüfung der einzelnen sprachlichen Ebenen, bezieht sich aber nicht auf ein spezifisches Modell zur Ausspracheentwicklung oder Aussprachestörung. Lediglich das Handbuch der PLAKSS-II stellt einen modelltheoretischen Rahmen zum Erwerb und zu Aussprachestörungen vor (Handbuch Kap. 2 und 8). Dieses Vorgehen wird von der APP übernommen.

Phonetisch-phonologische Kriterien

Im Hinblick auf die Konstruktion der Stimuli existiert für den Bereich „Aussprache" eine Liste von phonetisch-phonologischen und lexikalischen Kriterien (s. ▶ Abschn. 9.4.1 und dort den Überblick „Phonetisch-phonologische Kriterien"), die erfüllt sein sollten, um die Aussprache eines Kindes adäquat beurteilen zu können.

Zunächst sollen die Basiskriterien betrachtet werden. Laut Grunwell (1985) und Bernhardt und Holdgrafer (2001) sind ca. 100 Testitems nötig, um die Aussprachekompetenzen in einer Sprache mit ähnlicher phonetisch-phonologischer Komplexität wie im Englischen vollständig zu erfassen. Die betrachteten Verfahren unterscheiden sich hinsichtlich der Itemanzahl deutlich, wobei SET 3-5 und APP die geringste Itemanzahl aufweisen (◘ Tab. 9.2) und der AVAK deutlich über den geforderten 100 Items liegt. Im SET 3-5 wird allerdings davon ausgegangen, dass es sich um ein „Aussprache-Screening" (S. 21) handelt, sodass die geringe Itemanzahl zu erwarten ist. Die PDSS kann bei Kindern unter 3 Jahren auf 49 Items verkürzt werden, wobei sie dann weit unter der geforderten Anzahl von 100 Items liegen würde. Lediglich die PLAKSS-II nähert sich dem geforderten Wert von 100 Items an, sodass der erste Punkt der oben aufgeführten Kriterienliste nur bedingt als von den Verfahren erfüllt angesehen werden kann.

Für die vorliegende Analyse wurden nur Verfahren ausgewählt, die eine phonologische

◘ Tab. 9.2 Anzahl der Testitems

AVAK	PAP	PDSS	Logo	PLAKSSS-II	APP	SET
115	82	85 (49 ohne CC*)	82	96	71	57

*CC: Items mit Konsonantenverbindungen

Prozessanalyse vorsehen. In allen Handbüchern wird angegeben, dass sämtliche Äußerungen der Kinder vollständig zu transkribieren seien, sodass die Punkte 2 und 3 von allen Verfahren erfüllt werden. Im Hinblick darauf, ob die Möglichkeit gegeben ist, alle physiologischen und alle häufigen pathologischen Prozesse mindestens 4- bis 5-mal zu überprüfen, macht keines der Handbücher bis auf die PLAKSS-II und die APP eine Angabe. Während im Handbuch der PLAKSS-II ausdrücklich auf diese Möglichkeit unter Verweis auf Studien zum physiologischen Erwerb und häufiger pathologischer Prozesse bei deutschsprachigen Kindern hingewiesen wird, führt das Handbuch der APP lediglich eine nicht näher erläuterte Liste an Prozessen auf, die mehrfach überprüft werden können. Begründet werden kann die Nichtbeachtung dieses Faktors unter anderem damit, dass lediglich für die PLAKSS-II eine Normierung im Hinblick auf die phonologischen Prozesse vorliegt.

Die Frage, inwieweit ein Verfahren „dialektunabhängig" ist, wird nur in der PLAKSS-II thematisiert (z. B. S. 7 und 25 und Kap. 7). Brunner (2015) beschreibt, dass die APP spezifisch für das österreichische Deutsch konzipiert wurde, ignoriert dabei aber, dass es auch in Österreich verschiedene dialektale Variationen gibt.

Die Liste der zu beachtenden spezifisch phonetisch-phonologischen Kriterien ist weitaus umfassender. Der Kern aller Verfahren ist die Überprüfung aller Konsonanten in allen Wortpositionen (◘ Tab. 9.3). Dabei werden zum Teil keine genauen Angaben in Bezug auf die Häufigkeit der zu überprüfenden Konsonanten gemacht (AVAK) oder dahingehend, ob alle Konsonanten überprüft werden (SET 3-5 „Verschiedene Phoneme in allen Wortpositionen"). Laut PDSS werden alle Konsonanten mindestens 1-mal pro Wortposition, laut PAP, LOGO-Ausspracheprüfung und APP 2- bis 3-mal

◘ Tab. 9.3 Anzahl (*N*) untersuchter C, V, VV und CC pro Verfahren

	AVAK	PAP	PDSS	Logo	PLAKSSS-II	APP	SET
Alle C in allen Wortpositionen 4-mal	Alle C, *N* keine Angabe	Alle C min. 2-mal pro Wortposition	Alle C min. 1-mal pro Wortposition	Alle C je 2- bis 3-mal pro Wortposition	Alle C min. 4-mal, in allen Wortpositionen	Alle C min. 2-mal pro Wortposition	Verschiedene Phoneme in allen Wortpositionen
Alle V und VV Mehrfach	Alle V *N* keine Angabe	Implizit	Alle V min. 1-mal pro Wortposition	Alle V und VV	Alle V und VV	Alle V und VV	
CCi	35	15	20*	32	30	19	12
CCf	4	10	11*	3	13	7	5
CCCi	0	2	2*	1	3	4	3

C: Konsonant, V: Vokal, VV: Diphthong, CC: Konsonantenverbindung, CCi: Initiale Konsonantenverbindung (2 Elemente), CCf: Finale Konsonantenverbindung (2 Elemente), CCCi: Initiale Konsonantenverbindung (3 Elemente)
*CC/CCC müssen erst ab dem Alter von 3 Jahren beachtet und überprüft werden

pro Wortposition und laut PLAKSS-II möglichst 4-mal und möglichst mehrfach pro Wortposition überprüft. In Bezug darauf, ob alle Vokale und Diphthonge überprüft werden, werden keine genauen Angaben (AVAK, PAP, SET 3-5) gemacht, oder es wird angegeben, dass Vokale und Diphthonge mindestens 1-mal überprüft werden (PDSS, LOGO-Ausspracheprüfung, PLAKSS-II, APP) (◘ Tab. 9.3). Die Verfahren unterscheiden sich auch im Hinblick darauf, wie häufig und welche Konsonantenverbindungen (CC) überprüft werden (◘ Tab. 9.3). Dabei ist zu beachten, dass einige Verfahren finale CC und Drei-Element-CC nicht bis kaum überprüfen. Insgesamt kann gesagt werden, dass auf segmentaler Ebene die Erwartungen weitgehend erfüllt werden, wobei dies im geringsten Ausmaß für den SET 3-5 gilt und auch andere Verfahren Schwächen aufweisen.

Alle Verfahren bis auf SET 3-5 und PAP beschreiben, dass darauf geachtet wurde, Wörter mit unterschiedlicher Komplexität und Silbenstrukturen zu überprüfen (◘ Tab. 9.4). Die PAP gibt an, dass dennoch bevorzugt einfache Strukturen verwendet werden. Im Hinblick auf die Wortkomplexität sollte laut James (2001) und James et al. (2008) darauf geachtet werden, dass

auch monomorphematische Wörter mit mehr als 2 Silben überprüft werden. Zwei Verfahren geben an, dies explizit beachtet zu haben (PLAKSS-II/APP). Dennoch finden sich nur in zwei Verfahren eine größere Anzahl dieser Wörter (PLAKSS-II und PAP) (◘ Tab. 9.4).

Die Überprüfung unterschiedlicher Wortbetonungsmuster (◘ Tab. 9.4) wird in zwei Verfahren mit Hilfe eines gesonderten Untertests überprüft (AVAK/PDSS), wobei in diesen Fällen die Wörter nicht in die allgemeine Transkription und Prozessanalyse miteinfließen. Die PAP und der SET 3-5 machen zu dieser Frage keine Angaben. Dennoch lassen sich jeweils 5 nicht-trochäische Wörter (also Wörter mit einem für das Deutsche selteneren Betonungsmuster) in den Protokollbögen finden. In der LOGO-Ausspracheprüfung und der APP wird der Aspekt der Wortbetonung im Handbuch angesprochen, allerdings im Verfahren nur mit Hilfe von jeweils 5 Wörtern umgesetzt. Lediglich die PLAKSS-II enthält gezielt 14 Wörter, die unterschiedliche nicht-trochäische Betonungsmuster aufweisen. Somit kann für die verschiedenen Komplexitätsfaktoren gesagt werden, dass diese abgesehen von der PLAKSS-II nicht ausreichend beachtet werden.

◘ **Tab. 9.4** Phonetisch-phonologische und phonotaktische Kriterien der untersuchten Verfahren

	AVAK	PAP	PDSS	Logo	PLAKSSS-II	APP	SET 3-5
Silbenstrukturen unterschiedl. Komplexität	Beachtet	Beachtet, aber einfache CV-Struktur bevorzugt	Beachtet	Beachtet	Beachtet	Beachtet	k.A.
Monomorphematische Wörter > 2 Silben	Nicht beachtet 0	Nicht beachtet 10	Nicht beachtet 4	Nicht beachtet 5	Beachtet 16	Beachtet 5	k.A. 5
Unterschiedl. Wortbetonung	Fast ausschließlich Trochäus, Wortbetonung wird über 8 Items extra abgeprüft: 6-mal UB oder UUB	k.A., aber 5 nicht-trochäische Wörter enthalten	Ausschließlich Trochäus bis auf 3, Wortbetonung wird über 9 Wörter extra überprüft	Beachtet 5 Wörter jambisch	Beachtet 14 Wörter nicht trochäisch	Beachtet 5 Wörter nicht trochäisch	k.A., aber 5 nicht-trochäische Wörter enthalten

k.A.: keine Angabe, UB: Betonungsmuster unbetont – betont, UUB: Betonungsmuster unbetont – unbetont – betont

Lexikalische Kriterien

Da das spontane Benennen von Bildern die Kenntnis der abgebildeten Dinge und eine gute bildliche Darstellung dieser voraussetzt, ist die Auswahl der Stimuli von großer Bedeutung. Drei Verfahren (AVAK, Logo und APP) geben an, dass sich am Wortschatz von Kindern im Alter von 3–6 Jahren orientiert wurde, wobei keine Angaben dazu gemacht werden, was Grundlage für die Orientierung war. Laut Wagner (2011) spielte zusätzlich die Erfahrung mit einem älteren Untersuchungsmaterial (Werscherberger Lautprüf- und Übungsmappe, Gey 1976) eine Rolle. Die APP wurde laut Brunner (2015) spezifisch an den kindlichen Wortschatz in Österreich angepasst, wobei keine Quellenangaben dazu vorliegen. Lediglich die PLAKSS-II beschreibt, dass die Wortlisten verschiedener Elternfragebögen (z. B. ELFRA 1 und 2) herangezogen wurden und dass diese Listen mit den Wörtern der A-CDI (für Österreich) und Kollegen aus der Schweiz an die beiden Länder angepasst wurden. In den anderen Verfahren (PAP, PDSS und SET 3-5) finden sich keine Angaben zur Wortauswahl.

Laut PLAKSS-II und APP erfolgte eine Pilotierung der Wortkenntnis der Kinder (aktiver Wortschatz) sowie eine Pilotierung und Überarbeitung der Abbildungen auf Eindeutigkeit hin. Auch die Items des SET 3-5 wurden pilotiert, aber trotz sehr unterschiedlicher Schwierigkeitsgrade beibehalten, sodass davon auszugehen ist, dass nur ein Teil der Items spontan benannt werden kann. Laut PDSS „erfolgte eine Erprobung" des Wortschatzes (Kauschke und Siegmüller 2010). Insgesamt sind die Angaben zur lexikalischen Itemauswahl für alle Verfahren außer der PLAKSS-II als unzureichend zu bewerten.

9.6.2   Normierung

Bislang wurde lediglich eine Normierung der PLAKSS-II im Hinblick auf das Auftreten und Überwinden phonologischer Prozesse an 689 monolingualen Kindern im Alter von 2;0–5;11 Jahren mit unterschiedlichem sozioökonomischem Status aus unterschiedlichen Regionen Deutschlands vorgenommen (Fox-Boyer 2014b). Kinder, die eine angeborene Hörstörung, kraniofaziale Fehlbildung,

bekannte kognitive Einschränkungen oder neurologische Erkrankungen, die die Aussprache betreffen (z. B. kindliche CP), aufwiesen, wurden von der Normdatenerhebung ausgeschlossen ebenso wie Kinder, die sich in logopädischer Behandlung befanden. Eingeschlossen wurden alle Kinder, für die eine Einverständniserklärung der Eltern vorlag, unabhängig davon, ob die Eltern besorgt über die Ausspracheentwicklung ihrer Kinder waren oder nicht. Auf diese Weise enthielt die Normstichprobe auch einen Anteil an Kindern, die im Vergleich zur Gesamtkohorte keine regelgerechte Entwicklung aufwiesen. Der Ausschluss von Kindern mit bekannten Sprachproblemen hat zum Ziel, die diagnostische Validität zu erhöhen (Peña et al. 2006). Auch der Subtest „Aussprache" des SET 3-5 wurde an 1095 mono- und bilingualen Kindern (23,4 % mit Migrationshintergrund) im Alter von 3;0–5;11 Jahren mit unterschiedlichem sozioökonomischem Status aus unterschiedlichen Regionen Deutschlands normiert, allerdings nur für die segmentale Ebene des Phon- und Phonemerwerbs. Es werden keine Angaben über Ausschlusskriterien gemacht. Allerdings ist davon auszugehen, dass Kinder mit Sprachauffälligkeit nicht ausgeschlossen wurden, da diese für eine Untersuchung der diagnostischen Validität herangezogen wurden. Für die Interpretation der phonologischen Prozesse werden die Daten von Fox (2004)/ Fox-Boyer (2014b) empfohlen.

Die Verfahren AVAK und PAP bieten keinerlei Altersvergleich für die erhaltenen Testergebnisse an, sodass die Testinterpretation dahingehend, ob ein abweichender Ausspracheerwerb vorliegt, völlig subjektiv bleibt. Die Verfahren PDSS, LOGO-Ausspracheprüfung und APP empfehlen das Hinzuziehen von Normdaten, die mit Hilfe der PLAKSS-I erhoben wurden. Dabei empfiehlt PDSS die Normen für phonologische Prozesse von Fox (2004), die LOGO-Ausspracheprüfung ausschließlich die Daten für den Phon- und Phonemerwerb (Fox und Dodd 1999) und die APP alle in Fox (2005) beschriebenen Normdaten. Die Interpretation der phonologischen Prozesse bleibt im Rahmen der LOGO-Ausspracheprüfung vollständig subjektiv. Eine Normierung der APP ist laut Handbuch vorgesehen. Die Bezugnahme auf Normdaten eines anderen Verfahrens muss als methodisch unsauber gewertet werden, da u. a. nicht sichergestellt ist, dass die gleichen Kriterien zur

Itemauswahl in den verschiedenen Verfahren angewendet wurden, sodass sich allein daraus Ergebnisunterschiede ergeben können.

9.6.3 Gewährleistung der prädiktiven und diagnostischen Validität der betrachteten Verfahren

Die prädiktive Validität wurde bislang für keines der oben genannten Verfahren überprüft. Die diagnostische Validität wurde bis heute nur für zwei Verfahren überprüft und veröffentlicht: für die PLAKSS-I, die Vorläuferversion der PLAKSS-II, und den SET 3-5. Fox und Dodd (2001) konnten zeigen, dass sich Kinder mit verschiedenen Formen von Aussprachestörungen mit Hilfe der PLAKSS-I qualitativ eindeutig von Kindern ohne Aussprachestörungen abgrenzen lassen. Eine rein quantitative Abgrenzung trennte die Gruppe der sprachauffälligen Kinder nicht eindeutig von der Gruppe der unauffälligen Kinder (s. auch Clausen und Fox-Boyer, eingereicht). Weitere Untersuchungen zur diagnostischen Validität der PLAKSS-II wurden durchgeführt (Fox-Boyer und Meyer in Vorb.). Es zeichnet sich ab, dass die diagnostische Validität weiterhin als hoch einzuschätzen ist.

Die diagnostische Validität des SET 3-5 wurde anhand eines Vergleichs von Ergebnissen des SET 3-5 inklusive der Ausspracheuntersuchung und Elternangaben von Kindern, die sich wegen einer Aussprachestörung in logopädischer Therapie befanden, überprüft. Es zeigte sich, dass Kinder mit Aussprachestörung sich in den Ergebnissen des SET 3-5 nicht von der sprachunauffälligen Gruppe unterschieden, aber schlechtere Mittelwertergebnisse im Hinblick auf die Anzahl fehlgebildeter Phoneme aufwiesen. Diese Abweichungen erreichten allerdings keine signifikanten Werte, sodass erneut die quantitative Abgrenzung als fragwürdig angesehen werden muss.

Des Weiteren ist zu erwähnen, dass durch die Einbeziehung von mehrsprachigen Kindern in die Normstichprobe (ca. 20 %) die diagnostische Validität eingeschränkt sein kann, da mehrsprachige Kinder in der Regel deutlich mehr phonologische Abweichungen zeigen als monolinguale Kinder gleichen Alters (Salgert et al. 2014) und somit hier eine größere Toleranzbreite als für monolinguale Kinder

sinnvoll angelegt wird. Was die diagnostische Validität für mehrsprachige Kinder betrifft, konnten Albrecht et al. (in Vorb.) zeigen, dass die Variabilität der kindlichen Leistungen hier so groß ist, dass ein rein quantitatives Maß keine verlässlichen Aussagen treffen kann. Für alle anderen Verfahren liegen keine Informationen zur klinischen Validität vor, wobei diese Untersuchungen laut Handbuch für die APP geplant sind.

9.6.4 Gewährleistung der Reliabilität/ Objektivität der betrachteten Verfahren

Betrachtet man den Aspekt der Reliabilität, so ist eine primäre Voraussetzung für diesen Aspekt, dass klare Informationen zur Durchführung, Auswertung und Interpretation des Tests sowie Informationen zur Qualifikation des Testers vorliegen (Objektivität). Des Weiteren ist zu überprüfen, inwieweit psychometrische Kriterien wie Test-Retest-Reliabilität und die Interrater-Reliabilität überprüft wurden.

Überprüfung der Objektivität

Alle Verfahren haben ein beigelegtes oder separates (AVAK) Handbuch. Die Untersuchungsverfahren AVAK, PDSS, PLAKSS-II und APP benennen Logopäden/Sprachtherapeuten als Durchführende des Untersuchungsverfahrens. Auch im SET 3-5 wird diese Berufsgruppe für die Auswertung des Untertests „Aussprache" genannt, obwohl ansonsten alle Berufsgruppen, die „mit der differenzierten Erfassung der sprachlichen Fähigkeiten von Kindern" betraut sind (auch Psychologen, Kinderärzte, Erzieher) als mögliche Durchführende erwähnt werden. Im PAP wird hierzu keine Angabe gemacht, aber es wird implizit von Sprachtherapeuten ausgegangen („Fachkolleginnen und -kollegen", S. 1). In der LOGO-Ausspracheprüfung wird implizit durch den Titel „Logo" die Berufsgruppe der Logopäden angesprochen, die im Handbuch aber als Durchführende nicht explizit genannt werden. In keinem der Verfahren werden Voraussetzungen, die die Durchführenden haben müssen, erwähnt. Dennoch wird aus allen Handbüchern deutlich, dass sowohl das phonetische Transkribieren mit Hilfe des *Internationalen*

Phonetischen Alphabets (IPA 2015) als auch Kompetenzen der phonologischen Prozessanalyse vorhanden sein müssen, um eine Dokumentation und Auswertung vorzunehmen. Es wird angenommen, dass diese Kompetenzen als Voraussetzung keine besondere Erwähnung finden, da sie im Rahmen der logopädischen/sprachtherapeutischen Qualifikation, der Berufsausbildung oder des Studiums erworben werden/sein sollten. Alle Handbücher bieten eine unterschiedlich detaillierte Durchführungs- und Auswertungsanleitung an, wobei erstere im SET 3-5 und letztere in der PAP eher knapp bemessen sind.

Insgesamt kann die Durchführungs- und Auswertungsobjektivität bei allen Verfahren als eher hoch eingeschätzt werden. Im Hinblick auf die Interpretation der Testergebnisse muss aufgrund von mangelnden Normen von unzureichender Reliabilität und Validität ausgegangen werden.

Überprüfung der Reliabilität

In den Verfahren AVAK, PDSS, LOGO-Aussprache-prüfung und APP werden generell keine Angaben zu den Testgütekriterien gemacht, wobei eine Überprüfung dieser für die APP laut Handbuch zukünftig vorgesehen ist. Laut Handbuch der PAP wurden Untersuchungen zur Test-Retest-Reliabilität und der Interrater-Reliabilität für Transkripte und phonologische Prozessanalysen durchgeführt, die ein hohes Maß an intra- und interpersonaler Übereinstimmung gezeigt hätten, aber diese werden nicht belegt. Für den SET 3-5 wurde die Test-Retest-Reliabilität überprüft, und es konnte eine hohe Korrelation für den Vergleich der Fehlbildungsrate der Phoneme zu den beiden Testzeitpunkten (Abstand 4 Wochen) aufgezeigt werden.

Für die PLAKSS-II wurden erstmalig ebenfalls Untersuchungen im Hinblick auf Reliabilität und Validität durchgeführt (Fox-Boyer und Meyer in Vorb.). Dabei wurden Test-Retest-Reliabilität und Interrater-Reliabilität zwischen unterschiedlichen Ratern (Novizen, Erfahrene, Experten) für die Ebenen „Transkription", „phonologische Prozesse" und „Diagnosestellung" durchgeführt. Erste Ergebnisse weisen darauf hin, dass die Reliabilität für Transkription und die Auswertung phonologischer Prozesse je nach Schweregrad der Auffälligkeiten abhängig ist von der Erfahrung der Rater. Diese

Abhängigkeit ist in Bezug auf die Verlässlichkeit der Diagnosestellung nicht nachweisbar.

9.7 Fazit

Bei der Gegenüberstellung von international festgelegten Standards und Gütekriterien für (Ausspra-che-) Tests zeigten sich deutliche Unterscheide im Hinblick auf die angelegten Kriterien, die bei der Entwicklung von Aussprachetests für das Deutsche berücksichtigt wurden. Die betrachteten Verfahren liefern nur teilweise den Nachweis für die Überprüfung der einzelnen Gütekriterien. Eine besondere Heterogenität findet sich beim Erfüllen des Kriteriums der Inhaltsvalidität, z. B. bei der Frage, ob phonetisch-phonologische Kriterien zur Testkonstruktion beachtet wurden oder nicht. Diese Heterogenität gilt auch im Hinblick auf die Beachtung lexikalischer Kriterien bei der Auswahl der Testitems und der theoretischen Anbindung. Für das Kriterium der Inhaltsvalidität ist somit zu sagen, dass die Qualität der meisten Verfahren als nicht ausreichend zu bewerten ist. Als besonders kritisch ist der Verweis auf Normdaten eines anderen Materials anzusehen, die bei einer Großzahl der deutschsprachigen Verfahren zur Interpretation der Ergebnisse herangezogen werden sollen. Aufgrund des beschriebenen Status ist es nicht verwunderlich, dass so gut wie keine Überprüfungen weiterer Validitäts- und Reliabilitätskriterien vorliegen. In Hinblick auf die diagnostische Aussagekraft der Verfahren und einer darauf basierenden Entscheidung über die Behandlungsbedürftigkeit der Ausspracheleistungen eines Kindes ist dieser Zustand kritisch zu sehen.

Da die Befunderhebung in der Heilmittel-Richtlinie als eine Kompetenz der Logopäden festgeschrieben ist (Gemeinsamer Bundesausschuss 2017), obliegt es auch ihnen, ein für die Diagnostik aussagekräftiges und zuverlässiges Verfahren auszuwählen. Die oben aufgeführte Überprüfung der Verfahren hat jedoch gezeigt, dass für den Bereich der Aussprache derzeit kein Testverfahren existiert, das die Basis für evidenzbasiertes Handeln vollständig ermöglicht. Beushausen (2008) beschreibt, dass dieser Zustand auch für viele weitere standardisierte Verfahren in der Logopädie zutrifft. Es wäre daher wünschenswert, dass bestehende Verfahren überarbeitet und vor allem im Hinblick auf Normen und die Überprüfung von Güterkriterien ergänzt werden. So verdeutlicht das vorliegende Beispiel die Notwendigkeit im Sinne der E^{3}BP, dass sich Untersucher zum Wohle der Patienten damit befassen, inwieweit von ihnen verwendete Diagnostikverfahren den Ansprüchen an Normierung, Validität und Reliabilität genügen. Inwieweit dieses Denken bereits im praktischen Versorgungsalltag umgesetzt wird, bleibt zu überprüfen.

Literatur

Albrecht KM, Fricke S, Fox-Boyer A et al (in Vorb.) Differentiation of typical and atypical phonological performances in Turkish-German bilingual children

Anastasl A (1982) Psychological testing. Macmillan Publishing, New York

Babbe T (2003) Pyrmonter Aussprache Prüfung – Diagnostik von Ausspracheprüfungen bei Kindern (PAP). ProLog Therapie– und Lernmittel, Köln

Backus A (2006) Turkish as an immigrant language in Europe. In: Bhatia TK, Ritchie WC (eds) The handbook of bilingualism. Blackwell, Malden, MA, pp 689–724

Backus A, Jørgensen JN, Pfaff C (2010) Linguistic effects of immigration: language choice, codeswitching, and change in Western European Turkish. Language and Linguistics Compass 7: 481–495

Battle D (2012) Communication disorders in a multicultural and global society. In: Battle D (ed) Communication disorders in multicultural and international populations. Mosby, St. Louis, pp 2–19

Bernhardt BH, Holdgrafer G (2001) Beyond the basics I: The need for strategic sampling for in-depth phonological analysis. Language, Speech, and Hearing Services in Schools 32: 18–27

Bernthal JE, Grossman CB, Goll AEA (1989) Phonologically delayed children's responses to three types of pictured stimuli. Journal of Childhood Communication Disorders 12: 137–143

Beushausen U (2008) Der Einsatz von standardisierten Tests in der Logopädie. Forum Logopädie 22: 6–13

Brunner E (2015) Ausspracheprüfung für die Praxis (APP) – Österreich: Ein logopädisches Verfahren zur therapieorientierten Diagnostik kindlicher Aussprachestörungen. Neuroth Medical Division GmbH, Wien

Chilla S, Rothweiler M, Babur E (2010) Kindliche Mehrsprachigkeit. Grundlagen – Störungen – Diagnostik. Ernst Reinhardt, München

Clausen MC, Fox-Boyer AV (eingereicht) Differential diagnosis of speech sound disorders in Danish-speaking children

Crais ER (2011) Testing and beyond: Strategies and tools for evaluating and assessing infants and toddlers. Language, Speech, and Hearing Services in Schools 42: 341–364

De Lamo White C, Jin L (2011) Evaluation of speech and language assessment approaches with bilingual children. Int J of Lang Comm Disord 46: 613–627

De Langen-Müller U, Kauschke C, Kiese-Himmel C et al (2011) Diagnostik von Sprachentwicklungsstörungen (SES), unter Berücksichtigung umschriebener Sprachentwicklungsstörungen (USES) (Synonym: Spezifische Sprachentwicklungsstörungen [SSES]). Interdisziplinäre S2k-Leitlinie, Reg.–Nr. 049/006

Dodd B (1995) Differential diagnosis and treatment of children with speech disorder. Whurr, London

Dodd B, Holm A, Li W (1997) Speech disorder in preschool children exposed to Cantonese and English. Clinical Linguistics and Phonetics 11: 229–243

Dodd B (2005) Differential diagnosis and treatment of children with speech disorder. Whurr, London

Dollaghan CA (2004) Evidence-based practice in communication disorders: What do we know, and when do we know it? Journal of Communication Disorders 37: 391–400

Dollaghan CA (2007) The handbook of evidence-based practice in communication disorders. Paul Brookes, Baltimore

Edwards J, Beckman ME (2008) Methodological questions in studying consonant acquisition. Clinical Linguistics and Phonetics 22: 937–956

Eisenberg SL, Hitchcock ER (2010) Using standardized tests to inventory consonant and vowel production: A comparison of 11 tests of articulation and phonology. Language, Speech, and Hearing Services in Schools 41: 488–503

Fabiano-Smith L, Barlow JA (2010) Interaction in bilingual phonological acquisition: Evidence from phonetic inventories. International Journal of Bilingual Education and Bilingualism 13: 81–97

Felsenfeld S, Broen PA, MacGue M (1994) A 28-year follow-up of adults with a history of moderate phonological disorder: Educational and occupational results. Journal of Speech, Language, and Hearing Research 37: 1341–1353

Flipsen P, Jr (2006) Syllables per word in typical and delayed speech acquisition. Clinical Linguistics and Phonetics 20: 293–301

Flipsen P, Jr, Ogiela DA (2015) Psychometric characteristics of single-word tests of children's speech sound production. Language, Speech, and Hearing Services in Schools 46: 166–178

Fox-Boyer A, Meyer S (in Vorb.) Testgütekriterien für die PLAKSS-II

Fox-Boyer AV (2014a) Aussprachestörungen. In: Grohnfeldt M (Hrsg) Grundwissen der Sprachheilpädagogik und Sprachtherapie. Kohlhammer, Stuttgart, S 175–183

Fox-Boyer AV (2014b) PLAKSS II. Psycholinguistische Diagnostik kindlicher Aussprachestörungen II. Pearson Assessment, Frankfurt

Fox AV, Dodd B (1999) Der Erwerb des phonologischen Systems in der deutschen Sprache. Sprache Stimme Gehör 23: 183–191

Fox AV, Dodd B (2001) Phonologically disordered German-speaking children. American Journal of Speech-Language Pathology 10: 291–307

Fox AV (2004) Kindliche Aussprachestörungen. Phonologischer Erwerb – Differenzialdiagnostik – Therapie. Schulz-Kirchner Verlag, Idstein

Fox AV (2005) Kindliche Aussprachestörungen. Phonologischer Erwerb – Differenzialdiagnostik – Therapie Schulz-Kirchner, Idstein

Friberg JC (2010) Considerations for test selection: How do validity and reliability impact diagnostic decisions? Child Language Teaching and Therapy 26: 77–92

Gemeinsamer Bundesausschuss (2017) Richtlinie des Gemeinsamen Bundesausschusses über die Verordnung von Heilmitteln in der vertragsärztlichen Versorgung (Heilmittel-Richtlinie/HeilM-RL) in der Fassung vom 20. Januar 2011 / 19. Mai 2011, veröffentlicht im Bundesanzeiger 2011; Nr. 96 (S. 2247), in Kraft getreten am 1. Juli 2011 zuletzt geändert am 19. Mai 2016, BAnz AT 10.08.2016 B2, in Kraft getreten am 1. Januar 2017. https://www.g-ba.de/downloads/62-492-1283/HeilM-RL_2016-05-19_iK-2017-01-01.pdf. Zugegriffen: 26.4.2017

Gey M (1976) Werscherberger Lautprüf- und Übungsmappe – Zur Ermittlung und Behandlung von Stammelfehlern. Prull, Oldenburg

Goldstein B, Pollock K (2000) Vowel errors in Spanish-speaking children with phonological disorders: a retrospective, comparative study. Clinical Linguistics and Phonetics 14: 217–234

Goldstein BA, Fabiano L (2007) Assessment and intervention for bilingual children with phonological disorders. The ASHA Leader, February 13

Goldstein BA, McLeod S (2012) Typical and atypical multilingual speech acquisition. In: McLeod S, Goldstein BA (eds) Multilingual aspects of speech sound disorders in children. Multilingual Matters, Bristol, pp 84–100

Grunwell P (1985) Phonological Assessment of Child Speech (PACS). NFER-Nelson, Windsor

Hacker D, Wilgermein H (2002) AVAK-Test. Analyseverfahren zu Aussprachestörungen bei Kindern. Ernst Reinhardt, München

Hammer CS, Rodriguez B (2012) Bilingual language acquisition and the child socialization process. In: Goldstein BA (ed) Bilingual language development and disorders in Spanish-English speakers. Paul H. Brookes, Baltimore, pp 31–46

Holm A, Dodd B, Stow C et al (1999) Identification and differential diagnosis of phonological disorder in bilingual children. Language Testing 16: 271–292

IEPMCS – International Expert Panel on Multilingual Children's Speech (2012) Multilingual children with speech sound disorders: Position paper. In: Research Institute for Professional Practice, Learning, Education (RIPPLE), Charles Sturt University, Bathurst, NSW, Australia

IPA – International Phonetic Association (2015) Full IPA chart. https://www.internationalphoneticassociation.org/content/full-ipa-chart. Zugegriffen: 22.5.2017

James DGH (2001) An item analysis of Australian English words for an articulation and phonological test for children aged 2 to 7 years. Clinical Linguistics and Phonetics 15: 457–485

James DGH, van Doorn J, McLeod S (2008) The contribution of polysyllabic words in clinical decision making about children's speech. Clinical Linguistics and Phonetics 22: 345–353

Karson M (2007) Diagnostic validity. In: Salkind NJ (ed) Encyclopedia of measurement and statistics. SAGE Publications, Inc, Thousand Oaks, pp 255–258

Kauschke C, Siegmüller J (2010) Patholinguistische Diagnostik von Sprachentwicklungsstörungen. Urban, Fischer / Elsevier, München

Kent RD (2006) Evidence-based practice in communication disorders: Progress not perfection. Language, Speech, Hearing Services in Schools 37: 268–270

Kirk C, Demuth K (2006) Accounting for variability in 2–year-olds' production of coda consonants. Language Learning and Development 2: 97–118

Kirk C, Vigeland L (2014) A psychometric review of norm-referenced tests used to assess phonological error patterns. Language, Speech, and Hearing Services in Schools 45: 365–377

Kirk C, Vigeland L (2015) Content coverage of single-word tests used to assess common phonological error patterns. Language, Speech, and Hearing Services in Schools 46: 14–29

Klein H (1984) Procedure for maximizing phonological information from single word responses. Language, Speech, and Hearing Services in Schools 15: 266–274

Klein HB, Liu-Shea M (2009) Between-word simplification patterns in the continuous speech of children with speech sound disorders. Language, Speech, and Hearing Services in Schools 40: 17–30

Kline P (1986) A handbook of test construction. Introduction to psychometric design. University Press Cambridge, Cambridge

Kohnert K (2010) Bilingual children with primary language impairment: issues, evidence and implications for clinical actions. Journal of Communication Disorders 43: 456–473

Lagerberg TB, Hartelius L, Johnels JA et al (2015) Swedish Test of Intelligibility for Children (STI-CH)–validity and reliability of a computer-mediated single word intelligibility test for children. Clinical Linguistics and Phonetics 29: 201–215

Law J, Boyle J, Harris F et al (2000) Prevalence and natural history of primary speech and language delay: Findings from a systematic review of the literature. Int J of Lang Comm Disord 35: 165–188

Leitão S, Fletcher J (2004) Literacy outcomes for students with speech impairment: Long-term follow-up. Int J of Lang Comm Disord 39: 245–256

Lidz CS, Peña ED (1996) Dynamic assessment. Language Speech and Hearing Services in Schools 27: 367–372

Limbrick N, McCormack J, McLeod S (2013) Designs and decisions: The creation of informal measures for assessing speech production in children. International Journal of Speech-Language Pathology 15: 296–311

Lousada M, Mendes AP, Valente AR et al (2012) Standardization of a phonetic-phonological test for European-

Portuguese children. Folia Phoniatrica et Logopeadica 64: 151–156

McCauley RJ, Swisher L (1984) Psychometric review of language and articulation tests for preschool children. Journal of Speech and Hearing Disorders 49: 34–42

McCormack J, McLeod S, Harrison LJ et al (2010) The impact of speech impairment in early childhood: Investigating parents' and speech-language pathologists' perspectives using the ICF-CY. Journal of Communication Disorders 43: 378–396

McLeod S (2012) Multilingual speech assessment. In: McLeod S, Goldstein BA (eds) Multilingual aspects of speech sound disorders in children. Multilingual Matters, Bristol, pp 113–143

McLeod S, Baker E (2014) Speech-language pathologists' practices regarding assessment, analysis, target selection, intervention, and service delivery for children with speech sound disorders. Clinical Linguistics and Phonetics 28: 508–531

McLeod S, Verdon S, IEPMCS (2017) Tutorial: Speech assessment for multilingual children who do not speak the same language(s) as the speech-language pathologist. American Journal of Speech-Language Pathology, Epub ahead of print

McReynolds LV, Elbert M (1981) Criteria for phonological process analysis. Journal of Speech and Hearing Disorders 46: 197–204

Messick S (1980) Test validity and the ethics of assessment. American Psychologist 35: 1012–1027

Messick S (1989) Meaning and values in test validation: The science and ethics of assessment. Educational Researcher 18: 5–11

Morrison JA, Shriberg LD (1992) Articulation testing versus conversational speech sampling. Journal of Speech and Hearing Disorders 35: 259–273

Mostert M (2007) Face validity. In: Salkind NJ (ed) Encyclopedia of measurement and statistics. SAGE Publications, Thousand Oaks, pp 338–341

Peña ED, Spaulding TJ, Plante E (2006) The composition of normative groups and diagnostic decision making: Shooting ourselves in the foot. American Journal of Speech-Language Pathology 15: 247–254

Petermann F (2016) Sprachstandserhebungstest für Kinder im Alter zwischen 3 und 5 Jahren (SET 3–5). Hogrefe, Göttingen

Phoon HS, Abdullah AC, Maclagan M (2012) The effect of dialect on the phonological analysis of Chinese-influenced Malaysian English speaking children. International Journal of Speech-Language Pathology 14: 487–498

Place S, Hoff E (2011) Properties of dual language exposure that influence 2–year-olds' bilingual proficiency. Child Development 82: 1834–1849

Preston JL, Seki A (2011) Identifying residual speech sound disorders in bilingual children: A Japanese-English case study. American Journal of Speech-Language Pathology 20: 73–85

Salgert KM, Fricke S, Stackhouse J et al (2014) Erste normative Daten zum Phonologieerwerb türkisch-deutsch bilingualer Kinder. Vortrag auf der ISES VIII. München

Salvia J, Ysseldyke JE, Bolt S (2013) Assessment in special and inclusive education. Wadsworth Publishing/Cengage Learning, Belmont

Scharff Rethfeld W (2013) Kindliche Mehrsprachigkeit. Grundlagen und Praxis der sprachtherapeutischen Intervention. Thieme, Stuttgart

Schnitzler CD (2015) Schriftsprache und phonologische Verarbeitung bei Grundschulkindern mit im Vorschulalter überwundenen phonologischen Aussprachestörungen. Sprache Stimme Gehör 39: 24–29

Skahan SM, Watson M, Lof GL (2007) Speech-language pathologists' assessment practices for children with suspected speech sound disorders: results of a national survey. American Journal of Speech-Language Pathology 16: 246–259

Stackhouse J, Wells BW (1997) Children's speech and literacy difficulties. A psycholinguistic model. Whurr, London

Stoel-Gammon C, Pollock K (2011) Vowel development and disorders. In: Ball MJ, Perkins MR, Müller N, Howard S (eds) The handbook of clinical linguistics. Wiley-Blackwell, Sussex, pp 525–548

Thordardottir E, Rothenberg A, Rivard M-E et al (2006) Bilingual assessment: Can overall proficiency be estimated from separate measurement of two languages? Journal of Multilingual Communication Disorders 4: 1–21

Tresoldi M, Ambrogi F, Favero E et al (2015) Reliability, validity and normative data of a quick repetition test for Italian children. International Journal of Pediatric Otorhinolaryngology 79: 888–894

Wagner I (2011) LOGO Ausspracheprüfung zur differenzierten Analyse von Dyslalien. Logo Verlag für Sprachtherapie, Wildeshausen

Wolk L, Meisler AW (1998) Phonological assessment: A systematic comparison of conversation and picture naming. Journal of Communication Disorders 31: 291–313

Yavaş M, Goldstein BA (1998) Phonological assessment and treatment of bilingual speakers. American Journal of Speech-Language Pathology 7: 49–60

Experimentelle Therapieforschung in den Gesundheitsberufen – Nahtstelle zwischen Theorie und Empirie

Julia Siegmüller, Lara Höppe

© Springer-Verlag GmbH Deutschland 2018
R. Haring, J. Siegmüller (Hrsg.), *Evidenzbasierte Praxis in den Gesundheitsberufen*,
https://doi.org/10.1007/978-3-662-55377-0_10

10.1 Einleitung

In der medizinischen Forschung fordern renommierte Vertreter des EBM-Paradigmas, dass neue Studien auf der Basis aussagekräftiger systematischer Reviews stattfinden sollten (Evans et al. 2011, S. 164 f.). Für die Gesundheitsberufe ist diese Forderung nicht ohne Hinterfragungen und Adaptionen zu übernehmen. So fehlt in vielen Fällen schlicht das Ausmaß an empirischen Forschungsergebnissen, um das Vorgehen der EBM so substanziell nachzustellen, dass sich daraus die Basis für eine neue Studie ableiten ließe. Die Frage ist also, wie und ob eine Übertragung aus tradierten medizinischen Wissenschaftsdisziplinen mit langer Forschungsgeschichte in einen Bereich, der seit weniger als 10 Jahren über einen eigenen Forschungs*auftrag* verfügt, möglich ist: Was *kann* übernommen werden und *was nicht?* Und darüber hinaus – was *soll* übernommen werden?

Es ist unstrittig, dass sowohl in der Medizin als auch in den Gesundheitsberufen am Anfang der Entwicklung einer neuen Therapie ein innovativer Gedanke steht. In der Medizin ist dieser in der Regel an einem empirischen Grundlagenforschungsergebnis orientiert. Der nächste Schritt – nach ausreichendem Testen im Experiment – ist die Erprobung der Therapie am Tiermodell, bis Nebenwirkungen bekannt, Schädigungen und unerwünschte Effekte überwunden und verlässliche Behandlungserfolge stabilisiert sind. Erst dann wird die neue Therapie im Rahmen weiterer klinischer Studien an menschlichen Probanden erprobt (World Medical Association 2008). Die Wirksamkeitsüberprüfung am Patienten erfolgt erst anschließend.

In den Gesundheitsberufen ist aktuell ein Trend zu beobachten, nach einer mehr oder weniger langen Konzeptionsphase sofort in die direkte Wirksamkeitsüberprüfung zu gehen (Kamhi 2006). Zwischenstadien wie z. B. Pilotstudien werden kaum oder gar nicht publiziert, so dass es nicht überprüfbar ist, ob sie stattgefunden haben oder nicht. Ebenso wenig ist bekannt, ob Fehlversuche publiziert werden. Es ist zu vermuten, dass der „publication bias" in den Gesundheitsberufen stark ausgeprägt ist. Die Frage ist, ob diese Beobachtung typisch ist für wissenschaftliche Disziplinen in der Gründungs- und Findungsphase oder ob sie ein Resultat des Drucks ist, dem die Akteure in den Gesundheitsberufen durch die Kostenträger des Gesundheitssystems ausgesetzt sind (Rott 2013). In diesem Beitrag stellen wir vor diesem Problemhintergrund ein Forschungsphasen-Paradigma vor, welches, den Notwendigkeiten der Gesundheitsberufe entsprechend, den Weg in methodisch qualitative und ethisch vertretbare Wirksamkeitsstudien ebnen könnte und dabei dazu beitragen soll, ein eigenes Selbstverständnis über den Forschungsphasenablauf in der Therapieforschung der Gesundheitsberufe zu entwickeln. Dieses Ziel ist komplex. Viel Kommunikation innerhalb jeder Fachdisziplin der Gesundheitsberufe und auch interdisziplinär ist notwendig, um konsistente Standards für Begriffe, Methoden oder statistische Evaluationen zu etablieren. Kazdin (2016b) weist darauf hin, dass diese Konsistenz für jede wissenschaftliche Disziplin von kritischer Relevanz ist. Anschließend führt er aus:

> **»** Science says essentially, these are our goals (e.g. describe, understand, explain, intervene when needed, possible, and desirable) and these are our means (use of theory, methodology, guiding concepts, replication of results).
> (Kazdin 2016b, S. 4)

Die Verbindung zwischen den Zielen und den Mitteln wird in diesem Beitrag im Rahmen des skizzierten Forschungsphasen-Paradigmas anhand der experimentellen Therapieforschung verdeutlicht.

10.2 Patientenorientierte vs. experimentelle Therapieforschung

Therapieforschung lässt sich in die patientenorientierte und in die experimentelle Therapieforschung unterscheiden. Per Definition liegt der Unterschied zwischen beiden Formen der Therapieforschung im Nutzen für den Patienten: Während die an der Studie teilnehmenden Probanden in der patientenorientierten Therapieforschung von den Ergebnissen der Forschung profitieren, ist dies bei der experimentellen Therapieforschung nicht der Fall. Aus forschungsethischer Perspektive ist die experimentelle Therapieforschung damit zwar der schwierigere Fall, steht in der Forschungsabfolge aber trotzdem vor der patientenorientierten Therapieforschung (Ringmann und Siegmüller 2013). Ziel der experimentellen Therapieforschung ist es, die Bedingungen, unter denen eine neue Therapie Wirkung entfalten kann, zu ergründen und zu umschreiben.

Ein Beispiel für eine Phase der experimentellen Therapieforschung besteht in der Neurolinguistik, einer Bezugswissenschaft der Logopädie. Dort wurde die experimentelle Therapieforschung in den 1980er und 90er Jahren im Paradigma der Einzelfallstudien durchgeführt (Shallice 1988). Anhand dieser Forschung wurden Verarbeitungsmodelle wie das Leveltmodell (Levelt 1989) oder das Logogenmodell (Morton 1980; Patterson und Shewell 1987) entwickelt, die heute die Grundlage für verschiedene Diagnostik- und Therapieverfahren der Logopädie im Bereich der neurologischen und pädiatrischen Störungsbilder bilden. Die verschiedenen experimentellen Therapiestudien legten durch die Beforschung der einzelnen Verarbeitungsmodule und Verarbeitungsrouten damit die direkte Grundlage für die anschließende patientenorientierte Weiterentwicklung. Die Bewältigung der Störungsbilder, die die Patienten aufwiesen, die als Probanden an den Studien teilnahmen, stand nicht im Fokus.

Heute würde diese Art der Forschung eher der Grundlagenforschung als der Therapieforschung zugerechnet werden. Aktuelle experimentelle Therapiestudien dienen vor allem der therapiemethodischen Forschung und der experimentellen Wirksamkeitsforschung (z. B. die Intensitätsdebatte in der Logopädie, Baker 2012) und sind damit wesentlich therapieorientierter als in der damaligen Zeit.

Die patientenorientierte Therapieforschung im Rahmen einer Wirksamkeitsstudie hat zum Ziel, den Erfolg der Behandlung mit einer empirischen Basis zu unterlegen und so die Übertragbarkeit der Ergebnisse auf andere Patienten zu ermöglichen. Aus Sicht der Forschungsethik muss der Moment, an dem entschieden wird, Patienten dem Risiko der neuen Behandlung auszusetzen, auf einem abgesicherten wissenschaftlichen Hintergrund, der sowohl theoretische als auch empirische Vorarbeiten umfasst, stattfinden (Goodmann 2003). Dies umfasst unterschiedliche Aspekte der experimentellen Therapieforschung:

- Pilotstudien mit anschließenden Machbarkeitsstudien zur theoretischen Absicherung (Beushausen 2014; Fey 2009),
- experimentelle Beforschung kausaler Wirkungszusammenhänge bei bestimmten Zielgruppen (Rounsaville 2001),
- experimentelle Studien zur Umschreibung der Wirkungsbreite, d. h., Ausschluss und Einschluss spezifischer Zielgruppen (Kazdin 2001, 2011),
- experimentelle Studien über kausale Wirkungszusammenhänge von Verhaltenswechsel von Probanden im Therapieverlauf (Kazdin 2001).

Diese Forschungsthemen umrahmen die Phase der experimentellen Therapieforschung in den Gesundheitsberufen. Übersetzt man diese nun in a) zeitliche und b) methodische Settings, so ergibt sich folgendes Bild: Pilotstudien werden in der Regel bei allen Überlegungen zu aufeinander aufbauenden Forschungsphasen als experimentelle oder kontrollierte Einzelfallstudien betrachtet. Anschließend erfolgt der Übergang in kontrollierte bzw. nicht kontrollierte Gruppenstudien unterschiedlich.

Aus der Perspektive des Ansatzes der kontrollierten Einzelfallstudien könnte die Unterscheidung lauten: Experimentelle Therapieforschung erfolgt anhand von Einzelfallstudien, patientenorientierte Therapieforschung erfolgt in Gruppenstudien. Dagegen beschreibt Beushausen einen Ablauf von Forschungsphasen, in dem Einzelfallstudien als Pilotstudien und Gruppenstudien als Machbarkeitsstudien der Wirksamkeitsprüfung vorangehen (Beushausen 2014). Parallel zur Wirksamkeitsstudie werden weiterhin experimentelle Einzelfallstudien durchgeführt, so dass bei Beushausen eher ein Nebeneinander und jeweiliges Zuarbeiten von Einzelfall- und Gruppenstudie entsteht. Fey und Finestack (2009) dagegen sehen die Einzelfallstudie lediglich zu Beginn der Forschungsphasen und setzen nach der Pilotphase alle anderen Schritte in Gruppenstudien um.

Zusammenfassend wird festgehalten, dass experimentell kontrollierte Einzelfall- und Gruppenstudien wichtige Bestandteile in den Forschungsabläufen sind, in denen Therapiemaßnahmen untersucht werden. Welche Kausalitäten und Effekte beforscht werden sollten, ist Inhalt des nächsten Abschnittes dieses Beitrags. Dazu wird der Begriff des Wirksamkeitskriteriums eingeführt, um wirksame Anteile von anderen Handlungen in der Therapiesituation unterscheiden zu können.

10.3 Wirksamkeitskriterien in Ergotherapie, Logopädie und Physiotherapie

Unter Wirksamkeitskriterien verstehen wir die spezifisch therapeutischen Handlungen, von denen Wirkung auf das Störungsbild des Patienten erwartet wird, d. h. die bewusst eingesetzten kommunikativen, manuellen und perzeptiven Anteile, die in einer Therapiesitzung stattfinden und deren Wirkungswahrscheinlichkeit bestimmen. In der Kindersprachtherapie werden die wirksamen Anteile einer Therapiesitzung gemäß der Lernbarkeitstheorie als „teaching episodes" bezeichnet, im Rahmen des vorliegenden Beitrags erscheint der Begriff **Wirksamkeitskriterium** jedoch zielführender, da er auf unterschiedlichere Therapieformate und -formen anwendbar ist.

Je nach Therapieansatz, Störungsbild und therapeutischer Fachrichtung können völlig unterschiedliche Dinge die Wirksamkeitskriterien einer Therapie sein. Die Summe der angewandten Wirksamkeitskriterien bildet die sogenannte „Dosis", d. h. die Stärke einer Therapiesitzung (Baker 2012). Die Prämisse ist, dass ohne ausreichend vorhandene Wirksamkeitskriterien pro Sitzung keine Wirkung möglich ist.

Eine Therapiesitzung wird unterteilt in a) **therapeutische Handlungen,** in denen sich sowohl wirksame als auch unwirksame Anteile befinden, und b) **umrahmende Anteile,** in denen per se keine wirksamen Anteile erwartet werden (Beier und Siegmüller 2017). Therapeutische Handlungen werden als ganzheitliche Handlungen betrachtet, d. h., umfassen Vorbereitungen (Materialaufbau, Lagerung des Patienten, Einführung, Erklärungen) sowie die tatsächlich aktiven Anteile der therapeutischen Handlung (therapeutische Griffe, Inputspezifizierung, Übungsablauf) und Nachbereitung (Reflexion, Abbau, Umlagerung). Aktive Anteile einer Therapiemethode bezeichnen innerhalb der therapeutischen Handlung genau die Anteile, von denen aus der theoretischen Ableitung heraus Wirksamkeit erwartet wird.

Hier zeigt sich nun die Nahtstelle, die in der Überschrift dieses Beitrags genannt wurde: Da therapeutische Interventionen in den Gesundheitsberufen ihre Wirksamkeit in vielen Fällen nicht mit objektiven, empirischen Messungen beweisen können (wie z. B. Messung von Enzymen, Blutwerten, Sauerstoffsättigung o. ä.), steht an dieser Stelle die theoretische Annahme über die Wirkung der Therapie. Hierbei handelt es sich in der Regel um die Kausalannahme der Autoren der Studie bzw. der Therapiemethode über die Entstehung des Störungsbildes, die Grundannahme über den Bewältigungsprozess und die Frage, wie letzterer zu erreichen ist. Diese so genannte **Wirksamkeitsannahme** findet damit ihre Grundlage in der theoretischen Position derjenigen, die die spezifische Therapiemaßnahme entwickelt haben (Cholewa und Siegmüller 2017). Nachfolgende Konzeptionen, Weiterentwicklungen und auch mit dem Ansatz arbeitende Autoren können den ursprünglichen theoretischen Rahmen verändern, verwässern oder sogar austauschen, so dass er an sich immer wieder neu definiert werden sollte. Theorien und das Bewusstsein über den eigenen theoretischen Standpunkt sind demnach ein wesentlicher Grundfaktor zur Entwicklung neuer, innovativer und sinnvoller Therapiemaßnahmen:

> In my view, theory is highly important, and it is unfortunate that research evidence is sometimes construed as theory neutral or theory irrelevant. Research is rarely theory neutral, given that theory is important to connect facts and to formulate testable hypotheses. Theory is a compass that directs research efforts in promising directions, and it is critical for the synthesis of the components of all research, including clinical research. (Kent 2006, S. 269).

Grundsätzlich kann konstatiert werden, dass wenn ein theoretischer Rahmen vorhanden und erkennbar ist, es sich um eine Therapie mit einer Wirksamkeitsannahme handelt, die explizit oder implizit im Manual genannt wird. Dies ist im gleichen Sinne gemeint, wie wissenschaftliche Theorien in der Lage sind, testbare Hypothesen zu generieren (Kazdin 2016a). Therapien ohne Wirksamkeitsannahme und ohne theoretischen Rahmen sind damit handlungstraditionelle, ausführende Therapieformen, die Therapie quasi als Handwerk begreifen (Baumgartner 2008).

Zusammenfassend wird postuliert:

1. In jeder Therapiesitzung finden umrahmende Anteile und therapeutische Handlungen statt.
2. Therapeutische Handlungen gliedern sich auf in wirksame/aktive und nicht aktive Anteile.
3. Aktive, wirksame Anteile werden durch die theoretische Position des Begründers der Therapie bestimmt.
4. Therapien mit theoretischem Rahmen postulieren implizit oder explizit eine Wirksamkeitsannahme, die empirisch überprüft werden kann.
5. Therapien ohne theoretischen Rahmen verfügen über keine explizite Wirksamkeitsannahme und sind schwer überprüfbar.

10.4 Beziehung zwischen Theorie und empirischer Überprüfung

Verfügt die fragliche Therapie über einen erkennbaren theoretischen Rahmen, so lässt sich aus diesem die Prognose über das gewünschte Outcome ableiten. Dies ist damit vorhersehbar und bereits vor Beginn der Therapiemaßnahme umschreibbar.

Der prognostizierbare Therapieeffekt ist schon lange ein wesentlicher Bestandteil der wissenschaftlich fundierten Therapie und der Therapieforschung (Weinert 1994). In einer wissenschaftlich fundierten Therapie wird also auf eine bestimmte Erwartung hintherapiert, eine allgemeine, unspezifische Verbesserung wird nicht gewünscht und erwartet. ◼ Abb. 10.1 verdeutlicht dieses Beziehungsgefüge. Sie zeigt auf, dass sich aus einer einzigen therapeutischen Handlung verschiedene Effekte ergeben können.

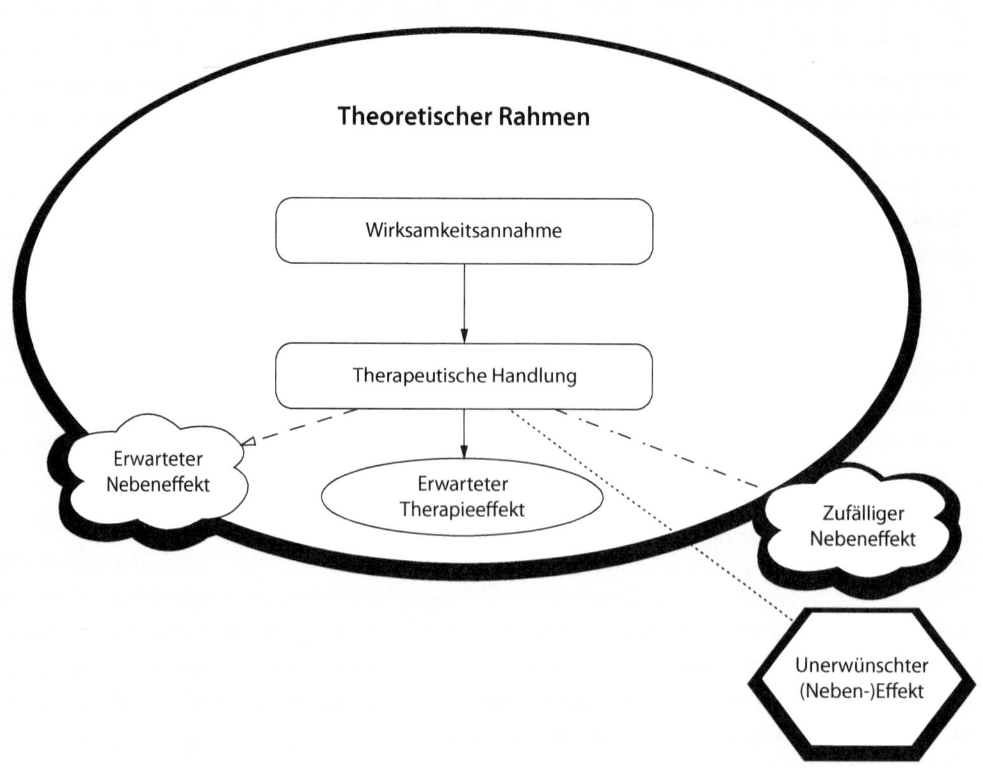

◼ **Abb. 10.1**   Beziehungsgefüge zwischen theoretischem Rahmen, Wirksamkeitsannahme und Therapieeffekten

Diese Effekte sind in der Therapieforschung unterschiedlich zu behandeln. In ◘ Abb. 10.2 wird definiert, in welcher Form eine Therapie in ihrer Machbarkeits- oder Pilotphase modelliert und verändert wird, um die spezifisch erwarteten Therapieeffekte hervorzuheben, abzusichern und zu standardisieren. Dazu gehört ggf. auch, dass unerwünschte Effekte abgestellt werden, d. h., durch die Veränderung therapeutischer Maßnahmen (Abfolge, Steigerungshierarchie, Anzahl Wiederholungen etc.) verhindert werden. Dies erfolgt im Rückgriff auf die zugrunde gelegte Theorie. Der Einfluss der Aussagen aus dem theoretischen Rahmen auf die Prognose des erwarteten Therapieeffektes ist groß und spiegelt die Wichtigkeit der Beziehung zwischen Theorie und Empirie gut wider. Gegeben, es existieren zwei verschiedene Therapiemaßnahmen mit konträren theoretischen Grundannahmen, aber mit dem gleichen Behandlungsziel. In diesem Fall kann der zufällige Nebeneffekt in der einen Therapie – durch die

grundlegende theoretische Wirksamkeitsannahme bedingt – in der anderen Therapie den erwarteten Haupteffekt abbilden. Es besteht also die Notwendigkeit, sehr genau und theorietreu aus dem theoretischen Rahmen auf die empirische Phase und die zu analysierenden Effekte zu schließen.

In der Regel werden theoretische Rahmenerklärungen nur als publizierte Kurzfassung expliziert oder implizit in Handbüchern bzw. Manualen der entsprechenden Therapieansätze bzw. -methoden erwähnt (Bessling 2016). Für den Anwender ist es oft schwierig, dies nachzuvollziehen. Unsicherheiten über die reale Möglichkeit bei einem spezifischen Patienten, den gewünschten Therapieeffekt zu erreichen, werden in der Praxis bestehen bleiben (Evans et al. 2011). Für den Forschungsablauf ist es damit wesentlich, den erwarteten Effekt aus der Theorie heraus genau zu umschreiben, um möglichst viel Hilfestellung bei der klinischen Entscheidungsfindung in der Praxis zu bieten.

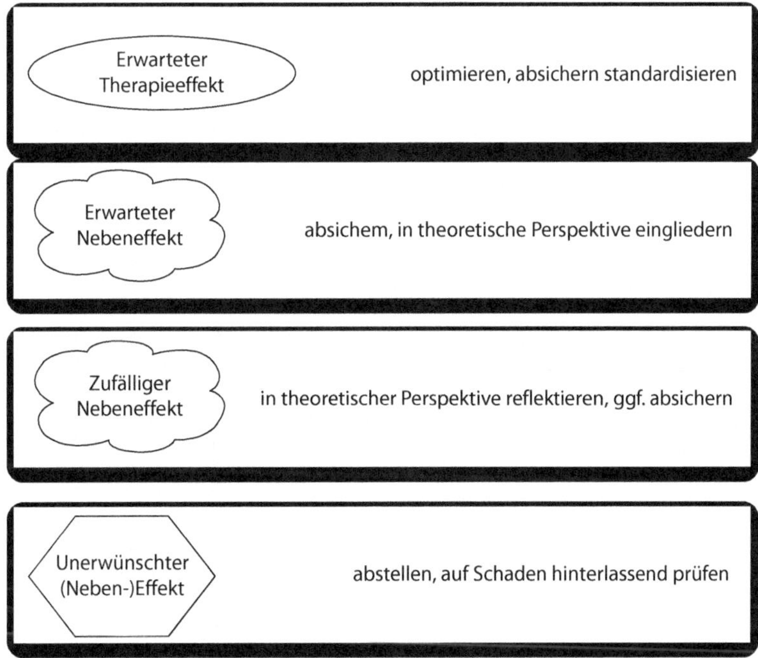

◘ **Abb. 10.2** Umgang in der empirischen Therapieforschung mit den verschiedenen Formen von Therapieeffekten

10.4.1 Erwartete Therapieeffekte

Der erwartete Therapieeffekt stellt das Wunschergebnis einer erprobten Therapie dar (Nelson und Steele 2016). Per Definition ist dieser Effekt in Übereinstimmung mit der theoretischen Grundannahme und aus der Wirksamkeitsannahme direkt ableitbar. Ziel einer Studie bzw. Studienreihe ist es, diesen Effekt zu stabilisieren, zu optimieren und möglichst vorhersagbar bei immer neuen Patienten/Probanden regelmäßig zu replizieren. Dazu sind verschiedene Punkte wesentlich:

- **Unabhängigkeit vom durchführenden Therapeuten:** Unter dem Stichwort der Therapeutenunabhängigkeit wird definiert, dass der erwartete Therapieeffekt nicht nur bei der Behandlung durch die Autoren selbst auftritt. Schulungen von Therapeuten zur Weiterbildung in der neuen Therapie können stattfinden (Bernstein Ratner 2006). Anschließend sollten diese Therapeuten genauso gut die Therapie durchführen können wie solche, die an der Entwicklung beteiligt waren. Die Therapeutenunabhängigkeit ist in diesem Sinne eng verbunden mit dem nächsten Punkt, der Manualisierung.
- **Manualisierung von Therapien:** Therapiemanuale sind gründliche, wissenschaftlich und experimentell belegte Leitfäden für die konzeptuelle, strukturelle und methodische Vorgehensweise in einer Therapie. Sie setzen Grenzen fest, beschreiben z. B. die Wirkungsbreite einer gut evaluierten Therapie. Sie stellen die schriftlich niedergelegte Schulung dar, sind also eine Form der autodidaktischen Einarbeitung in neue Therapiemaßnahmen. Damit sind Therapiemanuale auch ein Mittel, um Therapeutenunabhängigkeit zu erreichen, obwohl sie häufig als „Step-by-Step-Programme" missdeutet werden. Gute Therapiemanuale sind aber an sich Hilfsmittel für den Therapeuten, die eigene Handlung am gewünschten Optimalvorgehen beständig zu evaluieren (Addis und Cardemil 2006, S. 132). Ihr Nutzen liegt zudem in der wesentlich besseren Möglichkeit zur Replizierung der Therapien in weiteren Studien, sie sichern die interne Validität einer Therapie ab und bieten den Anwendern Orientierung zu einem systematischen Vorgehen auch bei komplexen Fällen. Manuale als solche ersetzen jedoch nicht die wissenschaftliche Evaluation einer Therapie oder verbessern per se deren Wirksamkeit (Duncan und Miller 2006).
- **Feststellung der Wirksamkeitsbreite:** Viele Therapien sind sehr vielseitig einsetzbar. Ihre Wirksamkeitsbreite ist somit hoch. Sie wirken in verschiedenen Lebenssituationen, Settings, Altersphasen und bei verschiedenen Störungsbildern. Jedoch können sich auch Grenzen ergeben, d. h. Bedingungen, in denen die Therapie wirkungslos ist. Hier endet der erwartete Therapieeffekt, obwohl alle Wirksamkeitskriterien gegeben waren. Über solche Wirksamkeitsgrenzen ist bisher jedoch recht wenig bekannt. Kazdin (2011) fordert, dass diese Grenzen mehr in den Mittelpunkt der Therapieforschung rücken. Dies würde die Möglichkeit eröffnen, Zielgruppen für bestimmte Therapien wesentlich genauer und mit empirischer Grundlage zu beschreiben, als dies heute oft der Fall ist.
- **Feststellen der normalen Wirksamkeitsvariation innerhalb der Zielgruppe:** Variation in der Wirkung zwischen Probanden/Patienten ist normal (Evans et al. 2011). Während der experimentellen Therapieforschung sollte das Ausmaß der normalen Variation evaluiert und beschrieben werden, um daraus Erwartungshorizonte für die Anwendung in der Praxis entwickeln zu können. Die normale Variation kann sich in der Dauer der Therapie, der Anzahl benötigter Sitzungen oder auch der Stärke des erwarteten Therapieeffektes ausdrücken. Zur Bestimmung der Wirksamkeitsvariation gehört auch, die Erfolgsquote der Therapie, d. h., die prozentuale Häufigkeit zu bestimmen, mit der der erwartete Effekt eintritt.

10.4.2 Erwartete Nebeneffekte

Neben dem prognostizierten Haupteffekt können aus der Theorie heraus noch weitere, nicht regelmäßig auftretende oder nicht im Vordergrund stehende Nebeneffekte beschrieben werden. Erwartete Nebeneffekte sind damit grundsätzlich auch aus der Theorie ableitbar. Häufig fallen hierunter Übertrags-,

Automatisierungs- oder Transfereffekte, d. h., der in der Therapie angestoßene Impuls breitet sich aus, geht in automatisierte Prozesse über oder wird sogar auf ähnliche, nicht therapierte Leistungsbereiche übertragen. In der Kindersprachtherapie der Aussprache ist einer der wohl bekanntesten Übertragseffekte beschrieben: Wenn in einer modellorientierten Therapie ein phonologischer Prozess (d. h., das Kind ersetzt einen Laut durch einen anderen: zu *Kanne* sagt es fälschlicherweise *Tanne, k* wird beständig und konsequent durch *t* ersetzt) behandelt wird, breitet sich der Effekt auf andere, nicht therapierte Lautersetzungen aus (Hacker 2003).

Gewünschte und erwartete Nebeneffekte sind vielfach ein Zeichen für das erreichte Therapieziel. Ist die bewusst geübte bzw. antrainierte Fähigkeit nun spontan und automatisch abrufbar und hat sich ausgebreitet, ist die Weiterführung der Therapie zur Stabilisierung der Fähigkeiten nicht mehr notwendig.

10.4.3 Zufällige Effekte

In der evidenzbasierten Medizin werden zufällige Effekte als dramatisch, besonders schnell wirksam, aber auch als selten beschrieben. Sie sind Zufallsprodukte und nicht direkt aus der Theorie bzw. der vorhergehenden empirischen Phase ableitbar. In der Medizin sind sie in der Regel replizierbar. So gehört Insulingabe bei Diabetes zu diesen Effekten, jedoch gibt es auch Fälle, in denen die Effektgröße zufällig bleibt (Evans et al. 2011).

In den Gesundheitsberufen sind zufällige Effekte häufiger als in der Medizin auf einen einzelnen Patienten bezogen und nicht replizierbar. Zufällige Effekte gehören damit nicht mehr zu den erwarteten bzw. gewünschten Effekten. Sie können nicht aus der Theorie erklärt werden, sind nicht prognostizierbar und können in der Regel in der experimentellen Therapieforschung nicht so stark so kontrolliert werden, dass sie bewusst zur Beforschung herbeigeführt werden könnten.

Ein Großteil der zufälligen Effekte gehört zu den so genannten **extratherapeutischen Faktoren**, auch „common factors" genannt (Wampold 2001), d. h. solchen Einflüssen, die sich bei der Interaktion zwischen Menschen ergeben, die jedoch nicht in statistischen Analysen erfasst werden können (für eine beispielhafte Liste siehe Beier und Siegmüller 2017).

Dazu gehört beispielsweise die Sympathie bzw. Antipathie zwischen Therapeut und Patient, ebenso wie die Einstellung, die ein Patient zur Therapie hat (glaubt er an die Wirksamkeit der Intervention oder nicht). In der psychotherapeutischen Evidenzforschung ist der Einfluss der extratherapeutischen Faktoren seit vielen Jahren belegt (Duncan und Miller 2006). Bis zu 80 % der Variation zwischen Studienergebnissen und individuellen Patienten wird dort mit solchen extratherapeutischen Faktoren erklärt (Wampold 2001).

10.4.4 Unerwünschte Effekte

Unerwünschte Effekte sind Phänomene, die während der Therapie zum ersten Mal im Verhalten bzw. im Symptomcluster des Patienten auftreten. Sie können einerseits als Pendant zu pharmakologischen Nebenwirkungen gesehen werden, andererseits aber auch als Effekte, die durch zu viel, zu wenig oder falsche Therapie provoziert wurden. Teilweise sind unerwünschte Effekte theoretisch und/oder methodisch erklärbar. Ein Beispiel für ein solches Phänomen wäre z. B. die Interpretation, dass zu starke Mobilisation in der Halswirbelsäule Kopfschmerzen auslösen kann. Ebenso könnte das zu enge Aufeinanderfolgen von Therapiesitzungen in der Gedächtnistherapie zu wenig Eigenaktivität beim Patienten auslösen und so die Therapie in ihrer Wirksamkeit hemmen. Ein anderes Beispiel wäre, dass eine Therapie der Graphomotorik an Wirkung verliert, wenn der Patient so selten kommt, dass keine neue Routine etabliert werden kann. Unerwünschte Effekte sollten möglichst durch konkrete Anwendungsfehler erklärbar sein und kein systematisches Problem einer Studienkonzeption darstellen. Insofern sie einmalige bzw. akute Fehler darstellen, treten sie sowohl in Pilot- und Machbarkeitsphasen als auch in Wirksamkeits- und experimentellen Therapiestudien auf. Ist dies nicht der Fall, sondern liegt ein nicht auf einen konkreten Fehler rückführbares problematisches Verhalten beim Patienten vor, so besteht die Möglichkeit, dass a) der Patient außerhalb der Wirkungsbreite der untersuchten Therapiekonzeption liegt, oder dass b) die Wirkungsannahme theoretisch nicht sicher abgeleitet ist und daher erwartete und unerwünschte Effekte nebeneinander existieren. Im Falle von b) sollte die Studie jedoch nicht fortgesetzt werden, sondern stattdessen in die Forschungsphase der Konzeption zurückkehren.

10.5　Zwischenfazit

Die Unterscheidung der einzelnen Effekte, die sich aus theoretisch eingebetteten Therapiestudien ergeben, zeigt, inwieweit Theorien eine Varianz zwischen Probanden in den Studienergebnissen zulassen und erklären können. Eine immerwährende Reflexion des beobachteten Effektes zurück zur theoretischen Wirksamkeitsannahme ist das Mittel der Wahl, um über die Ausprägung bzw. statistische Relevanz therapeutischer Effekte zu entscheiden. Wirkungsberechnungen werden vor allem über die erwarteten Therapieeffekte angestellt, je nach theoretischer Umrahmung können auch Nebeneffekte mit in die Effektberechnung eingebracht werden. Zufällige und unerwünschte Effekte sind nicht der positiven Wirkung zuzurechnen und belegen in diesem Sinne eher die Nullhypothese einer Interventionsstudie.

Bisher wurde dargelegt, dass therapeutische Handlungen aus einer theoretisch basierten Wirksamkeitsannahme abgeleitet sind. Sie verfügen über aktive und umrahmende Anteile. Aus den aktiven Anteilen ergeben sich verschiedene Therapieeffekte, von denen die erwünschten Effekte die Wirksamkeit der Therapie belegen. Dadurch, dass die Gesundheitsberufe Therapien des menschlichen Verhaltens mit dem Mittel menschlicher Kommunikation darstellen, ist es jedoch nicht möglich, die Ableitung von theoretischer zu empirischer Aussage ohne äußere Einflussfaktoren durchzuführen. Daher sollen im nächsten Abschnitt einige der aktuell diskutierten Einflussfaktoren vorgestellt werden.

10.6　Umgang mit äußeren Einflussfaktoren auf Wirksamkeit

Äußere Einflussfaktoren entstehen nicht durch die therapeutische Handlung an sich, sondern durch die Akteure, die sich in dieser Handlung begegnen. Jede und jeder von ihnen bringt seine Lebenssituation in die Therapie mit, was zu vielfältigen Einflüssen führt. Viele von diesen sind als extratherapeutische Faktoren in den zufälligen Effekten wiederzufinden. Zwei Faktoren werden im Folgenden herausgegriffen und systematischer betrachtet. Der Umgang mit äußeren Einflussfaktoren ist im konzeptionellen

methodischen Design der Studie zu suchen. Das Bestreben ist, solche Faktoren entweder zu kontrollieren oder auszuschließen. Gelingt dies nicht, sind sie als Störvariablen zu betrachten, die die Aussage einer Interventionsstudie schmälern.

10.6.1　Alterseffekt

In den kindlichen Entwicklungsstörungen ist der am häufigsten genannte bzw. vermutete äußere Einflussfaktor auf die Wirksamkeit der Therapie das Alter des Kindes zu Therapiebeginn. Basierend auf der Theorie der Entwicklungsmeilensteinfolge und der kritischen Zeitfenster ist es für ein Kind leichter, zum Therapieeffekt und damit zur Bewältigung der Störung zu gelangen, wenn es jünger ist. Der so genannte „Alterseffekt" ist jedoch für kaum eine Therapie nachgewiesen. Ein solitärer, aktuell publizierter Effekt besteht für die inputorientierte Therapie der Verbzweitstellung, d. h., zur Entwicklung der Hauptsatzstruktur im Deutschen (Siegmüller et al. 2017, t.a.; Siegmüller und Beier 2017). Demnach erreichen Kinder, die die Therapie zwischen 3;0 (Ablauf des ungestörten Erwerbsfensters) und 4;5 Jahren beginnen, das Ziel schneller als Kinder, die zu Therapiebeginn älter als 4½ Jahre sind.

10.6.2　Schweregradeffekt

Ein weiterer relevanter Einflussfaktor auf die angenommene Wirkung einer Therapie ist der Schweregrad der Störung. Die Faustregel lautet: Je höher der Schweregrad, desto schneller sollten Therapiesitzungen aufeinander folgen, desto länger ist die zeitliche Dauer der Therapie und desto mehr Therapiesitzungen sind notwendig. Daten zu diesen drei Faktoren gibt es kaum. Im Bereich der Kindersprachtherapie findet eine Evaluation zur Beziehung zwischen Schweregrad und Dosisfrequenz aktuell statt (Fermor 2016), Ergebnisse sind noch nicht publiziert. Die sehr hochfrequent stattfindende Therapie entspricht dem Reha-Setting und ist in vielen Studien zitiert, wird jedoch nicht auf den Schweregrad der Störung bezogen. Es bleibt bis dato letztendlich unklar, ob der Schweregrad einer Störung durch die Erhöhung der Dosisfrequenz (Engmaschigkeit der Sitzungsabfolge) so aufgefangen werden kann, dass die Patienten z. B. mehr Fortschritte zeigen als in weniger hochfrequenten Settings.

Die Therapiedauer in Zeit und Sitzungsanzahl wird in der Forschung in den Gesundheitsberufen aktuell noch gar nicht in direkten Bezug zum Störungsschweregrad gesetzt. Die systematische Untersuchung dieses Faktors dürfte forschungsmethodisch recht schwierig sein, da ein hoher Schweregrad häufig mit dem Auftreten von Begleitstörungen einhergeht, was die Zusammenstellung von Kohorten zu einem komplexen Prozess macht. Trotzdem gibt es vereinzelt Angaben zum Schweregrad in dem Sinne, dass ein Therapieprogramm direkt für einen Schweregrad konzipiert wurde. Ein Beispiel hierfür stammt aus dem Bereich der neurologischen Sprachstörungen. So beschreibt Lutz das von ihr entwickelte Therapieprogramm MODAK (Lutz 2016) auf ihrer Homepage als ursprünglich konzipiert für schwere Aphasien, inzwischen aber in Anwendung für alle Störungsgrade. Evidenzen für diese Aussage sind nicht vorhanden.

10.6.3 Zusammenfassung

Extratherapeutische Effekte, die die Therapiewirkung beeinflussen begleiten jede Interventionsstudie. Die beiden hier aufgeführten Effekte Alter und Schweregrad treten als extratherapeutische Faktoren in jeder Therapiesituation auf. Wird eine Therapie abgeleitet, ist aktuell in jeder Therapiesituation unklar, ob die beiden angeführten Effekte als fördernde (Therapie ist für dieses Alter/diesen Schweregrad besonders gut geeignet), hemmende (Therapie ist für dieses Alter/ diesen Schweregrad nicht geeignet) oder als irrelevante Einflussfaktoren auftreten.

10.7 „Putting things together": Forschungsphasen von theoretischer Forschung zu experimenteller und patientenorientierter Therapieforschung

Unnötige Forschung am Menschen ist unethisch, potenziell schadend, verschwendet Ressourcen und ist schlichtweg Zeitverschwendung (Evans et al.

2011). Der Umfang der aktuell in den Gesundheitsberufen zur Verfügung stehenden RCTs, die eigentlich unter das Label „unnötige Forschung" – im Sinne von zu früh angesetzten Wirksamkeitsstudien – fallen würden, ist bislang unbekannt. Die experimentelle Therapieforschung, die die Wirksamkeitskriterien für die patientenorientierte Therapieforschung bereitstellt, steht dafür noch zu sehr am Anfang. Im Verlauf dieses Beitrags wurde aufgezeigt, dass die experimentelle Therapieforschung in den Gesundheitsberufen für Patienten hoch relevant ist. Durch sie wird sichergestellt, dass die richtigen Kriterien zur Bewältigung des Krankheitsbildes bzw. der aktuellen Störung gewählt werden.

Theorie und Empirie ergeben als sich ergänzendes Ganzes die Grundlage zur Entwicklung evidenzbasierter Therapien (Kent 2006). Beide Bereiche haben unterschiedliche Aufgaben in den Forschungsphasen und geben für die jeweils nachfolgende Phase Impulse. In diesem Sinne kann eine zusammenfassende Aufstellung von Forschungsphasen postuliert werden, in der die verschiedenen Aspekte dieses Beitrags eingeordnet werden können. Aufeinander folgende Forschungsphasen existieren bereits für verschiedene Wissenschaftsdisziplinen. Für die Gesundheitsberufe liegen die Vorschläge aus der Psychotherapie in ihrem Aufbau oft näher als die aus der Medizin, da auch hier die theoretische Idee und Konzeptionsphase am Anfang der therapeutischen Innovation stehen. In den Gesundheitsberufen existiert seit 2009 ein viel beachtetes Konzept für die Kindersprachtherapieforschung (Fey und Finestack 2009). In diesem wird zwischen verschiedenen Stufen von Wirksamkeitsstudien unterschieden. Machbarkeitsstudien und größere Interventionsstudien mit randomisierter Probandenzuordnung folgen aufeinander. Ein aktuelleres System schlägt Beushausen (2014) vor, an dem sich im folgenden ◻ Tab. 10.1 grob orientiert wird.

Beushausens Forschungsphasen umfassen die Spanne von der Ideengenerierung bis zum Übertrag in die Praxis und beschreiben damit die drei großen Schritte, die die Therapieforschung in den Gesundheitsberufen unternehmen muss:

> ❯ Entwicklungsphase → Laborphase (experimentelle und Wirksamkeitsstudien) → Transferphase in den Alltag

◘ Tab. 10.1 Phasen der Therapieforschung nach Beushausen (2014)

Ablauf	Forschungsphase	Inhalte/Schwerpunkte	Studienformen
Phase 1	Entwicklungsphase	Konzeptentwicklung	Formulierung theoretischer Annahmen
			Kasuistiken
			Manualentwicklung
Phase 2	Laborphase	Erste Prüfung der Konzepte in Pilotstudien	Einzelfallstudien (verlaufsbeschreibend)
			Prä-Post-Studien, verschiedene Populationen
			Machbarkeitsstudien
			Prozess-Outcome-Studien
Phase 3		Wirksamkeitsprüfung	Efficacy-Studien/RCTs
			Experimentelle Einzelfallstudien
Phase 4	Transferphase	Anwendung unter Routinebedingungen	Effektivitätsstudien
		Erhebung der klinischen Nützlichkeit	Zunehmend naturalistische Bedingungen
			Anwendungsbeobachtungen
Phase 5		Ökologische Nützlichkeit	Kosteneffizienz
			Patientenzufriedenheit
Phase 6		Kontrollierte Praxis	Therapieverlaufsprofile vergleichen

Auf einer detaillierteren Ebene beschreibt Beushausen in den einzelnen (Aufbau-)Phasen die Notwendigkeit der Einzelfallforschung, um Behandlungseffekte zu ergründen, deren Zeitverlauf zu beschreiben und die Rahmenbedingungen (Dauer und Frequenz der Intervention) zu ermitteln (Phase 1). Letztendlich umfasst dies die experimentelle Therapieforschung zu Beginn einer Therapieentwicklung. Beushausen sieht diese Zeitspanne, wie in der Neurolinguistik vorgelebt, vor allem in der experimentellen Einzelfallforschung. Das Problem, welches dabei entsteht, ist, dass die experimentelle bzw. kontrollierte Einzelfallforschung die Übertragbarkeit von Ergebnissen vom untersuchten Einzelfall auf nicht untersuchte Probanden jedoch nicht generell vorsieht, sondern die interne Validität berechnet und so die Wirksamkeit nachweist (Julius et al. 2000; Kazdin 2011). Insofern kann eine experimentelle Therapiestudienphase sich nicht allein auf Einzelfallstudien beschränken. Beushausen beschreibt in der anschließenden Phase 2 ihres Aufbaus u. a. Prä-Post-Studien sowie Prozess-Outcome-Studien.

Denen folgen die Wirksamkeitsstudien in möglichst randomisierter Form, die weiterhin von Einzelfallstudien begleitet werden (Phase 3). Anschließend wechselt der Fokus der Therapieforschung auf die Übertragung in den therapeutischen Alltag im Sinne der Transferphase, mit zunehmend naturalistischerer Anwendung, d. h. Anwendung unter Realbedingungen. Schluss des Aufbaus sind die Effizienzprüfung in der Praxis und die Beobachtung von Patienten in der Praxis.

10.8 Modellbildung: Forschungsphasen zwischen Theorie und Empirie

Im Folgenden wird auf der Basis der Aufbauphasen von Beushausen und der in diesem Beitrag geführten Argumentationen ein moglicher Forschungsphasenaufbau zur Therapieforschung in den Gesundheitsberufen vorgestellt.

10.8.1 Entwicklungsphase

In der Entwicklungsphase ist die Zielstellung gegeben, aus der theoretischen Idee ein handhabbares Konzept zu erstellen, welches unabhängig vom geschulten Ausführenden angewendet werden kann. In dieser Zeit wird die Therapie an den ersten Einzelfällen als Pilotprobanden erprobt. An ihnen wird das Manual immer wieder verändert und überarbeitet, bis eine erste Version besteht, mit der eine erste Machbarkeitsstudie unternommen werden kann. Für das Manual wird die Wirksamkeitsannahme aus der Theorie abgeleitet, durch die das Outcome der Therapie konkret beschrieben wird und ebenso der Weg dorthin umrahmt wird. Der theoretische Rahmen der neuen Therapie gibt also sowohl das Ziel als auch die Methodenauswahl vor, wie dieses Ziel zu erreichen ist. Beides wird im Manual transparent beschrieben und umgesetzt.

ENTWICKLUNGSPHASE

Phase 1: **Konzeptentwicklung**

- Theorie: theoretische Modellierung, Ableitung der Wirksamkeitsannahme, Prognostizierung des erwarteten Effekts, Einholen des Ethikvotums für die gesamte Forschungsphase, Entwicklung-Labor-Transfer
- Empirie: Pilotstudien als Einzelfallforschung, aus diesen Entwicklung des Manuals
- Forschungsfrage: Funktioniert die Idee überhaupt?

10.8.2 Laborphase

In der Laborphase wird in verschiedenen Stufen untersucht und abgesichert, ob und wie die neue Therapie unter Optimalbedingungen verläuft. Es wird evaluiert, wie sicher bzw. regelmäßig das gewünschte Ziel (im Manual beschrieben) erreicht wird. Ebenso werden Nebeneffekte beschrieben und die Häufigkeit ihres Auftretens untersucht. Unerwünschte Effekte werden methodisch ausgeschlossen. In der Laborphase wird die Beziehung zwischen Theorie und in den Studien entstehenden Effekten dadurch deutlich, dass immer wieder Rückschlüsse auf die Güte der theoretischen Ableitung gezogen werden können. Änderungen im Manual sollten nun nur noch die Ausnahmen sein und im Laufe der Laborphase enden.

Die Laborphase endet mit der Evidenzphase 2, in der die patientenorientierte Therapieforschung im Fokus steht und die Wirksamkeitsstudien auf einem möglichst hohen Evidenzlevel stattfinden – parallel zur weiteren Erkundung der Wirkungskriterien.

LABORPHASE

Phase 2: **Machbarkeitsphase 1**

- Theorie: Abgleich zwischen Manual und theoretischem Rahmen, theoretische Bestimmung der Wirkungsbreite
- Empirie: weitere Pilotstudien in kleinen Gruppenstudien und/oder weiteren Einzelfallstudien, Ermittlung erster Zielgruppen (Wirkungsbreite)
- Forschungsfrage: Wirkt die neue Methode regelmäßig (Ausschluss zufälliger Effekte)?

Phase 3: **Evidenzphase 1**

- Theorie: theoretische Ableitung Nebeneffekte, unerwünschte Effekte
- Empirie: erste grundsätzliche Wirkungsstudie mit ermittelter Zielgruppe (eingeschränkte Wirkungsbreite) und nicht behandelter Kontrollgruppe
- Forschungsfrage: Ist die neue Methode effektiv wirksam?

Phase 4: **Machbarkeitsphase 2**

- Empirie: experimentelle Therapieforschung
- Forschungsfrage: Welche Wirkungskriterien bestehen bei der neuen Therapie? Bei welchen unterschiedlichen Zielgruppen bestehen welche Einflussfaktoren?

Phase 5: **Evidenzphase 2**

- Empirie: patientenorientierte Therapieforschung, RCT, Kohortenstudien
- Forschungsfrage: Ist die Wirksamkeit ausreichend nachweisbar?

- Empirie: experimentelle Therapieforschung erfolgt weiterhin zur Schärfung der Wirksamkeitskriterien
- Forschungsfrage: Unter welchen Kriterien wirkt die Therapie am besten?

10.8.3 Transferphase

In der Transferphase werden Effekte aus der Laborphase repliziert, d. h., die Therapie soll ihre Qualität unter Alltagsbedingungen beweisen. Manual, Grundmethodik, Theorie und Therapieeffekte werden nicht mehr verändert. Neu auftretende unerwünschte bzw. zufällige Effekte sollten auf extratherapeutische Einflüsse rückführbar sein. Der Fokus der Transferphase liegt also auf der Bestätigung der Wirksamkeit aus der Laborphase, ggf. erfolgt darüber hinaus noch eine Absicherung in andere Zielgruppen hinein (z. B. bei recht seltenen Krankheitsbildern).

TRANSFERPHASE

Phase 6: **Transferphase**
- Übertrag in den Alltag: Wirkungen unter Alltagsbedingungen mit geschulten Therapeutinnen und Therapeuten
- Forschungsfrage: Wirkt die Therapie auch unter Alltagsbedingungen im gleichen Ausmaß wie im Labor?

Phase 7: **Nachhaltigkeit**
- Effizienzprüfung und Patientenzufriedenheit
- Systematische Therapieverlaufskontrollen, Evaluation in der Praxis
- Forschungsfrage: Erfüllt die neue Therapie wirtschaftliche und persönliche Bedürfnisse der Beteiligten?

10.8.4 Ethische Kontrollmomente innerhalb der Phasen 1–7

Die vorgestellten Phasen laufen grundsätzlich nacheinander ab, können sich zyklisch wiederholen (z. B. Phase 4 wird weitergeführt, obwohl Phase 5 mit einer umschriebenen Zielgruppe bereits beginnt) und dadurch zeitweise nebeneinander stattfinden. Es sollte jedoch umschriebene Ausstiege geben, in denen der Phasenablauf abgebrochen werden sollte.

1. **Therapieeffekte nicht regelmäßig:** Sollte es nicht möglich sein, die in Phase 1 prognostizierten Effekte in den Pilotstudien regelmäßig zu etablieren, so besteht die Gefahr, dass der theoretische Rahmen und die gewünschten Therapieoutcomes nicht übereinstimmen. In diesem Fall sollte entweder die Konzeption überprüft werden oder die Therapieforschung abgebrochen werden.

2. **Keine Eingrenzung unerwünschter Effekte:** Besteht in Phase 2 und 3 kein Erfolg dabei, zufällige und unerwünschte Therapieeffekte zu kontrollieren, auszuschließen oder durch Veränderungen des Manuals zu überwinden, so sollte die Therapieforschung an diesem Konzept nicht weitergeführt werden.

3. **Extratherapeutische Einflüsse zu groß:** Wenn Therapiemaßnahmen stark abhängig sind von nicht-kontrollierbaren extratherapeutischen Einflüssen (z. B. Sympathie zwischen Patient und Therapeut), so besteht dauerhaft die Gefahr, dass dieser Einfluss im Alltag den Erfolg der Therapie hemmt oder ganz verhindert. Dies wäre z. B. bei der Behandlung von affektiven Störungen denkbar. In einem solchen Fall wäre eine Therapie im Labor vielleicht wissenschaftlich belegbar, würde im Alltag (Phase 6 und 7) aber nicht die gleiche Regelmäßigkeit in ihrer Wirkung erreichen. Ein entsprechender Einleitungsteil im Therapiemanual könnte hier für Aufklärung sorgen, so dass in diesen Therapien auf die Patient-Therapeuten-Beziehung auch aus wissenschaftlich begründeter Sicht besonderer Wert gelegt wird, ansonsten die Therapie aber stattfinden kann.

10.9 Ausblick

In diesem Beitrag wurden forschungsmethodische Konzeptionen und deren systematisches Ineinandergreifen als Voraussetzung für das Gelingen von Therapieforschung thematisiert. In der Therapieforschung der Gesundheitsberufe stehen Theorie und Empirie in einer besonderen Beziehung zueinander, da die gewünschten Therapieoutcomes i. d. R. rein theoretisch abgeleitet werden müssen. Insofern ist die transparente theoretische Basierung und Umrahmung von Therapiemaßnahmen eine wichtige Voraussetzung bzw. Forderung zukünftiger Therapieforschung. Zwar gilt Empirie in der aktuellen Diskussionen zur Evidenzbasierung der Gesundheitsberufe als der gewichtigere Faktor, jedoch ist schlussendlich festzuhalten, dass Evidenzbasierung ein notwendiger, aber umsichtig zu installierender Teil des Selbstverständnisses akademischer Gesundheitsberufe sein muss. Angesichts einer noch am Anfang stehenden Forschungstradition bzw. wissenschaftstheoretischen Basierung ist der Umgang sowohl mit wissenschaftlich belegten als auch mit (noch) nicht belegten Therapieansätzen und -methoden notwendig gegeben. Weil aber nicht alles schlecht sein muss, nur weil es (noch) nicht belegt ist (Bernstein Ratner 2006), sollten handlungstraditionell etablierte Therapiemethoden nicht ohne Grund abgelehnt werden, sondern mit angemessener Reflexionskraft durchaus Anwendung finden (Kent 2006).

Mit diesem Beitrag wird hoffentlich, die junge Debatte um evidenzbasierte Forschungsformen in den Gesundheitsberufen mit dem Blick auf eine forschungsmethodische Notwendigkeit – nämlich die experimentelle Therapieforschung – bereichert. Von deren Nutzen und Wichtigkeit für die erfolgreiche Evidenzbasierung der verschiedenen Therapiemethoden und -ansätze in den Gesundheitsberufen Ergotherapie, Logopädie und Physiotherapie muss man heute schon überzeugt sein.

Literatur

Addis ME, Cardemil EV (2006) Does manualization improve therapy outcomes? In: Norcross JC, Beutler LE, Levant RF (Eds) Evidence-based practice in mental health (pp. 131–139). Baltimore: United Book Press

Baker E (2012) Optimal intervention intensity. International Journal of Speech – Language – Pathology 14: 401–409

Baumgartner S (2008) Kindersprachtherapie – eine integrative Grundlegung. München: Ernst Reinhardt

Beier J, Siegmüller J (2017) Intensität in der Kindersprachtherapie – was wir wissen und wo wir stehen. In: Grötzbach H (Ed) Intensität in der Logopädie (pp. 159–184). Idstein: Schulz-Kirchner

Bernstein Ratner N (2006) Evidence-based practice: an examination of its ramifications for the practice of speech-language pathology. Language, Speech, and Hearing Services in Schools 37: 257–267

Beushausen U (2014) Chancen und Risiken einer evidenzbasierten Sprachtherapie. Logos 22: 96–104

Cholewa J, Siegmüller J (2017) Beyond randomized control – Plädoyer für mehr inhaltliche Transparenz, Systematik und Programmatik in der Sprachtherapieforschung der SSES. L.O.G.O.S. Interdisziplinär 25: 2–13

Duncan BL, Miller SD (2006) Treatment manuals do not improve outcomes. In: Norcross JC, Beutler LE, Levant RF (Eds) Evidence-based practices in mental health (pp. 140–141). Baltimore: United Book Press

Evans I, Thornton H, Chalmers I, Glasziou P (2011) Testing treatments. 2. Edition. London: Pinter, Martin Ltd

Fermor C (2016) Wenn eine ambulante Therapie nicht mehr ausreicht: Behandlungsoptionen durch stationäre Behandlungen. Kinder spezial 55: 20–21

Fey ME, Finestack LH (2009) Research and development in child-language intervention: a five-phase model. In: R. G. Schwartz (Ed) Handbook of child language disorders (pp. 513–531). New York: Psychology Press

Julius H, Schlosser RW, Goetze H (2000) Kontrollierte Einzelfallstudien. Göttingen: Hogrefe

Kamhi AG (2006) Combining research and reason to make treatment decisions. Language, Speech, and Hearing Services in Schools 37: 255–256

Kazdin AE (2001) Progression of therapy research and clinical application of treatment require better understanding of the change process. Clinical Psychology: Science and Practice 2: 143–151

Kazdin AE (2011) Single-case research designs – methods for clinical and applied settings. 2. Aufl. Oxford: Oxford University Press

Kazdin AE (2016a) Beginning the research process: key concepts that can guide a study. In: Kazdin AE (Ed) Methodological issues, strategies in clinical research (pp. 29–53). 4. Aufl. Washington: American Psychological Association

Kazdin AE (2016b) Methodology: what it is and why it is so important. In: Kazdin AE (Ed), Methodological issues, strategies in clinical research (pp. 1–21). 4. Aufl. Washington American Psychological Association

Kent RD (2006) Evidence-based practice in communication disorders: progress not perfection. Language, Speech, and Hearing Services in Schools 37: 268–270

Levelt WJM (1989) Speaking: from intention to articulation. Cambridge, MA: MIT Press

Lutz L (2016) MODAK – Modalitätenaktivierung in der Aphasietherapie. 3. Aufl. Heidelberg: Springer

Morton J (1980) The Logogen Model and Orthographic Structure. In: Frith U (Ed), Cognitive processes in spelling. London: Academic Press

Nelson TD, Steele RG (2016) Beyond efficacy and effectiveness: a multifaceted approach to treatment evaluation. In: Kazdin AE (Ed) Methodological issues, strategies in clinical research (pp. 389–401). 4. Aufl. Washington: American Psychological Association

Patterson KE, Shewell C (1987) Speak and spell: dissociations and word class effects. In: Coltheart M, Sartori G, Job R (Eds) The cognitive neuropsychology of language. London: Lawrence Erlbaum

Ringmann S, Siegmüller J (Eds) (2013) Ethik in der interdisziplinären Therapieforschung bei Kindern mit Entwicklungsstörungen. Berlin: Peter Lang

Rott F (2013) Das Gesundheitssystem aus der Perspektive der
GKV. Forum Logopädie 27: 36–37

Shallice T (1988) From neuropsychology to mental structure.
Cambridge: Cambridge University Press

Siegmüller J, Baumann J, Höppe L (2017 ta.) Inputorientierte
Grammatiktherapie zur Verbzweitstellung – experimen-
telle Auswertungen und Nachweis der Wirksamkeit.
L.O.G.O.S. Interdisziplinär

Siegmüller J, Beier J (2017) Identifikation von manipulierbaren
Intensitätskriterien in der inputorientierten Therapie der
Verbzweitstellung. In: Grötzbach H (Ed) Intensität in der
Logopädie (pp. 185–211). Idstein: Schulz-Kirchner

Wampold BE (2001) The great psychotherapy debate: models,
methods and findings. Mahwah: Erlbaum Ass

Warren S, Fey ME, Yoder P (2007) Differential intensity
research: a missing link to creating optimally effective
communication interventions. Mental Retardation and
Developmental Disabilities Research Reviews 13: 70–77

Weinert S (1994) Interventionsforschung und Interventions-
praxis bei dysphasisch-sprachgestörten Kindern. In:
Grimm H, Weinert S (Eds) Intervention bei sprachgestörten Kindern: Voraussetzungen, Möglichkeiten und Grenzen (pp. 33–57). Stuttgart: Fischer

World Medical Association (2008) Ethical principles for medi-
cal research involving human subjects – declaration of
Helsinki. Überarb. Version von Seoul: 59th WMA General
Assembly

11

Potenziale und Grenzen des EBM-Paradigmas in den Gesundheitswissenschaften

Martin Langanke, Stefan Kirschke

© Springer-Verlag GmbH Deutschland 2018
R. Haring, J. Siegmüller (Hrsg.), *Evidenzbasierte Praxis in den Gesundheitsberufen*,
https://doi.org/10.1007/978-3-662-55377-0_11

11.1   Einleitung

Wer auch immer zum ersten Mal von der bis mindestens in die 1990er Jahre zurückgehenden Bewegung für die Etablierung einer evidenzbasierten Medizin (EBM) erfährt und unter einer „evidenzbasierten" Wissenschaft oder Praxis – im Einklang mit dem etablierten bildungssprachlichen Gebrauch des Wortes „evidence" im Englischen – so etwas wie eine „tatsachenorientierte" oder eine „auf empirisch und/oder methodisch besonders gut abgesichertem Wissen" beruhende Wissenschaft bzw. Praxis versteht, wird sich höchstwahrscheinlich irritiert die Frage stellen: „Wenn die Medizin jetzt auf Evidenz gestützt werden soll, auf was beruhte sie dann bisher?" (vgl. zu dieser Vermutung auch Worrall 2002.) Obgleich unstrittig sein dürfte, dass mit der Exposition des EBM-Paradigmas in den 1990er Jahren nicht pauschal der Vorwurf erhoben werden sollte, dass die medizinische und pflegerische Praxis bis dahin völlig losgelöst von wissenschaftlicher Tatsachenorientierung stattfand, herrscht bis heute eine gewisse Uneinigkeit darüber, was genau unter EBM zu verstehen (vgl. Gaeta und Gentile 2016); Reilly 2004; Sheridan und Julian 2016; Zwolsman et al. 2013 und was von ihrer Implementierung zu erwarten oder gar zu befürchten ist.

In welchem Umfang Dissens darüber herrscht, was und was gerade *nicht* unter EBM zu verstehen ist, spiegelt bereits die Disparatheit der gegen sie in Stellung gebrachten Einwände wider. Das EBM-Paradigma sei, um nur einige Beispiele anzuführen, ein inhaltsleeres Konzept (Gaeta und Gentile 2016; Rees 2013), eine nicht weiter beachtenswerte Selbstverständlichkeit (Wichert 2005), es sei in der Breite weder praktisch durchzuführen noch zu finanzieren und daher nur etwas für Wohlhabende (Abeygunasekera 2014), es sei reduktionistisch (Boyd und Kent 2014; Truant 2014), es verliere den individuellen Patienten aus dem Fokus (Fins 2016) und es scheitere praktisch am unbefriedigenden (Zu-)Stand der medizinischen Forschung (vgl. Cipriani 2013), weswegen sogar die Gefahr bestehe, letztlich nur eine „Evidence-biased Medicine" zu etablieren (Jakovljević und Ostojić 2016). Wenn sich die Kritik an der EBM – unabhängig davon, wie berechtigt und wie begründet sie jeweils sein mag – in derartig unterschiedlichen, teils inkommensurablen Vorwürfen

äußert, liegt die Vermutung nahe, dass das Verständnis ihres Gegenstands höchst uneinheitlich ist.

Vor dem Hintergrund der gegenwärtig geführten Debatte, ob und inwiefern die nicht-ärztlichen Heil- und Gesundheitsberufe im Sinne der EBM akademisiert werden sollten, erscheint es daher ratsam, zuerst der Frage nachzugehen, welches EBM-Verständnis der Diskussion über Potenziale, Hürden und Grenzen des EBM-Paradigmas überhaupt zugrunde gelegt werden soll. Das vorliegende Kapitel wird sich daher zuerst mit der am häufigsten herangezogenen Definition von Sackett et al. 1996 auseinandersetzen (▶ Abschn. 11.2) und sodann die wesentlichen, mit der Bezugnahme auf die EBM-Standards in medizinischer Forschung und Versorgung einhergehenden praktischen und methodologischen Schwierigkeiten darstellen (▶ Abschn. 11.3). Erst im Anschluss daran (▶ Abschn. 11.4) wird, von dem erreichten begrifflichen sowie praktischen und methodologischen Klärungsstand aus, diskutiert, mit welchen Herausforderungen sich die nicht-medizinischen Gesundheitsberufe konfrontiert sehen, sobald und sofern sie sich dazu entschließen, die eigenen Versorgungspraktiken und Forschungsmethoden konsequent gemäß dem EBM-Paradigma auszurichten und zu konfigurieren. Eine kurze Zusammenfassung (▶ Abschn. 11.5) dient der Sicherung der wichtigsten analytischen Erträge.

11.2   Was ist evidenzbasierte Medizin und was ist sie nicht?

Nachdem sich Mängel der bisherigen ärztlichen Entscheidungsfindung in den 1960ern nicht mehr übersehen ließen, begannen Ärzte und Forscher wie Alvan Feinstein (Feinstein 1967), Archie Cochrane (Cochrane 1972), John Wennberg (Wennberg und Gittelsohn 1973), David M. Eddy (Eddy 1982a, 1982b, 1984, 1988) oder Mark R. Chassin (Chassin et al. 1987) mit der systematischen Analyse medizinischer Versorgungspraktiken. Die Forschungsergebnisse dieser Jahrzehnte ließen sich dahingehend zusammenfassen, dass – bezogen auf den jeweils aktuellen Wissensstand – Patienten nicht nur häufig falsch behandelt wurden, sondern dass viele Behandlungsmethoden überhaupt einer (natur-)wissenschaftlichen Fundierung entbehrten, sodass insgesamt gewichtige Gründe dafür sprachen, tiefgreifende Reformen des Versorgungssektors anzustoßen und die ärztliche Behandlungskunst überhaupt auf ein sichereres, (natur-)wissenschaftliches Fundament zu stellen. Aus diesem Bestreben heraus entwickelte sich das neue Paradigma der EBM, für das Sackett et al. 1996 die am ehesten anerkannte („die einzige und korrekte", Jonitz 2016) Definition vorgelegt haben. Diese Definition sei aufgrund ihrer Bedeutung hier vollständig zitiert:

» Evidence based medicine is the conscientious, explicit, and judicious use of current best evidence in making decisions about the care of individual patients. The practice of evidence based medicine means integrating individual clinical expertise with the best available external clinical evidence from systematic research. By individual clinical expertise we mean the proficiency and judgment that individual clinicians acquire through clinical experience and clinical practice. Increased expertise is reflected in many ways, but especially in more effective and efficient diagnosis and in the more thoughtful identification and compassionate use of individual patients' predicaments, rights, and preferences in making clinical decisions about their care. By best available external clinical evidence we mean clinically relevant research, often from the basic sciences of medicine, but especially from patient centred clinical research into the accuracy and precision of diagnostic tests (including the clinical examination), the power of prognostic markers, and the efficacy and safety of therapeutic, rehabilitative, and preventive regimens. External clinical evidence both invalidates previously accepted diagnostic tests and treatments and replaces them with new ones that are more powerful, more accurate, more efficacious, and safer. Good doctors use both individual clinical expertise and the best available external evidence, and neither alone is enough. Without clinical expertise, practice risks becoming tyrannised by evidence, for even excellent external evidence may be inapplicable to or inappropriate for an individual patient. Without current best evidence, practice risks becoming rapidly out of date, to the detriment of patients.
(Sacket et al. 1996, S. 71–72)

Diese umfassende Definition stellt unmissverständlich klar, dass die EBM *nicht* zu einer Tyrannei der Studienlage führen soll, sondern sich auf drei Säulen stützt (Gießen 2012; Mellis 2014):

1. die externe Evidenz, d. h., den aktuellen Stand der klinischen Forschung, unter Berücksichtigung der Stärke beobachteter Effekte sowie der Studien- und Datenqualität,
2. arzt- und behandlungsbezogene Faktoren, wie die individuelle ärztliche Expertise (interne Evidenz), kommunikative Fähigkeiten der behandelnden Ärzte, aber ggf. auch die verfügbaren Ressourcen,
3. patientenbezogene Faktoren, wie individuelle Werte und Präferenzen, aber auch individuelle Komorbiditäten und Prädispositionen.

Die EBM möchte diesem Selbstverständnis nach also kein revolutionärer Umsturz sein (Bal 2016; Price et al. 2015; Rosenberg und Donald 1995; Sackett et al. 1996; Sheridan und Julian 2016), der sowohl dem Arzt/der Klinik als auch dem Patienten die Entscheidungsgewalt über die Behandlung entzieht, selbst bei statistisch kaum signifikanten Effekten ggf. eine radikale Behandlungsänderung erzwingt oder den Arzt beim Fehlen wissenschaftlich belastbarer Studien handlungsunfähig zurücklässt (vgl. Jonitz 2016) – sie versteht sich vielmehr primär als eine Aufforderung dazu, die wissenschaftlichen Entwicklungen (noch) **systematisch**(er) zu verfolgen und die Ergebnisse dort, wo sie unter Berücksichtigung der internen Evidenz und des individuellen Patienten bessere Outcomes versprechen, (noch) **systematisch**(er) in die Behandlung oder Therapie einfließen zu lassen (Mellis 2014). Die EBM-Bewegung zielt darauf ab, eine größere Objektivität für die Entscheidungsfindung zu erreichen, sie adressiert Mängel im Praxisalltag, die dem Rekurs auf lediglich individuelle Expertenmeinungen oder auf veraltetes Wissen geschuldet sind (Kamath und Guyatt 2016), und sie will das Zusammenspiel von Forschung und Behandlungspraxis verbessern, ohne eine Seite gegen die andere auszuspielen (Bal 2016; Jassem 2016; Sheridan und Julian 2016; Sniderman et al. 2013). Auch der nicht selten erhobene Vorwurf, die EBM beruhe auf der falschen Voraussetzung, dass Fragen der Praxis stets formalisiert und auf statistische Daten reduziert werden könnten (Boyd und Kent 2014), erscheint demnach gegenstandslos. Denn bei der EBM im hier dargestellten Sinn handelt es sich um ein entwicklungsfähiges, kontextsensitives und dezidiert **abwägungsoffenes** Paradigma (vgl. Danda 2013), wenngleich für diese Offenheit all die Nachteile in Kauf genommen werden müssen, die etwa auch in der Ethik mit der Präferenz für abwägungsoffene Grundlagentheorien einhergehen.

11.3 Applikationshürden der evidenzbasierten Medizin

Die Darstellung in ▶ Abschn. 11.2 beschränkte sich darauf, den allgemeinen Charakter der EBM nach Sackett et al. 1996 frei von häufig vorzufindenden Einseitigkeiten zu erfassen. Offen bleibt damit die Frage, welche methodischen und praktischen Probleme sich aus den einzelnen Aspekten der Definition ergeben. Diese Probleme und Herausforderungen sollen im Folgenden – ohne Anspruch auf Vollständigkeit, aber doch umfassend – erörtert werden, indem damit zugleich eine vertiefte Einführung in die EBM geboten wird.

11.3.1 Medizinische Praxis gemäß dem „state of the art"

Die EBM versucht, die Behandlungsqualität durch einen systematischen Rückgriff auf die neuesten und besten Erkenntnisse aus wissenschaftlichen Studien zu verbessern:

» All clinicians have a professional ethical obligation to follow, understand and share the scientific evidence. Considering the scientific evidence includes the ability of clinicians to access the information and scientific literature, understand its content and limitations, explain the information in an understandable way to patients, collaborate appropriately with patients and their families, and apply the

evidence properly to particular and specific situations.
(Jakovljević und Ostojić 2016, S. 5)

Doch bevor überhaupt einzelne Studienergebnisse gesichtet werden können, gilt es eine unüberschaubare Studien- und Beitragsflut zu überblicken. Auf der zentralen Plattform PubMed sind gegenwärtig über 27,1 Mio. Einträge verzeichnet, wobei über 7,3 Mio. allein seit 2010 hinzugekommen sind (Stand 16.04.2017); der Durchschnitt für die Jahre 2012–2016 liegt bei über 2900 neuen Einträgen täglich. Die schiere Fülle an Material ist also spätestens in den letzten Jahren so angestiegen, dass sie nicht mehr von einem Einzelnen zu bearbeiten, geschweige denn zu bewerten ist (Greenhalgh et al. 2014; Mellis 2014). Solange keine an die EBM angepassten Strukturen der Datenaufbereitung für praktische Erfordernisse im Versorgungskontext etabliert sind, stellt also die von Jakovljević und Ostojić (2016) erhobene berufsethische Verpflichtung zur Einbeziehung des aktuellen Forschungsstandes in das Behandlungsregime eine Überforderung der behandelnden Ärzte dar. Entsprechend verwundert es nicht, wenn Zwolsman et al. (2013, S. 8) in ihrer Studie mit angehenden Allgemeinärzten feststellen, dass die drei größten Hindernisse bei der Implementierung der EBM in den Praxisalltag sämtlich zeitbezogen sind („When busy, searching for evidence is not a priority to me", „The time I have per patient is insufficient to also search for answers to my questions", „During consultations, I have insufficient time to work according to EBM").

Doch die Probleme gehen tiefer: Davon abgesehen, dass ein nicht geringer Anteil der Studien hinter Bezahlschranken oder zeitraubenden Access-Barrieren publiziert ist, setzt auch die Interpretation von Studien ein erhebliches Maß an Wissen voraus. Die Fähigkeit, Studien adäquat auszuwerten (das Erkennen von Designmängeln, Limitationen etc.), müsste in der Regel erst erlernt werden (Mellis 2014) und kann keineswegs als selbstverständliches „Outcome" des Medizinstudiums vorausgesetzt werden. Selbst wenn die Einschränkung von Rosenberg und Donald (1995), dass die Recherche auf Zweifelsfälle beschränkt bleiben könne, akzeptiert wird, liegt hier eine Hürde vor, die von vielen praktizierenden Ärzten nicht zu überwinden ist (Reilly 2004). Entsprechend erfolgt die Übernahme des Forschungsstandes in die Praxis gemäß dem EBM-Paradigma de facto nur sporadisch, eingeschränkt oder verzögert (Mellis 2014; Rosenberg und Donald 1995; Zwolsman et al. 2013).

11.3.2 Funktion und Rolle von Leitfäden

Eine Möglichkeit, mit diesem grundsätzlichen Problem umzugehen, stellt die Entwicklung und Einführung von Leitfäden (durch medizinische Fachgesellschaften) dar. Sie entlasten den einzelnen Praktiker, indem sie den Stand der Forschung zusammenfassen, aber sie stellen immer nur einen Kompromiss zwischen Praxisrealität und prinzipiellem EBM-Anspruch dar. Wie bei systematischen Übersichtsarbeiten („systematic reviews") hängt ihre Qualität von den Autoren bzw. verantwortlichen Fachgesellschaften und deren (berufsständischen) Interessen ab, so dass sie letztlich selbst nochmals systematisch auf ihre Wirksamkeit hin untersucht werden müssten (Rees 2013). Immer wieder wird geltend gemacht, dass Leitfäden Behandlungsfehlern nicht ausreichend vorbeugen (Rees 2013). Außerdem wird bestritten, dass etablierte Leitfäden in der Praxis konsequent befolgt werden, da die Vielfalt der faktisch zur Anwendung kommenden Behandlungsmethoden in den letzten Jahren und Jahrzehnten nicht (wesentlich) abgenommen habe (Bal 2016).

11.3.3 Das Abwägungsgebot und ethische Aspekte der EBM

Das dreisäulige EBM-Konzept von Sackett et al. (1996) nimmt davon Abstand, Gewichtungen zwischen den relevanten Faktoren vorzugeben, so dass von Fall zu Fall entschieden werden muss, welches Gewicht jeweils der wissenschaftlichen Evidenz, der Erfahrung des Arztes/der Klinik und den Patientenpräferenzen gegeben werden sollte. Wie, so könnte beispielsweise gefragt werden, soll sich ein Arzt verhalten, wenn ein Patient eine Behandlung gemäß der externen und/oder internen Evidenz verweigert? Welche Rolle hat, anders ausgedrückt, das Autonomieprinzip innerhalb der EBM?

Geht man mit einer liberalen, anti-paternalistischen Medizinethik davon aus, dass gerade das Prinzip der Patientenautonomie eine bioethische

Norm darstellt, die nur in Ausnahmefällen von anderen Prinzipien und Gesichtspunkten übertrumpft werden kann, so erzeugt das methodische Zugeständnis, in einer EBM-basierten Medizin gerade auch die faktischen Präferenzen des individuellen Patienten zu berücksichtigen, eine unverkennbare, wenn auch vielleicht produktive Spannung zu dem Impetus, im Zuge der Implementierung des EBM-Paradigmas die Medizin vor allem und zunächst einmal auf ein streng (natur-)wissenschaftliches Fundament zu stellen. Diese Spannung bleibt auch bestehen, wenn man vernünftigerweise dazu bereit ist, Ärzten aufgrund ihres professionellen Wissensvorsprungs das Recht auf eine direktive Beratung ihrer Patienten im Vorschlagsmodus bzw. das Recht auf Verweigerung von ihres Erachtens wirkungslosen oder gar schädlichen Behandlungsoptionen zuzubilligen und beides nicht schon als Ausdruck eines unzulässigen Eingriffs in die Patientenselbstbestimmung zu werten. Denn gerade mit Blick auf die für das Arzt-Patienten-Verhältnis so zentrale Situation des Beratungsgespräches ergeben sich entlang der dritten Säule des EBM-Paradigmas hohe normative Ansprüche an das Wie einer Einbindung von und den Umgang mit faktischen Patientenpräferenzen.

Mithin dürfte klar sein: Die Praktikabilität des EBM-Paradigmas *sensu* Sackkett et al. (1996) hängt nicht allein davon ab, ob es gelingt, die Qualität medizinischer Forschung zu verbessern und praktisch arbeitende Ärzte dazu zu befähigen, die aktuelle Studienlage zu rezipieren und angemessen zu interpretieren (Kelly et al. 2015); vielmehr kommt eine so verstandene EBM auch nicht ohne normative Expertise der Ärzte und vor allem auch nicht ohne die Verankerung von Verfahren der partizipativen Entscheidungsfindung („shared decision making") sowie der informierten Einwilligung im Behandlungsregime aus (vgl. McCartney et al. 2016; Price et al. 2015). „Werte-Schulung" von Ärzten und die Vermittlung kommunikativer Kompetenzen stellt damit eine integrale Voraussetzung zur Verbesserung des Gesundheitssystems im Sinne des EBM-Ideals dar:

>> It has long been known that values education is one of the most effective methods to meet the challenge of providing high-quality care to populations and improving the patient-healthcare professional relationship. (Altamirano-Bustamante et al. 2013, S. 15)

11.3.4 Die offene Frage nach der besten Evidenz

Neben der Diskussion um die Verfügbarkeit von Daten aus relevanten Studien und die Frage, wie die zu deren Interpretation erforderlichen methodischen Kenntnisse vermittelt werden können, dominieren vor allem Debatten zum Problemkomplex „Datenqualität" den EBM-Diskurs. Einige Autoren gehen so weit, dem medizinischen Forschungsbetrieb so fundamental zu misstrauen, dass sie die Verwirklichung des EBM-Ideals für potenziell schädlich oder sogar gefährlich halten (Every-Palmer und Howick 2014; Fins 2016; Gupta et al. 2016 vgl. Cipriani 2013). Doch was sind ihre Gründe?

Unvollständiger Zugriff auf die verfügbare Evidenz

Solange zahlreiche Studien und Beiträge hinter Bezahlschranken oder anderen Zugriffsbarrieren verschwinden, ist zu befürchten, dass vornehmlich die frei und leicht verfügbaren Studien bei der Recherche berücksichtigt werden. (Vgl. zu dieser Problematik allgemein Greenhalgh et al. 2014.)

Der Publikationsbias und die Marktlogik des Studienwesens

Da einerseits unerwünschte oder insignifikante Ergebnisse nachgewiesenermaßen oft unpubliziert bleiben, obwohl sie bedeutsam sein könnten, andererseits Effektstärken in Publikationen tendenziell übertrieben dargestellt werden (zum Problem des „publication bias" vgl. exemplarisch für das Tierversuchswesen Sena et al. 2010 und Tsilidis et al. 2013), wird von Kritikern des EBM-Paradigmas eingewandt, dass es in vielen Fällen gar nicht möglich sei, auf der Basis publizierter Ergebnisse die Evidenzlage hinsichtlich der Wirksamkeit von Behandlungsoptionen angemessen einzuschätzen (Every-Palmer und Howick 2014; Gupta et al. 2016). Vereinzelt wird sogar vermutet, dass auch „zu gute" Ergebnisse unter den Tisch fallen könnten:

» There are people like me who believe that research on disease cure will never get funding and promotion because pharmaceuticals have a vested interest in keeping disease around as long as possible because treating disease is simply far too profitable than a cure could ever be.
(Gupta et al. 2016, S. 748)

Man mag solche Positionen, denen zufolge die Industrie gar kein ökonomisches Interesse an der Entwicklung tatsächlich wirksamer Medikamente und Behandlungsverfahren hat, als schwer verifizierbare Polemik abtun können; trotzdem bleibt die oft beklagte Tatsache bestehen, dass gerade mit Blick auf Medikamente, für die der Patentschutz bereits abgelaufen ist, so dass sie als Generika verfügbar sind und daher keine guten Gewinnspannen mehr zu realisieren gestatten, oft wirtschaftliche Anreize zur Durchführung von Wirksamkeitsstudien fehlen, die darauf zielen, Einsatzmöglichkeiten außerhalb der Indikation, für die sie ursprünglich entwickelt wurden, auszuloten. Dies führt dazu, dass die Industrie bevorzugt in Studien für Neuentwicklungen investiert und entsprechend dazu tendiert, die Forschung an und mit „althergebrachten" Wirkstoffen nichtkommerziellen Forschungseinrichtungen wie Universitäten zu überlassen. Ob diese „Marktlogik" des Studienwesens dazu führt, dass die „bestverfügbare" Evidenz auch immer die tatsächlich beste Option für Patienten und Erstatter repräsentiert, kann mit Fug und Recht bezweifelt werden. Mit dieser Feststellung ist indes schon ein sehr viel grundsätzlicheres Problem adressiert, das gesonderte Betrachtung verdient.

Interessengeleitete Studien und Fragestellungen

Every-Palmer und Howick (2014), Greenhalgh et al. (2014) und Gupta et al. (2016) gehen übereinstimmend davon aus, dass interessengeleitete bzw. lobbyfinanzierte Studien(designs) eines der Hauptprobleme der EBM seien und ihren Ruf teils beschädigt hätten. Es fehle eine unabhängige Studienfinanzierung, um die Unabhängigkeit der Ergebnisse zu fördern (Greenhalgh et al. 2014), und aufgrund der involvierten Interessen seien die Studien viel zu häufig auf Medikamente und Behandlungsgeräte fixiert, sodass große Bereiche von der Forschung weitgehend unberücksichtigt blieben und Hypothesen nur selektiv überprüft würden (Every-Palmer und Howick 2014; Sheridan und Julian 2016).

» Doubts have been raised by large number of health professionals that pharmaceutical companies have infiltrated the medical research institutions and influenced peer-review process to promote drug marketing and a few but influential medical critics believe that the validity and veracity of peer-reviewed research is being undermined, subverting the foundation of EBM. Researchers believe that unfavorable research results are eliminated from or camouflaged in the texts of industry-influenced studies and that data often are remolded in ways that present favorable results when a more transparent analysis might reveal substantial risk for patients taking the "hyped" medications.
(Gupta et al. 2016, S. 747)

EBM führe daher nur zu teureren, schlechteren und interessengeleiteten Behandlungen, wenn sie sich auf derartige Studien beruft, und fragwürdig finanzierte Studien würden nicht konsequent genug aussortiert werden, sodass sie noch jahrelang in den – teils ebenfalls interessengeleiteten – systematischen Übersichtsarbeiten Berücksichtigung fänden (Every-Palmer und Howick 2014).

„More waste than value?"

Die EBM-Bewegung wurde in den 1990ern mit der Hoffnung begründet, dass eine systematische Einbeziehung des Forschungsstands die Patientenbehandlung signifikant verbessern würde. Um dieses Ziel erreichen zu können, ist sie von der Qualität der verfügbaren Evidenz abhängig. Auch wenn die letzten Jahrzehnte in dieser Hinsicht Fortschritte gebracht haben (Jassem 2016), wird die Studienlage nicht selten als insgesamt unbefriedigend eingestuft (Abeygunasekera 2014; Jassem 2016; vgl. Cipriani 2013). 2005 sorgte John P. A. Ioannidis mit seinem Artikel „Why Most Published Research Findings Are False" für Aufsehen, in dem er die Behauptung aufstellte:

» It can be proven that *most* claimed research findings are false.
(Ioannidis 2005, S. 696; Hervorhebung durch M. L. und S. K.)

Steen und Dager (2013) konnten diese These mit ihrer umfassenden Studie zwar etwas relativieren, kommen aber dennoch zu einem ebenfalls bedenklich stimmenden Fazit:

» Evidence-based medicine considers randomized clinical trials (RCTs) to be the strongest form of evidence for clinical decision making. To test the hypothesis that RCTs have fewer methodological flaws than non-RCTs, limitations of 17,591 RCTs and 39,029 non-RCTs were characterized. … Overall 20.2 % of all published medical research has an identified methodological flaw, *with RCTs having as many limitations as non-RCTs.*
(Steen und Dager 2013, S. 3430; Hervorhebung durch M. L. und S. K.)

Neben den regelmäßigen Mängeln im Studiendesign – seien sie gewollt, unbemerkt entstanden oder durch finanzielle Einschränkungen nicht zu vermeiden – müssen auch der Peer-Review-Prozess als Verfahren der Qualitätssicherung und die publizierenden Journals samt dem System der Impact-Faktoren kritisch in den Blick genommen werden:

» Journals find it difficult to communicate discrepancies to the wider scientific community. This was despite receiving supporting documentation from public sources. … Readers should be aware that journals are not always able to communicate discrepancies to readers, even when correspondents package information conveniently and highlight impossible features.
(Francis et al. 2013, S. 3400)

Auch „externe Beobachter" des wissenschaftlichen Publikationswesens bestätigen diese Einschätzung:

» When I have reported concerns about research articles, journal editors have almost invariably refused to consider my concerns just as Francis et al. found.
(Wilmshurst 2013, S. 637)

Eine fragwürdige Rolle im Hinblick auf die Förderung eines (selbst-)kritischen Umgangs mit

Studienresultaten im Zuge der Publikationen dürfte auch der in den Life Sciences tief verankerte Usus spielen, Zeitschriften auf der Basis von Zitationsindizes mit sogenannten Impact-Faktoren zu versehen, um so ihren „Einfluss" auf den Forschungsdiskurs quantitativ greifbar zu machen. Mit der Zuweisung von verschieden hohen Impact-Faktoren zu bestimmten „gelisteten" Zeitschriften in Abhängigkeit von Zitationshäufigkeiten korrespondiert dabei die Gepflogenheit, Forscher, etwa im Kontext von Einstellungs- oder Berufungsverhandlungen, wesentlich unter Rekurs auf die (kumulierte) Höhe der Impact-Faktoren ihrer Veröffentlichungen zu bewerten. Dieses Anreizsystem fördert die Veröffentlichung in „High-Impact"-Journals, die wiederum zur Aufrechterhaltung ihres Status attraktive Themen und starke oder gar sensationelle Thesen und Ergebnisse gegenüber dem „Grau-in-Grau" kleinteiliger, kritischer und methodologisch skrupulöser Forschung bevorzugen.

All dies führt, wie im Kontext der durch eine Artikelserie in der Zeitschrift *Lancet* mit ausgelösten „Reducing-waste"-Debatte 2014 (Al-Shahi Salman et al. 2014; Chalmers et al. 2014; Chan et al. 2014; Glasziou et al. 2014; Ioannidis et al. 2014) immer wieder problematisiert wurde, zu einem Publikationsbetrieb, in dem es für die Forscher im Hinblick auf ihre eigene Karriereplanung wichtiger ist, neue Ergebnisse und vollmundige Translationsversprechen in „High-Impact"-Journals unterzubringen, als die Daten der Kollegen kritisch zu überprüfen oder die Reproduzierbarkeit der eigenen Daten selbstkritisch in Frage zu stellen.

Randomized Controlled Trials und systematische Übersichtsarbeiten

Die gestiegene Aufmerksamkeit für die Bedeutung einer systematischen Berücksichtigung des Forschungsstands einerseits und die nicht mehr zu bewältigende Materialfülle andererseits haben zu einem Bedürfnis nach Bewertungshilfen zur Einordnung publizierter Ergebnisse geführt. Als ein übliches Vorgehen kristallisierte sich dabei die Einteilung verfügbarer Evidenz in Qualitätsklassen gemäß dem aus ◘ Tab. 11.1 hervorgehenden Schema heraus.

◘ **Tab. 11.1** Evidenzklassen nach Gießen (2012)

Klasse	Evidenz belegt durch:
Ia Ib	– Metaanalysen von mehreren randomisierten, kontrollierten Studien – mindestens eine randomisierte, kontrollierte Studie
IIa IIb	– mindestens eine gut angelegte, jedoch nicht randomisierte und kontrollierte Studie – mindestens eine gut angelegte, quasi-experimentelle Studie
III	– gut angelegte, nicht-experimentelle deskriptive Studien, etwa Vergleichsstudien, Korrelationsstudien oder Fall-Kontroll-Studien
IV	– Berichte von Expertenausschüssen oder Expertenmeinungen

Derartige Klassifizierungen können in der Praxis eine Orientierungshilfe bieten, aber sie dürfen nicht die Einsicht dafür versperren, dass es Fälle geben kann, in denen das Befolgen einer einzelnen Expertenmeinung zu besseren Behandlungsergebnissen führt als die als Goldstandard angesehenen Ergebnisse aus Randomized Clinical Trials (RCTs). Schon Sackett et al. (1996, S. 72) betonten:

» Evidence-based medicine is not restricted to randomised trials and meta-analyses.

In diese Richtung weisen auch andere Autoren:

» Although controlled randomized clinical trials may be useful, they are neither necessary nor sufficient conditions to ensure the best treatment.
(Gaeta und Gentile 2016, S. 551)

RCTs und systematische Übersichtsarbeiten mögen in der Tat der Goldstandard sein (Steen und Dager 2013), aber sie sind nicht immer zwingend erforderlich (Sackett et al. 1996), oft lückenhaft oder fehlen gänzlich (Sniderman et al. 2013), und sie sind selbst untereinander widersprüchlich sowie fehlerbelastet (Steen und Dager 2013). Der Versuch, eine stur zu befolgende Hierarchie zu etablieren, wurde daher inzwischen aufgegeben (Sheridan und Julian 2016), so dass der behandelnde Arzt auch hier sorgfältig abwägen und das vorliegende Material mit wissenschaftlicher Skepsis sichten muss.

Diese Feststellung sollte jedoch nicht dazu führen, den Wert von RCTs und systematischen Übersichtsarbeiten an sich in Frage zu stellen. Es ist lediglich zu bedenken, dass methodisch bessere Studien und umfassende Übersichten horrende Kosten verursachen und daher häufig nur von Lobbygruppen finanziert werden können (Every-Palmer und Howick 2014); das EBM-Paradigma läuft insofern unzweifelhaft Gefahr, investitionsförmiges Denken zu fördern („return of investment"). Hierin könnte auch der Grund dafür liegen, dass RCTs durchschnittlich nicht minder fehlerbehaftet seien als qualitativ „niedriger" eingestufte Studientypen und dass in bestimmten Bereichen wie der Pädiatrie (Mellis 2014) oder der Rehabilitationsmedizin (Quittan 2015) überhaupt ein Evidenzmangel zu beklagen ist.

Methodische Grenzen von RCTs – Berücksichtigung kausaler Hypothesen in Studiendesigns

Eine sehr grundsätzliche Anfrage an die methodische Dignität des für die EBM so wichtigen RCT-Standards ist in den letzten Jahren unter anderem von Forschern aus den Reihen der so genannten individualisierten oder personalisierten Medizin (Langanke et al. 2015; Schleidgen 2013), aber auch von Vertretern klassischer, „mechanistisch" arbeitender biowissenschaftlicher und medizinischer Disziplinen formuliert worden. Diese methodologische Anfrage macht sich dabei an der Überlegung fest, dass es in Fällen, in denen kausale (etwa pharmakogenetische) Hypothesen Anlass zu der Vermutung geben, dass bestimmte Individuen aufgrund anlagebedingter Prädispositionen von vornherein gar nicht als Responder für eine zu testende Intervention in Frage kommen (etwa weil sie aufgrund genetischer Ursachen einen bestimmten Wirkstoff gar nicht verstoffwechseln können), methodisch wenig sinnvoll erscheint, Probanden nach dem Zufallsprinzip für eine Studie zu rekrutieren und dann auch zufällig der Kontroll- bzw. Interventionsgruppe zuzuweisen. Denn die Daten seien in solchen Fällen eben

dadurch, dass in die Studie Patienten eingeschlossen wurden, für die eine positive Ansprache auf die zu testende Intervention aufgrund kausaler Überlegungen prinzipiell gar nicht zu erwarten war, systematisch verfälscht, und zwar zuungunsten des Wirksamkeitsnachweises der jeweiligen Intervention:

>> Virtually all current frameworks for the evaluation of the strength of evidence for an intervention's effect focus on the quality of the design linking the intervention to a given outcome. Knowledge of biological mechanism plays no formal role.
(Goodman und Gerson 2013, S. V)

Ähnlich kritisch hinsichtlich des methodischen Umgangs mit Kausalhypothesen und -überlegungen in der EBM äußert sich von Wichert:

>> Durch die derzeit zu beobachtende, fast ausschließliche Berücksichtigung der „Evidenzgrade" als Garanten der Richtigkeit der Studienaussage werden vernünftige biologische oder pathophysiologische Überlegungen abgewertet.
(Wichert 2005, S. 1570)

Während Kritiker wie Goodman und Gerson sowie von Wichert dem herkömmlichen RCT-Standard der EBM also eine methodisch fatale „Blindheit" für relevante Kausalzusammenhänge vorwerfen und manche anderen Forscher soweit gehen, neue Studiendesigns zu fordern, die in bestimmten Fällen nur den Einschluss von solchen Personen in Studien vorsehen, die mit Hilfe eines vorangeschalteten Tests als potenzielle Responder identifiziert wurden, sehen die Verfechter des klassischen, kausal-agnostischen RCT-Standards hier die Gefahr einer fragwürdigen Aufweichung des strengen Prinzips des statistischen Wirksamkeitsnachweises.

EBM als Kostentreiber

Die Applikation des EBM-Paradigmas geht, wie deutlich geworden sein sollte, mit einem zeitlichen und personellen Mehraufwand einher, der sich auch bei den Kosten niederschlagen wird (Sackett et al. 1996). Sollen Ärzte zukünftig dem EBM-Standard gemäß arbeiten können, müssen die zur Studieninterpretation und Patientenkommunikation notwendigen Fähigkeiten gezielt im Studium oder in Weiterbildungskursen vermittelt werden. Außerdem sind Lösungen dafür zu erarbeiten, wie sich die Praxisrealität mit dem Anspruch, den Forschungsstand systematisch zu berücksichtigen, vereinen lässt. Leitfäden könnten hier genauso wie systematische Übersichtsarbeiten funktionierende Tools bereitstellen, wenn es gelingt, ihre wissenschaftliche Qualität sicherzustellen und die notwendigen Infrastrukturen wie Auswertungsdienste oder zentrale Studienregister aufzubauen.

11.4 Evidenzbasierung im Feld der nicht-ärztlichen Heil- und Gesundheitsberufe?

Die der EBM entgegengebrachte Kritik adressiert entweder praktische bzw. methodische Realisationsdefizite oder fußt, wo sie sich auf das theoretische Fundament der EBM selbst bezieht (und die EBM also nicht einfach als vermeintlich inhaltsleer verwirft), auf einem nach Sackett et al. (1996) simplifizierten EBM-Verständnis. So richtet sich beispielsweise die Kritik von Boyd und Kent (2014), dass sich das EBM-Paradigma nur auf separierte Krankheiten konzentriere und das Problem der Komorbidität zu sehr ausblende, genau genommen nur gegen eine **reduktionistische** EBM-Auffassung, nicht gegen das EBM-Paradigma selbst. Ein abwägungsoffenes EBM-Konzept, wie es von Sackett et al. (1996) vorgeschlagen wird, hat mit solchen grundsätzlichen Schwierigkeiten wie dem Problem der systematischen Berücksichtigung von Komorbiditäten und Prädispositionen nicht mehr oder anders zu kämpfen als rein erfahrungsbasierte Praktiken, die sich im Gegenüber zur EBM verstehen. Wo keine externe Evidenz vorliegt, kann auch keine externe Evidenz berücksichtigt werden, aber das führt nicht dazu, dass dem im Sinne der EBM praktizierenden Arzt „jegliche Entscheidungsgrundlage fehlt" (Jonitz 2016).

Die EBM nach Sackett et al. (1996) birgt grundsätzliche Probleme, aber diese betreffen unseres Erachtens nicht so sehr das theoretische Fundament selbst, sondern – z. B. bei Abwägungsfragen – die Umsetzung bestimmter theoretischer,

methodologischer und normativer Basisentscheidungen in der beruflichen Praxis der nicht-ärztlichen Heil- und Gesundheitsberufe sowie der Medizin. Insofern kann sich die Betrachtung im Folgenden auf die Explikation von Herausforderungen beschränken, die wir nicht als „prinzipiell" eingestuft, sondern eher als mögliche „Realisationshürden" gewertet und verstanden wissen wollen. Vorausgesetzt ist dabei lediglich, dass die Probleme, die aus einer etwaigen Entscheidung für die Übernahme des EBM-Paradigmas durch die nicht-ärztlichen Heil- und Gesundheitsberufe wahrscheinlich resultieren, einer Lösung grundsätzlich zugänglich sind.

Das EBM-Paradigma lässt sich als Aufruf dazu beschreiben, den Praxisalltag systematisch auf der Höhe des Forschungsstands zu halten. Es erinnert in diesem Sinne daran, dass Therapiemethoden veralten können, ohne dass der Behandelnde davon Kenntnis nimmt. Das EBM-Paradigma kann daher als ein wesentlicher Bestandteil der therapeutischen **Qualitätssicherung** verstanden werden, da es auf die Haltung des Therapeuten abzielt, stets offen dafür zu bleiben, dass sich immer wieder neue Spielräume für Verbesserungen auftun (Zwolsman et al. 2013). In der medizinischen Praxis hat die EBM dazu geführt, dass Kliniken vermehrt Leitfäden wünschen, um auf realisierbare Weise dem Bedürfnis zu entsprechen, die Behandlung auf aktuelle, evidenzbezogene Grundlagen stützen zu *können* – nicht: zu *müssen* (Sheridan und Julian 2016)!

» EBM has brought greater awareness of the importance of reliable published evidence in reaching decisions in medicine and has contributed to a large body of reviews that can be easily accessed for this purpose. (Sheridan und Julian 2016, S. 211)

Es erscheint plausibel, davon auszugehen, dass auch die Behandlungspraxis in den nicht-ärztlichen Heil- und Gesundheitsberufen auf die gleiche Weise von der Applikation des EBM-Paradigmas profitieren könnte. Ungeachtet dessen sind für nicht-ärztliche Heil- und Gesundheitsberufe, die erwägen, das EBM-Paradigma zu übernehmen, aus unserer Sicht folgende Anfragen im Vorfeld der eigentlichen Entscheidung für oder gegen die Übernahme des EBM-Paradigmas klärungsbedürftig:

a. Es sollte zunächst ganz grundsätzlich gefragt werden, ob die ohnehin knappen Ressourcen in die Übernahme des EBM-Paradigmas gesteckt werden sollten oder ob sie nicht (vorerst) an anderer Stelle eher im Sinne der Patienten verwendet werden könnten. Rosenberg und Donald (1995) weisen darauf hin, dass das Ausmaß der nötigen Veränderungen davon abhängt, wie umfangreich jeweils die Diskrepanz zwischen dem faktischen Behandlungsalltag und dem EBM-Paradigma ausfällt.

b. In welchem Umfang ist das EBM-Paradigma im nicht-ärztlichen Behandlungskontext überhaupt relevant, wenn entweder die Verschreibung von nicht-ärztlichen Gesundheitsleistungen ohnehin durch einen Arzt erfolgt oder diese Leistungen Direct-to-consumer-Angebote darstellen, die so gekauft werden können wie andere Dienstleistungen auch?

c. Da die Bewältigung des relevanten Datenmaterials auch im Feld der Gesundheitsberufe nach Übernahme des EBM-Standards sehr bald nicht mehr von Einzelnen zu leisten sein dürfte, ist zu fragen, ob die notwendige Infrastruktur (Auswertungsdienste, Herstellung von Leitfäden samt Kontrollmechanismen, freie Verfügbarkeit der externen Evidenz, zentrales Studienregister?) aufgebaut und finanziert werden kann, um die intensivierte und organisierte Einbringung der neuesten wissenschaftlichen Erkenntnisse in die Berufspraxis zu ermöglichen.

d. Die Vermittlung der methodischen Kompetenzen, die erforderlich sind, um Studien, systematische Übersichtsarbeiten oder Leitfäden adäquat interpretieren zu können, und des dazu erforderlichen Wissens um Qualitätsindizien, Design- und Methodenstandards sowie die Limitationen bestimmter Methoden etc. muss da, wo sich nicht-ärztliche Heil- und Gesundheitsberufe dem EBM-Paradigma verschreiben, Bestandteil der Ausbildung für eben diese Berufe werden und/oder in entsprechende Weiterbildungskonzepte Eingang finden. Auch daraus ergibt sich ein zusätzlicher finanzieller und personeller Mehraufwand, den es zu berücksichtigen gilt.

e. Das EBM-Paradigma setzt darüber hinaus normative Expertise und Kompetenzen im Umgang mit Abwägungsproblemen voraus. Wie kann ich mit dem Dauerkonflikt zwischen der eigenen Erfahrung und der externen Evidenz umgehen? Wie gewichte ich im konkreten Fall die drei Säulen des EBM-Paradigmas? Wie verhalte ich mich zu den Präferenzen und Werten des Patienten während der Entscheidungsfindung?

f. Wie kann die Finanzierung von Studien erfolgen, um die Therapiepraxis in den nicht-ärztlichen Heil- und Gesundheitsberufen zu unterstützen? Sollte die Finanzierung dort nur über Lobbygruppen möglich sein, ist mit allen damit einhergehenden Fehlentwicklungen zu rechnen (investitionsförmiges Denken, manipulative Studiendesigns etc.). Wenn keine ausreichende Finanzierung sichergestellt ist, werden nur kleine, stets leicht anfechtbare Studien umzusetzen sein, sodass am Ende vielleicht nur die Menge unbefriedigender externer Evidenz erhöht wird.

g. Welche Relevanz ist auf dem Feld der nicht-ärztlichen Heil- und Gesundheitsberufe dem Problem beizumessen, dass individuelle Anlagen und Prädispositionen gemäß bestimmter mechanistischer Modelle und Hypothesen kausalen Einfluss auf die Therapieansprache haben und daher Studienergebnisse und Effektstärken eklatant verfälschen könnten? Was folgt, sofern denn diese methodologische „Lektion" der individualisierten oder personalisierten Medizin auch für bestimmte nicht-ärztliche Heil- und Gesundheitsberufe überhaupt von Bedeutung ist, aus der unklaren Stellung von Kausalhypothesen im EBM-Paradigma für die Konzeption von Studien zur Feststellung der Wirksamkeit von nicht-medizinischen Therapien und Interventionen?

h. Ist es wirklich gewollt, die mit der Durchsetzung des EBM-Standards in der Medizin entstandene Debatte um die Erstattungsfähigkeit bestimmter Therapien und Interventionen – unter gewiss anderen Vorzeichen – analog auch auf dem und für das Gebiet der nicht-ärztlichen Gesundheitsleistungen zu beginnen? Zwar ist, zumindest wenn Leistungen betroffen sind, die gar nicht von den Krankenkassen übernommen werden, sondern wie andere Dienstleistungen schlicht käuflich zu erwerben sind, nicht damit zu rechnen, dass dieses Problem auf dem Gebiet der nicht-ärztlichen Heil- und Gesundheitsberufe in all seinen aus der gegenwärtigen Diskussion um die Erstattungsfähigkeit ärztlicher Leistungen bekannten Facetten aufblitzen wird; aber zu rechnen ist nach unserer Einschätzung allemal damit, dass da, wo das EBM-Paradigma auch in einem nicht-ärztlichen Heil- oder Gesundheitsberuf Fuß fasst, Fachverbände und Gremien damit beginnen können, Listen oder Kataloge wirksamer oder geprüfter Leistungen zu erstellen, die als solche bereits das Problem generieren, wie mit der Nachfrage nach nicht-gelisteten Interventionen oder Therapien durch Patienten umzugehen ist.

In der Zusammenschau all dieser Aspekte ist aus unserer Sicht festzuhalten: Der Entscheidung für die Übernahme des EBM-Paradigmas in den nicht-ärztlichen Heil- und Gesundheitsberufen sollte die Klärung einer Reihe von Fragen durch die entsprechenden Fachverbände und berufsständischen Vertretungen vorangehen, die weniger die theoretischen Grundlagen und Vorannahmen des EBM-Paradigmas betreffen als vielmehr die Erfüllbarkeit praktischer Voraussetzungen für das Gelingen einer nachhaltigen Implementierung dieses Paradigmas sowie die Erwünschtheit von Effekten, die seine Implementierung erwartbar nach sich zieht. Ohne Klärung dieser Fragen droht die Selbstverpflichtung auf das EBM-Paradigma entweder zu einem praktisch irrelevanten Lippenbekenntnis zu werden oder aber – schlimmstenfalls – sich als böser Spuk zu erweisen, den man nicht wieder loswird, nachdem man ihn selber rief.

11.5   Schluss

Die EBM verfolgt ungeachtet der allzu vollmundigen Leistungsversprechen mancher ihrer Propagatoren ein eher bescheidenes Anliegen: Sie fordert dazu auf, den medizinischen Forschungsstand (noch) systematisch(er) zu verfolgen und die Ergebnisse dort, wo sie unter Berücksichtigung der internen Evidenz und des individuellen Patienten bessere Outcomes versprechen, (noch) **systematisch**(er) in die Behandlung oder Therapie einfließen zu lassen. Aus der Perspektive des EBM-Paradigmas ergibt sich die optimale Entscheidungsfindung weder aus der internen noch aus der externen Evidenz allein, sondern sie ergibt sich aus der medizinisch-therapeutisch und ethisch begründeten Abwägung von interner und externer Evidenz unter Einbeziehung patientenbezogener Faktoren.

Sollten sich nicht-ärztliche Heil- und Gesundheitsberufe dazu entschließen, die EBM-Standards für sich zu übernehmen und zu adaptieren, so sollte diese Entscheidung in dem Bewusstsein getroffen werden, dass das EBM-Paradigma kein revolutionäres Allheilmittel darstellt, sondern vielleicht gerade da am klügsten angewandt wird, wo es als Orientierung bietender, aber doch niemals (ganz) erreichbarer Leitstern begriffen wird. Denn die EBM erlaubt nicht nur, bestimmte Probleme und Unsicherheiten im Zusammenhang mit der Behandlung von Patienten erfolgversprechend zu adressieren, sie generiert bestimmte Herausforderungen auch allererst selbst.

Literatur

Abeygunasekera AM (2014) Beyond evidence-based medicine: Need for a new paradigm in patient care delivery. Educ Health (Abingdon) 27(3): 302–3

Al-Shahi Salman R, Beller E, Kagan J (2014) Increasing value and reducing waste in biomedical research regulation and management. Lancet 383(9912): 176–85

Altamirano-Bustamante MM, Altamirano-Bustamante NF, Lifshitz A et al (2013) Promoting networks between evidence-based medicine and values-based medicine in continuing medical education. BMC Med 11: 39

Bal R (2016) Evidence-based policy as reflexive practice. What can we learn from evidence-based medicine? J Health Serv Res Policy 2016 Oct 13. doi: https://doi.org/10.1177/1355819616670680

Boyd CM, Kent DM (2014) Evidence-based medicine and the hard problem of multimorbidity. J Gen Intern Med 29(4): 552–3

Chalmers I, Bracken MB, Djulbegovic B et al (2014) How to increase value and reduce waste when research priorities are set. Lancet 383(9912): 156–65

Chan AW, Song F, Vickers A et al (2014) Increasing value and reducing waste: addressing inaccessible research. Lancet 383(9913): 257–66

Literatur

Chassin MR, Kosecoff J, Solomon DH et al (1987) How coronary angiography is used. Clinical determinants of appropriateness. JAMA 258(18): 2543–7

Cipriani A (2013) Time to abandon Evidence Based Medicine? Evid Based Ment Health 16(4): 91–2

Cochrane AL (1972) Effectiveness and efficiency: Random reflections on health services. Nuffield Provincial Hospitals Trust, London

Danda D (2013) Next generation evidence-based medicine: individualised, personalised and humanised. Int J Rheum Dis 16(6): 615

Eddy DM (1982a) 18 Probabilistic Reasoning in Clinical Medicine: Problems and Opportunities. In: Kahneman D, Slovic, P, Tversky, A (eds) Judgment Under Uncertainty: Heuristics and Biases. Cambridge University Press, Cambridge, p 249–267

Eddy DM (1982b) Clinical Policies and the Quality of Clinical Practice. N Engl J Med 307(6): 343–7

Eddy DM (1984) Variations in Physician Practice The Role of Uncertainty. Health Aff (Millwood) 3(2): 74–89

Eddy DM (1988) The Quality of Medical Evidence: Implications for Quality of Care. Health Aff (Millwood) 7(1): 19–32

Every-Palmer S, Howick J (2014) How evidence-based medicine is failing due to biased trials and selective publication. J Eval Clin Pract 20(6): 908–14

Feinstein AR (1967) Clinical Judgment. Williams and Wilkins, Baltimore

Fins JJ (2016) What's Wrong with Evidence-Based Medicine? Hastings Cent Rep 46(1): insidebackcover

Francis DP, Mielewczik M, Zargaran D et al (2013) Autologous bone marrow-derived stem cell therapy in heart disease: discrepancies and contradictions. Int J Cardiol 168(4): 3381–403

Gaeta R, Gentile N (2016) Evidence, discovery and justification: the case of evidence-based medicine. J Eval Clin Pract 22(4): 550–7

Gießen H (2012) Evidenzbasierte Medizin: Die begründete Entscheidung. Pharm Ztg 157(44): 36–43

Glasziou P, Altman DG, Bossuyt P (2014) Reducing waste from incomplete or unusable reports of biomedical research. Lancet 383(9913): 267–276

Goodman SN, Gerson J (2013) Mechanistic Evidence in Evidence-Based Medicine: A Conceptual Framework. https://www.ncbi.nlm.nih.gov/pubmedhealth/ PMH0077749/. Zugegriffen: 18.4.2017

Greenhalgh T, Howick J, Maskrey N (2014) Evidence based medicine: a movement in crisis? BMJ 13(348): g3725

Gupta VK, Wander P, Gupta M (2016) Is evidence-based medicine a gold standard or can it be influenced? Indian Heart J 68(5): 747–748

Ioannidis JP (2005) Why most published research findings are false. PLoS Med 2(8): 696–701

Ioannidis JP, Greenland S, Hlatky MA et al (2014) Increasing value and reducing waste in research design, conduct, and analysis. Lancet 383(9912): 166–75

Jakovljević M, Ostojić L (2016) Science and Pseudoscience in Medicine: Evidence-Based vs. Evidence-Biased Medicine. Psychiatr Danub 28(Suppl-2): 186–190

Jassem J (2016) Bright and dark sides of evidence-based medicine. Pol Arch Med Wewn 126(5): 347–52

Jonitz G (2016) Evidenzbasierte Medizin: Die korrekte Definition. Dtsch Arztebl 113 (5):A–188/B–164/C–164

Kamath S, Guyatt G (2016) Importance of evidence-based medicine on research and practice. Indian J Anaesth 60(9): 622–625

Kelly MP, Heath I, Howick J et al (2015) The importance of values in evidence-based medicine. BMC Med Ethics 16(1): 69

Langanke M, Lieb W, Erdmann P et al (2015) The meaning of „Individualized Medicine" – A terminological adjustment of a perplexing term. In: Fischer T, Langanke M, Marschall P et al (eds) Individualized Medicine, Ethical, economical and historical perspectives. Springer, Cham/Heidelberg/ New York/Dordrecht/London, p 11–28

McCartney M, Treadwell J, Maskrey N et al (2016) Making evidence based medicine work for individual patients. BMJ 353:i2452

Mellis C (2014) Evidence-based medicine: what has happened in the past 50 years? J Paediatr Child Health 51(1): 65–8

Price AI, Djulbegovic B, Biswas R (2015) Evidence-based medicine meets person-centred care: a collaborative perspective on the relationship. J Eval Clin Pract 21(6): 1047–51

Quittan M (2015) Debate on evidence-based medicine. Eur J Phys Rehabil Med 51(1): 119

Rees J (2013) Why we should let „evidence-based medicine" rest in peace. Clin Dermatol 31(6): 806–10

Reilly BM (2004) The essence of EBM. Practising what we teach remains a big challenge. BMJ 329(7473): 991–992

Rosenberg W, Donald A (1995) Evidence based medicine: an approach to clinical problem-solving. BMJ 310(6987): 1122–6

Sackett DL, Rosenberg WM, Gray JA et al (1996) Evidence based medicine: what it is and what it isn't. BMJ 312(7023): 71–72

Schleidgen S, Klingler C, Bertram T et al (2013) What is personalized medicine: sharpening a vague term based on a systematic literature review. BMC Med Ethics 14: 55

Sena ES, van der Worp HB, Bath PM et al (2010) Publication bias in reports of animal stroke studies leads to major overstatement of efficacy. PLoS Biol 8(3):e1000344

Sheridan DJ, Julian DG (2016) Achievements and Limitations of Evidence-Based Medicine. J Am Coll Cardiol 2016 Jul 12; 68(2): 204–13

Sniderman AD, LaChapelle KJ, Rachon NA et al (2013) The necessity for clinical reasoning in the era of evidence-based medicine. Mayo Clin Proc 88(10): 1108–14

Steen RG, Dager SR (2013) Evaluating the evidence for evidence-based medicine: are randomized clinical trials less flawed than other forms of peer-reviewed medical research? FASEB J 27(9): 3430–6

Truant T (2014) Evidence-based medicine: half-truths? Can Oncol Nurs J 24(1): 6–10

Tsilidis KK, Panagiotou OA, Sena ES et al (2013) Evaluation of excess significance bias in animal studies of neurological diseases. PLoS Biol 11(7):e1001609

Wennberg JE, Gittelsohn A (1973) Small Area Variations in Health Care Delivery. Science 182(4117): 1102–8

Wichert P von (2005) Evidenzbasierte Medizin (EbM): Begriff entideologisieren. Dtsch Arztebl 102 (22):A–1569/B–1317/C–1242

Wilmshurst P (2013) Evidence based medicine: can we trust the evidence? Int J Cardiol 168(2): 636–7

Worrall J (2002) What Evidence in Evidence-Based Medicine? Philosophy of Science 69: 316–S330

Zwolsman SE, van Dijk N, Te Pas E et al (2013) Barriers to the use of evidence-based medicine: knowledge and skills, attitude, and external factors. Perspect Med Educ 2(1): 4–13

Zur Beziehung von Befund und Befinden in der evidenzbasierten Logopädie – ein Plädoyer für die Betrachtung allgemeiner Wirkfaktoren

Judith Beier

© Springer-Verlag GmbH Deutschland 2018
R. Haring, J. Siegmüller (Hrsg.), *Evidenzbasierte Praxis in den Gesundheitsberufen*,
https://doi.org/10.1007/978-3-662-55377-0_12

12.1 Einleitung

Im Zuge der Evidenzbasierung logopädischer Interventionen fokussiert die Wirkung einer Behandlung auf statistisch nachweisbare Verbesserungen zuvor diagnostizierter Einschränkungen von Sprach-, Sprech-, Stimm- und Schluckfunktionen. Nach den Forderungen des Gesetzgebers müssen Rehabilitationsmaßnahmen vorrangig dem Ziel der Verbesserung von Teilhabe dienen. Interventionen, die lediglich zu Funktionsverbesserung in Motorik, Kognition und Sprache führen, aber keinen Einfluss auf die Teilhabe zeigen können, sind nicht länger Teil des Leistungskatalogs der Sozialträger (Fries 2007).

Zur Erfüllung dieser Forderung existieren vielfältige theoretische Konzepte zur evidenzbasierten Praxis (EBP) (Beushausen 2014). Diese beschreiben modelltheoretisch den Entscheidungsprozess für das therapeutische Vorgehen, das im Einzelfall am vielversprechendsten hinsichtlich seiner Wirksamkeit ist (s. hierzu ▶ Kap. 5 und ▶ Kap. 11). In Anlehnung an die Levels of Evidence werden klinische Evidenzen, die in randomisiert kontrollierten Studien (RCT) erbracht werden, als stark beschrieben. Allerdings stellen Enderby et al. (2006) den uneingeschränkten Nutzen externer Evidenzen aus RCTs hinsichtlich ihrer Umsetzung in der therapeutischen Praxis am Einzelfall infrage. Deshalb entwickelte Dollaghan (2007) für die therapeutische Forschung und Praxis das E³BP-Modell, das externe Evidenzen um interne (Therapeutenexpertise) und soziale Evidenzen (Patientenexpertise) ergänzt. Im Entscheidungsprozess über die Umsetzung einer erfolgversprechenden Therapie sollten demgemäß alle drei Evidenzebenen gleichberechtigt berücksichtigt werden.

Dieser Beitrag reflektiert bisher nicht hinreichend untersuchte Variablen (als Teil der „common factors" und der Kontextfaktoren der ICF) mit nicht unerheblichem Einfluss auf den Behandlungserfolg. Weil der therapeutische Prozess als hoch komplex verstanden werden kann, sollen zunächst grundlegende Aspekte zur anschließenden Reflektion ausgewählter Therapievariablen und ihrer Umsetzung in logopädischer Diagnostik und Therapie beleuchtet werden. Abschließend wird das Konzept der praxisbasierten Evidenz (Fox 2003; Wright et al. 2013) als ergänzende Praxisforschung im aktuellen Forschungsverständnis der Logopädie dargestellt und diskutiert.[1]

12.2 Befund und Befinden – gesundheitswissenschaftliche Perspektiven

Eine von Rausch (2012) publizierte Reflektion über die Frage, ob logopädische Störungsbilder Krankheiten sind, fokussiert einen ersten wesentlichen Aspekt, der im Gesundheitswesen und damit im Handlungsfeld von Logopäden liegt und fundamental für Entscheidungen und Handlungen im Therapieverlauf ist: Der Krankheitsbegriff ist es, der therapeutisches Handeln überhaupt erst legitimiert und dieses gegenüber Kostenträgern begründet. Dieser muss zwischen dem Vorhandensein und der Abwesenheit von Behandlungsbedarf differenzieren können, also trennscharf hinsichtlich der Therapieindikation sein. Heilmittel-Richtlinien sammeln Aspekte, die eine Krankheit und damit die Behandlungsbedürftigkeit determinieren, und formulieren eine therapeutische Diagnose, nach der Heilmittelerbringer therapeutisch tätig werden. Für die Logopädie muss ein entsprechender Krankheitsbegriff „objektivierbare und subjektiv erlebte Einschränkungen der sprachlichen Kommunikationsfähigkeit [abbilden] und als Krankheit im Sinne des konsentierten Krankheitsmodells [begründen können]" (Rausch 2012, S. 15).

Die Gesundheitswissenschaften als mögliche Grundlage der Logopädie (Borgetto 2012) befassen sich mit körperlichen, geistigen, psychischen und sozialen Bedingungen von Gesundheit und damit indirekt auch mit dem Krankheitsbegriff. Je nach Positionierung und Ausrichtung des eigenen Verständnisses von Gesundheit und Krankheit ergeben sich unterschiedliche Ansatzpunkte in Forschung und Praxis – ein klarer Auftrag für eine sich akademisierende Berufsgruppe besteht demnach darin, ihr Verständnis von Gesundheit und Krankheit zu

---

1 Aus logistischen Gründen wird auf eine grundsätzlich vergleichende Betrachtung von erwachsenen Patienten und Kindern abgesehen, obgleich davon ausgegangen werden muss, dass die Betrachtung von Wirkvariablen in der Behandlung unterschiedlicher Klienten durchaus unterschiedlich ausfallen kann.

finden und konsensfähig zu kommunizieren. Innerhalb dieses Beitrags werden Gesundheit und Krankheit als soziale Konstruktionen begriffen: „Sie sind weder in unserem Körper noch in unserer Psyche eindeutig an- oder abwesend. Es kommt vielmehr auf den Standpunkt, das Bezugssystem an" (Borgetto 2012, S. 7).

Die wissenschaftliche Auseinandersetzung mit individuellen und damit subjektiven Gesundheits- und Krankheitsvorstellungen geschieht seit geraumer Zeit innerhalb von quantitativen und qualitativen Studien u. a. zur Untersuchung gesundheitsbezogener Lebensqualität. Dass sich diese Forschungsvorhaben dem noch immer vorherrschenden Anspruch nach Objektivität gegenüber stehend sehen, ist problematisch: Die allgemeine Wissenschaft sucht nach *dem, wie es wirklich ist,* und verwechselt laut Borgetto die Objektivität „mit einer von der subjektiven Sinneswahrnehmung und dem subjektiven Bewusstsein unabhängigen äußeren Realität" (Borgetto 2012, S. 7). Vielmehr konstituiert sich Objektivität sowohl in Forschung als auch in (medizinischer) Praxis als intersubjektive Nachvollziehbarkeit und bleibt damit immer abhängig von der Interpretation durch Menschen (Borgetto 2012; Nilges und Gerbershagen 1994).

Eines der wichtigsten Forschungsgebiete der Gesundheitswissenschaften stellt daher die Untersuchung von Einflussfaktoren auf die Gesundheit dar. Hierbei sehen sich die Disziplinen einem komplexen dynamischen System gegenüber, in dem unterschiedlichste Faktoren sich wechselseitig beeinflussen – modelltheoretisch diskutiert Borgetto (2012) in einem Vorschlag für die Betrachtung von Gesundheit in der Logopädie vor allem die Wechselwirkungen zwischen Gesellschaft und Gesundheit (vgl. Mehrebenenmodell in Borgetto 2009). Innerhalb individueller Lebenswelten, die dennoch gesellschaftlich gerahmt (und geprägt) sind, leben Menschen in einer materiellen Umwelt, erleben diese in Zusammenhang mit ihrer Sozialwelt und verhalten sich in ihr. Grundlage für diese Vorstellung sind die drei Kausalpfade von Badura und von dem Knesebeck (2012): Demnach stehen der naturwissenschaftlich-somatische Kausalpfad (materielle Umwelt), der sozio-psycho-somatische Kausalpfad (Erleben und Wahrnehmen) und der verhaltensbedingte Kausalpfad (Gesundheits- und Krankheitsverhalten) in

Beziehung zueinander und werden „von individuellen psychischen, physischen und genetischen Strukturen, Dispositionen und Prozessen beeinflusst, die naturgemäß wiederum in Wechselwirkung stehen" und sich im Laufe des Lebens stetig verändern (Borgetto 2012, S. 8).

Aus diesem komplexen Zusammenspiel ergibt sich für die logopädische Arbeit eine erste wichtige Erkenntnis: Im Therapieprozess muss das Krankheits- und Gesundheitserleben zwischen Therapeuten und Patienten kommuniziert werden. „Dadurch, dass wir wissen, welche Art von Sprachstörung ein Patient hat, wissen wir noch nicht, wie es ihm damit geht und welche Art der Therapie er braucht" (Grötzbach et al. 2014, S. 20). Dass der Patient davon erzählt, wie er seine Krankheit erlebt und worin für ihn persönlich Gesundheit besteht, sollte im Rahmen der logopädischen Befunderhebung obligatorisch sein. Eine solche Kommunikation kann dann auch Aspekte, die möglicherweise in der vorangegangen Arzt-Patienten-Kommunikation versäumt wurden, thematisieren. Die in der Medizin vorherrschende Gesprächstechnik nämlich ist primär nicht auf eine ganzheitliche Erfassung des Patienten mit seinen individuellen Beschwerden ausgerichtet: „Vielmehr zerlegt sie die Patientenäußerungen in Einzelbeschwerden und blendet das Selbstbild des Kranken, seine Deutung und Auslegung der Krankheit aus" (Geisler 2003, S. 2). Darüber hinaus erleben Patienten (vorrangig mit chronischen Erkrankungen) wiederholt schwierige Situationen im Kontakt mit Ärzten, wenn der erhobene Befund und das geschilderte Befinden divergieren. Kroenke und Mangelsdorff (1989, zitiert in Merbach et al. 2005) konnten zeigen, dass nur bei 16 % der Beschwerden, wegen derer Menschen einen Arzt aufsuchen, eindeutige organische Ursachen zu finden sind.

Demnach haben Gesundheit und Krankheit neben der körperlichen auch immer eine psychische (subjektive) Dimension (Merbach und Kollegen 2005), die sich vor allem durch das **Erleben** eines Menschen ausdrückt und sprachliche Verwendung in den Begriffen „Kranksein" bzw. „Gesundsein" findet. Normen für das Befinden sind dabei kaum festzulegen, nimmt doch jeder Mensch den eigenen Körper und das subjektive Wohlbefinden unterschiedlich wahr und erlebt sich ganz individuell als krank oder gesund. Der subjektiv erlebte

◘ Tab. 12.1 Mögliche Kombinationen von Befund und Befinden

	Positiver Befund	Negativer Befund
Negatives Befinden	Normal (konvergent) Kranke	Kranke (divergent) Gesunde
Positives Befinden	Gesunde (divergente) Kranke	Normal (konvergent) Gesunde

Ergänzungen in Klammern entstammen der gesundheitswissenschaftlichen Perspektive

Gesundheitszustand eines Patienten, also sein Befinden, kann dann mehr oder weniger deutlich vom objektiven Befund des Arztes abweichen.

Verschiedene Möglichkeiten für kon- bzw. divergierende Kombinationen aus Befund und Befinden werden dabei im organmedizinischen Modell wie in ◘ Tab. 12.1 betrachtet. Vorausgeschickt sei der Hinweis, dass diesem Modell ein Zusammenhang zwischen körperlichen Läsionen und Beschwerden unterliegt. Dieser ist aber nicht bidirektional gedacht – vielmehr wird angenommen, dass ein negatives Befinden in Form von Beschwerden aus der körperlichen Abweichung heraus entsteht und nicht umgekehrt. Es sei angemerkt, dass diese implizite Annahme nicht unproblematisch und für die logopädische Position zwingend zu hinterfragen ist. So schreibt Turk zu Patienten mit chronischen Schmerzen: „Es gibt keine direkte Beziehung zwischen körperlicher Pathologie und der Intensität von Schmerz" (Turk 1993, zitiert nach Nilges und Gerbershagen 1994, S. 23). In prospektiven Studien zeigt sich häufig sogar ein umgekehrter Zusammenhang zwischen dem Befinden und der Pathogenese: Sind Menschen am Arbeitsplatz unzufriedener, ist das Risiko für Schmerz erhöht; die Schwere der körperlichen Arbeit ist weniger entscheidend (Bigos et al. 1991).

Menschen, bei denen ein körperlicher Befund positiv ist, d. h., Normabweichungen nachweisbar sind und die sich als krank erleben, werden im medizinischen Sinne als **normale Kranke** bezeichnet und gelten in der ärztlichen Versorgungen folglich als „Patienten". Menschen, die weder Beschwerden noch nachweislich positive, körperliche Befunde zeigen, gelten im organmedizinischen Modell als **normale Gesunde** und zeigen folglich keine ärztliche Behandlungsbedürftigkeit. Zu bedenken ist, dass eine Vorstellung, die Gesundheit und Krankheit in einem

Kontinuum versteht, bei dieser Gruppe Menschen dazu führt, dass der Zustand „gesund" mitunter sehr schnell durch Veränderungen des Befindens oder des Befundes in einen der drei anderen Kombinationen überführt werden kann. Beispielsweise dann, wenn ein bisher unentdeckter und beschwerdefreier Tumor bei einer Routineuntersuchung entdeckt wird (Merbach et al. 2005).

Problematisch in der medizinischen Versorgung und ebenfalls relevant für die therapeutisch-praktische Arbeit ist die Divergenz zwischen Befund und Befinden: Menschen mit positivem körperlichen Befund, aber ohne negatives Befinden werden innerhalb der psychologischen Perspektive zunächst als **Gesunde** klassifiziert. Sowohl sie selbst als auch ihre soziale Umwelt beschreiben sie aufgrund fehlender Beschwerden als gesund. In der medizinischen Betrachtung müsste jedoch eine Zuweisung zur Kategorie „krank" erfolgen, weil körperliche Erkrankungen oder Störungen objektiv feststellbar sind. Zu körperlichen Befunden, die typischerweise im Anfangsstadium keine Beschwerden machen und so häufig erst bei Routine-Untersuchungen oder Checkups festgestellt werden, gehören etwa Diabetes, erhöhter Blutdruck oder Tumorerkrankungen. Das Risiko **gesunder Kranker** besteht also darin, dass betroffene Personen lange beschwerdefrei bleiben, nicht beim Arzt vorstellig werden und somit eine effektive Behandlung zeitlich verzögern.

Lassen sich trotz sorgfältiger medizinischer Untersuchungen keine eindeutigen Ursachen für die subjektive Beschwerden finden, werden Betroffene als **kranke Gesunde** bezeichnet. Sie sind im medizinischen Sinne aufgrund des negativen Befundes gesund, fühlen sich aber krank. Häufig sind Betroffene überzeugt, dass ihre Beschwerden eine körperliche Ursache haben, und verbleiben aufgrund des

Wunsches nach weiterer Diagnostik und Therapie lange im medizinischen Versorgungssystem. Unter psychologischen Gesichtspunkten handelt es sich um **kranke** Personen, die unter psychischen Beeinträchtigungen leiden (Merbach et al. 2005). Der in diesem Zusammenhang entwickelte Begriff der so genannten „somatoformen Störungen" (somatoform = zunächst eine somatische Erkrankung suggerierend, die klinisch jedoch nicht nachweisbar ist) wird von Nilges und Gerbershagen scharf kritisiert und als Folge gängiger medizinischer Untersuchungen betrachtet:

> » Die regelmäßig erwähnte „somatische Fixierung" von Patienten auf ihre Schmerzen ist häufig auch das Ergebnis von Befunden, die erhoben und mitgeteilt wurden, ohne dass ein Zusammenhang mit dem tatsächlichen Befinden nachvollziehbar ist oder die Bedeutung erklärt wird.
> (Nilges und Gerbershagen 1994, S. 20f.).

Mögliche Divergenzen zwischen Befund und Befinden treten aber auch in der logopädischen Praxis auf. Dabei haben Betroffene unterschiedliche Wege durch das medizinische Versorgungssystem bestritten, bevor sie erstmals mit einem Logopäden in Kontakt kommen, und bringen entsprechend unterschiedliche Erfahrungen, Einstellungen und Hypothesen bezüglich ihrer Erkrankung und deren erfolgsversprechender Behandlung mit. Borgetto spricht sich deshalb für die frühe Herstellung „eines konvergenten Bezugssystems für Gesundheit und Krankheit von Therapeut und Patient/Klient/Setting/System" (Borgetto 2012, S. 7) zu Beginn einer Therapie und wiederholt in dessen Verlauf aus. Gleichwohl Kommunikation als Träger gelingender therapeutischer Interaktion gilt, ist bisher nicht hinreichend bekannt, ob und wie konvergente Bezugssysteme zwischen den Akteuren im Therapieprozess ausgehandelt werden können. Dass es zukünftig in der therapeutischen Forschung und Praxis zu verstärkten Bemühungen um weitere Erkenntnissen kommen muss, ist mehr als deutlich, weil „viel zu oft … noch unterschwellig versucht [wird], den Patienten zu der vom Experten gewählten Therapie zu motivieren" (Borgetto 2012, S. 7).

Im Folgenden soll geprüft werden, inwieweit die Kontextfaktoren der ICF sich eignen, das individuelle Bezugssystem eines Patienten hinreichend

abzubilden und dabei das Krankheitserleben sowie Barrieren und förderliche Faktoren auf dem Weg zur Genesung als Teil des diagnostisch-therapeutischen Prozesses zu beschreiben.

12.3 Kontextfaktoren der Internationalen Klassifikation von Gesundheit und Krankheit

> » Health is a slippery concept, a complex combination of lack of illness, well-being, control over life and autonomy.
> (Anderson et al. 1990, S. 205).

Werden Krankheit und Gesundheit im bio-psycho-sozialen Modell betrachtet, dann gilt ein Mensch laut Weltgesundheitsorganisation (WHO) als gesund, wenn seine körperlichen und psychischen Funktionen denen eines gesunden Menschen entsprechen (Ebene der Funktion und Struktur), ihm das Handeln im Alltag ohne gesundheitliche Probleme möglich ist (Ebene der Aktivität) und er sich in allen für ihn bedeutsamen sozialen Lebensbereichen so entfalten kann, wie es einem Menschen ohne Gesundheitsprobleme möglich wäre (Ebene der Partizipation). Krank ist ein Mensch dementsprechend dann, wenn er auf den Ebenen der Funktion, Aktivität und/oder Partizipation in irgendeiner Weise eingeschränkt ist oder wird (DIMDI 2005).

Auf der Basis dieser Modellvorstellung wurde 2001 die Internationale Klassifikation der Funktionsfähigkeit, Behinderung und Gesundheit (ICF) von der WHO verabschiedet.

> » Allgemeines Ziel der ICF-Klassifikation ist, in einheitlicher und standardisierter Form eine Sprache und einen Rahmen zur Beschreibung von Gesundheit und mit Gesundheit zusammenhängenden Zuständen zur Verfügung zu stellen. Sie definiert Komponenten von Gesundheit und einige mit Gesundheit zusammenhängende Komponenten von Wohlbefinden.
> (WHO 2011, S. 3).

Die ICF erfasst Komponenten der „Funktionsfähigkeit und Behinderung" (Körperfunktion, -struktur,

Aktivität und Partizipation) sowie Kontextfaktoren (Umwelt- und personenbezogene Faktoren). Letztere stellen Aspekte dar, die Einfluss auf die Gesundheit eines Menschen und seinen gesundheitsbezogenen Zustand nehmen können (■ Abb. 12.1). Sie können als Förderfunktionen die negativen Auswirkungen eines Gesundheitsproblems auf die Funktionsfähigkeit eines Menschen abmildern oder aber als Barrieren auftreten und zur Beeinträchtigung der Teilhabe beitragen (DIMDI 2005).

Umweltfaktoren können die Leistung eines Menschen als Teil der Gesellschaft, seine handlungsbezogene Leistungsfähigkeit sowie seine Körperstrukturen und -funktionen sowohl positiv als auch negativ beeinflussen. Sie werden in der ICF innerhalb der Ebenen des Individuums und der Gesellschaft differenziert. Auf der Ebene des Individuums werden Einflussfaktoren in der persönlichen Umwelt eines Menschen beschrieben: Neben dem häuslichen Bereich oder dem Arbeitsplatz werden physikalische und materielle Gegebenheiten der Umwelt sowie der persönliche soziale Kontakt betrachtet. Die Ebene der Gesellschaft fokussiert auf formelle und informelle soziale Strukturen sowie auf Systeme in der Gemeinschaft oder Gesellschaft, denen ein Einfluss auf Menschen zugeschrieben wird. Es wird davon ausgegangen, dass Umweltfaktoren in komplexer Wechselwirkung mit den Komponenten der Körperfunktionen und -strukturen sowie der Aktivität und Partizipation stehen und ihr Vorhandensein in unterschiedlicher Konstellation zu schwer vorhersagbaren Einflussnahmen auf einen Menschen und sein Gesundheitsproblem führt. So können

unterschiedliche Kombinationen aus Umweltfaktoren einen Menschen behindern oder eben nicht. Die ICF überlässt deshalb jeder Disziplin einen eigenen wissenschaftlichen Zugang zu Umweltfaktoren und deren Bedeutung für das subjektive Erleben eines Gesundheitsproblems bzw. dessen therapeutischer Adressierbarkeit.

Hier wird ein weiterer, nicht zu unterschätzender Auftrag an die logopädische Forschung deutlich: Vor den Möglichkeiten der Betrachtungsweisen und modelltheoretischen Vorstellungen der Gesundheitswissenschaften ist sie angehalten, relevante Umweltfaktoren zu identifizieren, aus ihrer theoretischen Perspektive heraus zu beschreiben und zu untersuchen, um auf diesem Wege ein disziplinäres Verständnis selbiger zu erlangen und deren Einfluss auf das Krankheitserleben, den therapeutischen Verlauf und Behandlungserfolg quantitativ-empirisch abschätzen zu können.

Personenbezogene Faktoren sind nicht Teil des Gesundheitsproblems oder -zustands eines Menschen, sondern beschreiben sein Leben und seine Lebensführung im Speziellen; eine Bewertung der Person selbst oder ihrer Merkmale wird dabei nicht vorgenommen (Grotkamp 2014). Subsumiert werden darunter u. a. Geschlecht, Alter, sozialer Hintergrund, Bildung, Berufsstatus sowie vergangene oder gegenwärtige Erfahrungen und Ereignisse, Verhaltensmuster, Bewältigungsstile oder das individuelle psychische Leistungsvermögen. Sie können sowohl einzeln als auch in Kombination bei Behinderung eine Rolle spielen und wurden von der ICF aufgrund großer kultureller Unterschiede bisher nicht

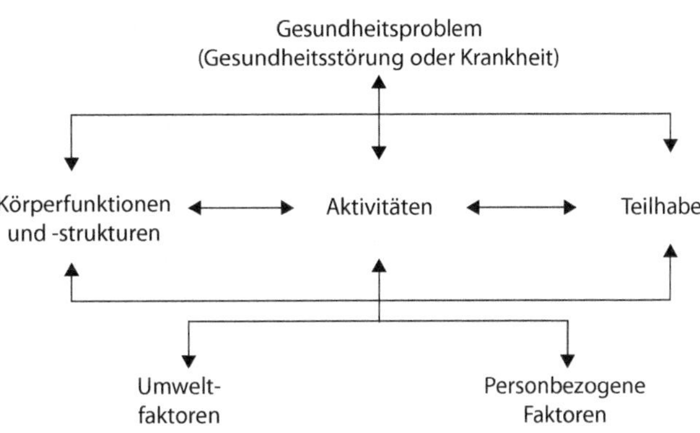

■ Abb. 12.1 Wechselwirkungen zwischen den Komponenten der ICF (DIMDI 2005)

klassifiziert (DIMDI 2005). Diese Abwesenheit wird sowohl von Ärzten als auch Therapeuten als mangelhaft empfunden, denn

> » die dem Einzelfall angemessene Berücksichtigung von personenbezogenen Faktoren ist im gesamten Rehabilitationsprozess von besonderer Bedeutung, z. B. für die Einschätzung des Rehabilitationspotenzials, die Erarbeitung von Rehabilitationszielen und für Empfehlungen zu Art und Dauer von Rehabilitationsleistungen. (Grotkamp 2014, S. 173)

Nach Vorarbeiten von Viol und Kollegen 2006 und 2007 hat die Arbeitsgruppe ICF der Deutschen Gesellschaft für Sozialmedizin und Prävention (DGSMP) im Jahr 2010 für den deutschsprachigen Raum einen ersten Klassifikationsentwurf für personenbezogene Faktoren erarbeitet und veröffentlicht (Grotkamp et al. 2012, 2014). In der publizierten Auflistung personenbezogener Faktoren finden sich sechs übergeordnete Kategorien:

- Allgemeine Merkmale einer Person
- Physische Faktoren
- Mentale Faktoren
- Einstellungen, Grundkompetenzen und Verhaltensgewohnheiten
- Lebenslage und sozioökonomische/-kulturelle Faktoren
- Andere Gesundheitsfaktoren

Eine Vielzahl derjenigen Faktoren, die die Arbeitsgruppe innerhalb dieser Kategorien formuliert, sollten aber dennoch in der logopädischen Behandlung bei der Interpretation des Therapieerfolgs berücksichtigt werden (s. hierzu auch Beier und Siegmüller 2017).

In den Kategorien „Mentale Faktoren" und „Einstellungen, Grundkompetenzen und Verhaltensgewohnheiten" wird die enge Verbindung personenbezogener Variablen zu den Umweltfaktoren sowie zu Aktivität und Teilhabe deutlich. Für die Logopädie sind es möglicherweise genau diese Aspekte, denen aufgrund ihrer Relevanz hinsichtlich Therapieverlauf bzw. -outcome zukünftig verstärkt Aufmerksamkeit geschenkt werden dürfte. Im Unterschied zu unveränderbaren Faktoren sind diese potenziell

veränderlichen personenbezogenen Faktoren für die Gestaltung des Therapieprozesses nämlich stärker nutzbar (Beier und Siegmüller 2017).

Hinsichtlich logopädischer Behandlungseffekte ist der Einfluss verschiedener personenbezogener Faktoren bisher nicht systematisch untersucht worden. Die Deutsche Vereinigung für Rehabilitation (2012) setzt sich deshalb stark für die Entwicklung einer Teilhabeforschung ein und argumentiert, dass

> » die gezielte Förderung der Teilhabe und Selbstbestimmung als zentrale Zielsetzung der Rehabilitation … nur gelingen [kann], wenn die vielfältigen Zusammenhänge zwischen Gesundheitsproblem und Kontextfaktoren angemessen verstanden und bei der Planung von Interventionen einbezogen werden. (Deutsche Vereinigung für Rehabilitation 2012)

Für eine evidenzbasierte Logopädie bleibt die zukünftige Auseinandersetzung vor allem mit personenbezogenen Faktoren und deren Einfluss auf den Behandlungserfolg im Sinne der Partizipation, ein notwendiger Forschungsauftrag. Anders als in eher quantitativ ausgerichteten Studien zur Therapiewirksamkeit, die mehr oder weniger objektivier- und kontrollierbare Therapiemethoden als Haupteinflussfaktoren untersuchen, scheint es nötig, den forschungsmethodischen Zugang bei der Frage nach der Einflussstärke kontextbezogener Wirksamkeitsfaktoren zu klären. Zudem kann der Einbezug vorhandener Erkenntnisse aus therapeutischen Bezugswissenschaften wie etwa der Psychologie durchaus sinnvoll sein und sollte innerhalb der logopädischen Scientific Community diskutiert werden.

Die Entscheidung darüber, ob individuelle personenbezogene Faktoren im Therapieverlauf Förderfaktoren oder Barrieren darstellen, sollte jedoch unter Einbezug der Beurteilung durch den Betroffenen selbst – den Patienten – getroffen werden (Grotkamp 2014, S. 175). Für die Ausgestaltung von Behandlungszielen der anschließenden therapeutischen Versorgung und damit auch im Handlungsraum von Logopäden scheint nur eine ausschließlich durch den Patienten formulierte (und durch den Therapeuten bestenfalls unterstützte) Bestimmung förderlicher und hemmender persönlicher Faktoren ethisch vertretbar. Folglich thematisiert der folgende Abschnitt die Rolle der Kontextfaktoren im Prozess der logopädischen Diagnostik und Therapiezielfindung im Zusammenspiel mit der Teilhabe.

12.4 Teilhabeorientierte logopädische Diagnostik und Therapiezielfindung

Die Betrachtung von Menschen mit Gesundheitsproblemen sowohl auf funktionaler Ebene als auch in Bezug auf ihre Lebenswirklichkeit hat in der sprachtherapeutischen Versorgung nach Einzug der ICF zu Veränderungen in Diagnostik und Therapie geführt.

» Mit den Prämissen, wie sie die ICF setzt, ändert sich auch im Alltag von Sprachtherapeuten der Blick auf das „Wesen" von Störungen und die Art ihrer Behandlung.
(Grötzbach et al. 2014, S. 19)

Der diagnostische Prozess ist essenziell für die therapeutische Arbeit und steht am Anfang der Entscheidung über Behandlungsziele und therapeutischen Methoden zur Erreichung dieser. Als systematischer Prozess des Sammelns valider und reliabler Informationen dient er dazu, therapeutische Entscheidungen zu treffen und diese im Behandlungsverlauf bzw. am Behandlungsende zu evaluieren (Shipley und McAfee 2004). Auf der Grundlage dieser diagnostischen Ergebnisse können die Funktionsfähigkeit, der Schweregrad einer Störung und alltagsrelevante Fähigkeiten im Zusammenhang mit der Erkrankung eines Patienten beschrieben werden. Zudem lassen sich Verursachungsmechanismen der vorliegenden Störung, mögliche Differenzialdiagnosen und Zusammenhänge der beobachtbaren Phänomene erklären und Hypothesen hinsichtlich Therapiedauer und -verlauf formulieren. Therapieziele, -inhalte, -methoden und -frequenz wie auch nötige Beratungsinhalte und der Einbezug weiterer Fachdisziplinen lassen sich somit planen und das Therapieoutcome schließlich evaluieren (Haynes und Pindzola 2004).

Dabei bedienen sich viele diagnostische Testverfahren in der Logopädie einer Norm. Diese auf der Grundlage normierter und standardisierter Verfahren ermittelte Sprachstörung indiziert eine sprachtherapeutische Versorgung und kann mit dem wiederholten Einsatz selbiger Verfahren im Verlauf beobachtet werden. Für die Therapieplanung und -evaluation sind Normen als Referenzpunkte laut Merrel und Plante (1994) allerdings nur unzureichend nutzbar. Das mit objektiven Kriterien beschriebene Ausmaß einer (Funktions-)Einschränkung muss dabei nicht mit dem Ausmaß einer möglichen Beeinträchtigung der Teilhabe am Alltag übereinstimmen und bedarf einer „explizite[n] Betrachtung des Einflusses der Funktionsstörung auf die Alltagspartizipation" (Ehlert 2014, S. 19).

Die hier angesprochene mögliche Divergenz von Befund und Befinden ist für den Bereich diagnostischer Handlungsroutinen in der Kindersprache durch Ehlert (2014) erstmals ganz konkret reflektiert worden. Sie empfiehlt eine stärkere Ausrichtung an der Teilhabe auch für die Zielformulierung und Erfolgsbewertung in der logopädischen Behandlung von Kindern:

» So bilden sich nicht selten z. B. vom Therapeuten und Patienten/Angehörigen wahrgenommene Therapiefortschritte nicht in einer Wiederholung eines standardisierten normorientierten Tests ab.
(Ehlert 2014, S. 21).

Demgegenüber steht die Entwicklung des ersten Diagnostikinstruments „Fokus auf die Kommunikation von Kindern unter sechs – Deutsche Version (FOCUS©-G)", mit dem auf der Basis der ICF für Kinder und Jugendliche (ICF-CY) die sprachlich-kommunikative Aktivität und Partizipation im Alltag von Vorschulkindern erhoben werden kann (Neumann et al. 2014).

Auch für den diagnostischen Prozess in der logopädischen Rehabilitation bedeutet eine Zuwendung zur ICF, dass in der Befunderhebung neben standardisierten Verfahren zur Feststellung von Art und Ausmaß einer Störung ebenfalls die Teilhabe sowie die Kontextfaktoren eines Gesundheitsproblems berücksichtigt werden müssen. Versuche, diese ebenfalls psychometrisch zu erfassen, sollten dabei abgelehnt und stattdessen mittels subjektiver Erzählungen bzw. Narrationen erhoben werden. Folgende Fragestellungen können nach Grötzbach und

Iven (2014) diesen narrativen Prozess einleiten: Wie wirken sich Probleme der Sprache, des Sprechens, des Schluckens, der Stimme und/oder der Kommunikation auf alltägliche Bedingungen aus, und welche subjektiv gefühlten Einschränkungen ergeben sich für die betroffene Person aus der objektiv feststellbaren Störung? Hierbei wird der Divergenz zwischen Befund und Befinden bereits Rechnung getragen. Schließlich führen Fragen zu gewünschten Verbesserungen aus Patienten- und Angehörigenperspektive sowie zur Therapiemotivation und -bereitschaft am Ende des diagnostischen Prozesses zur Therapiezielentscheidung.

Dabei scheint die Frage nach Teilhabezielen nicht unproblematisch: Globale Fragen nach dem, was in der Therapie erreicht werden soll, führen laut Grötzbach (2004, S. 13) meist zu stereotypen Antworten, die den Wunsch beinhalten, „Alles soll wieder so werden wie vor dem Schlaganfall". Empfohlen wird daher die Verwendung spezieller Fragen in Bezug auf individuelle Lebensbereiche, Aktivitäten und Funktionen (Grötzbach 2004) und die Narrationen von Patienten im Rahmen einer partizipativen Entscheidungsfindung „nur" zu moderieren (Grötzbach und Iven 2014).

» Geschichten geben der Problemlage des
  Patienten Bedeutung, Kontext und Perspektive.
  Sie erklären, wie, warum und auf welche Art
  er krank ist. Sie eröffnen … ein Verständnis,
  wie wir es auf andere Weise nicht erwerben
  können.
  (Greenhalgh und Hurwitz 2005, S. 23)

Obwohl Narrationen in verschiedenen medizinischen Disziplinen unterschiedlich viel Wert beigemessen wird (Kalitzkus et al. 2009), entstand in expliziter Abgrenzung zur EBM eine **„Narrative-Based Medicine"**, die maßgeblich von Trisha Greenhalgh geprägt wurde. Narrationen folgen dabei von außen erkennbaren Phasen und sind auf den Zuhörenden ausgerichtet, also kontextabhängig. Inhaltlich enthalten Geschichten von Patienten eben die Interpretationen und Sinnzuschreibungen von Ereignissen, die den anschließenden Therapieprozess mitgestalten und beeinflussen werden (Kalitzkus et al. 2009). Entsprechend ist es notwendig, dass erzählende Patienten ohne Zeitdruck und in Ruhe ihre

Geschichte vollständig formulieren können. Ferner beeinflusst der Therapeut als Akteur innerhalb des diagnostisch-therapeutischen Prozesses und in seiner Beziehung zum Patienten dessen Narration.

An dieser Stelle soll nicht unerwähnt bleiben, dass für die Erfassung der Partizipation durchaus Messinstrumente zur Verfügungen stehen. Die psychometrische Erhebung eines komplexen Konstruktes wie der Teilhabe kann mit ihnen aber kaum vollständig gelingen (vgl. Noonan et al. 2009). Wegen der Überschneidungen mit den Konzepten von Aktivität und Funktionen erfassen vorhandene Messinstrumente selten ausschließlich die Partizipation (Salter et al. 2005). In der Forschung beispielsweise zur Schlaganfallsrehabilitation wird daher häufig auf die **gesundheitsbezogene Lebensqualität** als Indikator für Partizipation zurückgegriffen. Eine klare Abgrenzung zu Aktivität und Funktionen sowie zu Emotionen wird aber auch auf diesem Wege nicht immer erreicht (Hagenauer 2013). Die logopädische Orientierung an der Narration ist daher eine zu favorisierende Methode, um den funktionell ausgerichteten Diagnostikprozess zu verlassen, eine teilhabeorientierte Zielfindung für die anschließende Behandlung einzuleiten und die patientenbezogene Teilhabe im therapeutischen Prozess zu reflektieren.

12.5   Die Rolle der „common factors" in der Logopädie

Thematisiert werden muss an diesem Punkt, dass neben spezifischen Faktoren wie der Therapiemethode eine Reihe von allgemeinen Wirkvariablen („common factors") angenommen werden, die den Therapieerfolg maßgeblich mit beeinflussen (Pfammatter et al. 2012).

» Jede Therapie besteht aus einem System
  interagierender Variablen und nicht aus einer
  Kette von Ursachen und Wirkungen.
  (Bürki Garavaldi et al. 2011, S. 31)

„Common factors" sind im Bereich der Logopädie möglicherweise sowohl in der Bezugswissenschaft der Psychologie als auch in einem Teil der bisher nicht klassifizierten personenbezogenen Faktoren der ICF zu finden, bisher aber nur spärlich untersucht. Weiter darf ein Zielumsetzungsprozess, wie von Grötzbach und Iven (2014) vorgeschlagen, nicht dazu führen, dass eine willkürliche Setzung der Wirkrichtung unbewusst angenommen und damit eine Kausalität geschaffen wird (Funktion → Aktivität → Teilhabe). Es ist anzunehmen, dass auf der Basis modelltheoretischer Betrachtungen der Salutogenese (▶ Abschn. 12.2) verschiedene Faktoren in Wechselwirkung stehen und Auswirkungen auf den Therapieprozess zu verschiedenen Zeiten und in verschiedenen Ausprägungen haben.

In der Psychotherapie existiert eine bis heute andauernde intensive Debatte über die Frage relevanter Wirksamkeitsfaktoren (Pfammatter et al. 2012). Kontrovers diskutiert werden dabei im Wesentlichen die Therapiemethode als **heilende Kraft** und die Beziehung zwischen Therapeut und Patient. Ausgangspunkt dieser Debatte ist die Beobachtung, dass Psychotherapie unter nahezu jeder Bedingung wirkt:

> » Die vergleichende Psychotherapieforschung hat bis heute keinen eindeutigen Befund geliefert: Über verschiedene Störungsbilder und Ergebnisvariablen betrachtet, finden Metaanalysen von Psychotherapie-Vergleichsstudien nur kleine Unterschiede in der Wirksamkeit verschiedener Psychotherapiemethoden.
> (Pfammatter et al. 2012, S. 18).

Folglich wurden dieser Beobachtung zwei mögliche Erklärungen zugrunde gelegt: Sie wurden entweder als wissenschaftsmethodische Artefakte interpretiert oder aber auf Effekte zurückgeführt, die außerhalb der Betrachtung der spezifischen Therapiemethoden liegen. Verfechter der zweiten Möglichkeit verorten die Wirkung im psychotherapeutischen Setting an sich und betonen insbesondere die Effektivität der Beziehung zwischen Patienten und Therapeuten. Jedes Therapiesetting beinhaltet demnach implizite therapeutische Faktoren, die als allgemeine Wirkfaktoren bzw. „common factors" in der Literatur geführt werden (Pfammatter et al. 2012). Allgemeine Wirksamkeitsfaktoren sind in der psychotherapeutischen Forschung bereits in den 1930er Jahren thematisiert worden. Saul Rosenzweig deutete als erster darauf hin, dass neben gezielt eingesetzten spezifischen Therapiemethoden auch implizite therapeutische

Faktoren Einfluss auf den Therapieerfolg nehmen können. Außer im Rahmen von Gesprächstherapien, in denen dem Faktor Therapiebeziehung eine bedeutende Rolle zuteil wird, werden die „common factors" in anderen störungsspezifischen Theorien der Psychotherapie weder explizit beschrieben noch gezielt vom Therapeuten genutzt (Pfammatter et al. 2012).

In den vergangenen Jahrzehnten sind verschiedene Klassifikationen von „common factors" im Bereich der Psychotherapie erarbeitet und publiziert worden. Auf der Basis einer Literaturanalyse fassen Grencavage und Norcross (1990) die am häufigsten beschriebenen Wirkfaktoren unter fünf Oberkategorien zusammen:

- Patientenmerkmale (1)
- Therapeutenmerkmale (2)
- Veränderungsprozesse (3)
- Behandlungsstruktur (4)
- Therapiebeziehung (5)

Im Folgenden sollen diese Kategorien in Bezug zu den Kontextfaktoren gesetzt werden. Es empfiehlt sich vorab, ein Modell vorzustellen, das von der WHO entwickelt wurde und welches diese als Einflussgrößen auf die Adhärenz[2] in fünf Dimensionen einordnet (◘ Abb. 12.2).

12.5.1 Patientenmerkmale

Patientenmerkmale (1) umfassen „common factors", die Eigenschaften und Verhaltensweisen eines Patienten beschreiben. Die zwei am häufigsten genannten Merkmale sind die **Erwartung des Patienten an die Therapie** und die **aktive Suche nach Hilfe**. Die Erwartungshaltung an eine Therapie wird von der WHO unter den patientenbezogenen Faktoren aufgeführt (Sabaté 2003). Aktiv hilfesuchend wird ein Patient

---

2   Ausgehend von der wörtlichen Übersetzung der „adherence" wurde hierunter zunächst das *Befolgen* ärztlicher Anweisung hinsichtlich der Einnahme von Medikamenten durch Patienten verstanden (Sabaté 2003). Diese Perspektive wurde um gesundheitsrelevante Maßnahmen im Sinne der Heilmittel erweitert und bezüglich der Rolle des Patienten verändert. Letzterer wird im heutigen Verständnis des Begriffs als „[aktiver] Mitentscheider im Behandlungsprozess" gesehen (Hammer und Graf 2013, S. 10).

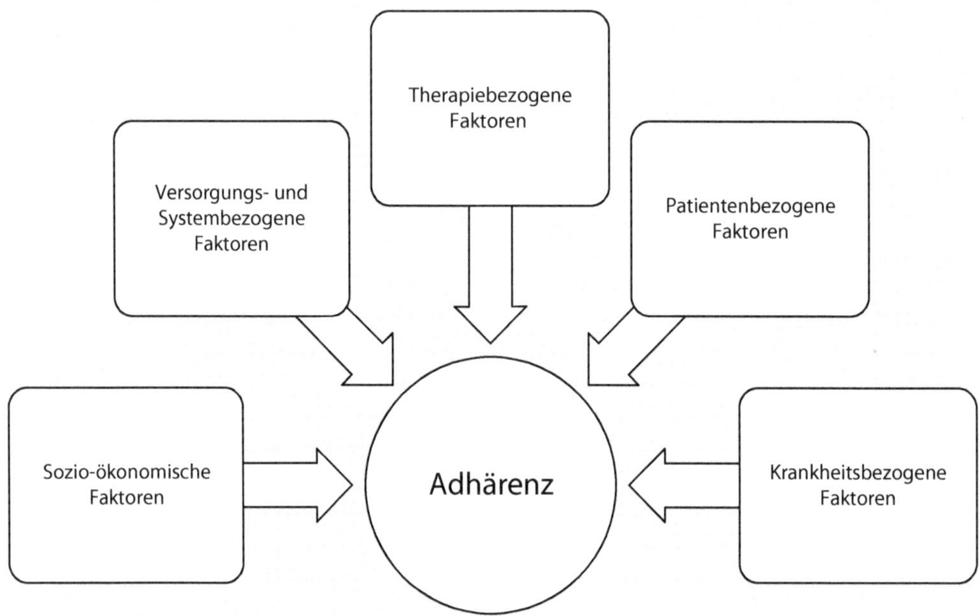

■ Abb. 12.2   Die fünf Dimensionen der Adhärenz. (In Anlehnung an Sabaté 2003)

möglicherweise aufgrund verschiedener Bedingungen; denkbar sind ein empfundener Leidensdruck (als krankheitsbezogener Faktor; Jakob und Fischer 2013), eine positive Einstellung hinsichtlich therapeutischer Maßnahmen und der mögliche Zugang zu selbigen (als sozioökonomische Faktoren; Sabaté 2003).

Für die differenzierte Betrachtung patientenbezogener Faktoren scheint ein künftiger Zugang über Modelle des Gesundheitsverhaltens aus den Gesundheitswissenschaften sinnvoll. Hierfür plädiert auch Borgetto (2012) und verweist auf das dynamische Stadienmodell (Health Action Process Approach; HAPA) von Schwarzer (2004), das menschliche Verhaltensänderungen in verschiedenen Phasen erklärt und in dessen Fokus die Selbstwirksamkeit des Patienten steht:

>> Das HAPA-Modell gliedert den Prozess des Handelns in einzelne Elemente, wobei die Modellkomponenten Hinweise auf die Komplexität der möglichen Einflussnahme auf den Handlungsprozess von Patienten und Klienten geben.
(Borgetto 2012, S. 9)

12.5.2 Therapeutenmerkmale

Therapeutenmerkmale (2) stellen Eigenschaften und Verhaltenskompetenzen von Therapeuten dar. Mit ihnen assoziierte Wirkfaktoren lassen sich als Beziehungsmerkmale des Therapeuten beschreiben: **Wertschätzung und Empathie,** die **Fähigkeit, positive Therapieerwartungen beim Patienten aufzubauen,** aber auch die ihm gesellschaftlich zugeschriebene **Rolle des Heilenden** (Grencavage und Norcross 1990). In Sabatés Modell (2013) finden sich diese Merkmale am ehesten in den versorgungs- und systembezogenen Faktoren. So führen Empathie und Wertschätzung zu einem guten Verhältnis zwischen Therapeut und Patient, aber eben erst in einem zweiten Schritt.

Nicht im Modell explizit enthalten, aber von Sabaté formuliert ist das (freundliche und empathische) Therapeutenverhalten als Determinierer von Adhärenz (Sabaté 2003). Dass das Modell zur Adhärenz bisher keine sechste Dimension mit therapeutenbezogenen Variablen enthält, erklärt sich möglicherweise in der grundlegenden Annahme, diese sei primär abhängig vom Patienten. Für die weitere Auseinandersetzung in der logopädischen Betrachtung von „common factors" und Kontextfaktoren mit Einfluss auf die Adhärenz scheint eine Erweiterung des WHO-Modells nicht unsinnvoll. Hilfreiche Vorarbeiten finden sich möglicherweise bei Josef W. Egger, der dem Therapeuten drei wesentliche Funktionen zuschreibt, die er

> … im Therapieverlauf einzunehmen imstande sein muss. Die jeweils adäquate Rolle – aber auch deren Kombination – hängt primär von der Ausgangssituation, der spezifischen Problemlage und der jeweiligen Entwicklung im Therapieprozess ab. Ziel ist in jedem Fall die optimale Förderung der Autonomie des Patienten.
> (Egger 2007, S. 31).

12.5.3 Veränderungsprozesse

In die Kategorie der Veränderungsprozesse (3) fallen diejenigen allgemeinen Wirkfaktoren, die partielle therapeutische Veränderungen beim Patienten hervorrufen. Am häufigsten werden hier **Katharsis** (Reduktion von Konflikten durch Ausleben von verdrängten Gefühlen), **Desensibilisierung** (Verminderung von Gefühlsreaktionen), **Einsicht** sowie der **Aufbau von Verhaltenskompetenzen** genannt (Grencavage und Norcross 1990).

Diese Kategorie zeigt, dass das Klassifikationsmodell aus der psychotherapeutische (Verhaltens-)therapie stammt. Dennoch lassen sich darin identifizierte Faktoren teilweise auf das logopädische Setting übertragen: Die Einsicht – bezüglich der eigenen Krankheit und notwenigen Verhaltensänderungen – wie auch der Aufbau von Kompetenzen (im Sinne des Erreichens von Teilzielen in der Therapie, z. B. des Erlernens von spezifischen Strategien) sind patienten- bzw. therapiebezogene Faktoren (Sabaté 2003).

Die Kategorie an sich scheint also eine gute Ausgangslage für die Betrachtung von Wirkfaktoren zu sein, die innerhalb des Therapieprozesses liegen und Verhaltensweisen fördern, die **emergent** sind (s. hierzu Evans 2001). Es scheint notwendig, die Bedingungen zu kennen, an die ihr Auftauchen und Weiterwirken gebunden ist. Entwicklungsbedingungen **emergierender Fähigkeiten** werden in der Sprachtherapie im Rahmen der Betrachtung von Spracherwerbsphänomenen bei Kindern bereits seit geraumer Zeit untersucht (s. hierzu u. a. Siegmüller 2014). Inwieweit die dort erbrachten Erkenntnisse auf die Veränderung von Verhaltensweisen der Akteure innerhalb des Therapieprozesses und auch innerhalb ihrer Beziehung anwendbar sind, sollte zukünftig geprüft werden. Arbeiten aus der psychotherapeutischen Wissenschaft, die diesbezüglich vor allem im Bereich analytischer Verfahren eine breite Wissensbasis bietet, könnten dabei berücksichtigt werden.

12.5.4 Behandlungsstruktur

Zur Kategorie der Behandlungsstruktur (4) wird u. a. der allgemeine Wirkfaktor der **Orientierung an einer Therapietheorie** gezählt (Grencavage und Norcross 1990). Im Modell der Adhärenz findet sich dieser Faktor möglicherweise in den therapiebezogenen Variablen im Sinne eines Wirkungseintrittes. Dass Therapieeffektivität stark von Theorietreue abhängen kann, ist ein bisher zu wenig beachteter Aspekt in der logopädischen Behandlung (Beßling 2017). Ferner wird durch theorietreues Handeln möglich, „common factors" für die Logopädie zu identifizieren, wenn nämlich in der Wirkungsannahme der Therapie formulierte Faktoren ein untersuchtes Therapieoutcome nicht länger erklären können.

Ein zweiter Zugang liegt möglicherweise in der Ebene des Therapeuten, der eine stärkere unterstützende Funktion im Therapieprozess einnehmen kann, wenn er sich an Theorien orientiert, welche zu seinem Heilungsverständnis passen und dadurch auch den Patienten von einer potenziellen Wirksamkeit der Behandlung überzeugen kann (Egger 2007; Sabaté 2003).

12.5.5 Therapiebeziehung

Wirkfaktoren in der Kategorie Therapiebeziehung (5) sind interaktionell und stellen sich als Zusammenarbeit zwischen Therapeut und Patient in Form einer **Allianz** dar. Der Einfluss von Übertragungsprozessen ist in der psychotherapeutischen Behandlung wesentlich. Diese letzte von Grencavage und Norcross (1990) identifizierte Kategorie verdeutlicht ein weiteres Mal, dass die Sprachtherapie sich in diesem Bereich verstärkt auf den Weg der Theoriebildung hinsichtlich der Frage, was im Behandlungsprozess tatsächlich geschieht, machen muss. Eine eindrucksvolle erste Arbeit dazu leistete bereits Hansen (2009) in ihrer Publikation zu Arbeitstypen in der Therapie. Ihre sehr differenziere Aufbereitung modelltheoretischer Grundlagen zur Betrachtung von Therapieallianzen dürfte eine gute Ausgangslage für weitere Forschungsaktivitäten sein.

12.5.6 Zusammenfassung

Zusammenfassend zeigt sich, dass die allgemeinen Wirksamkeitsfaktoren einer Therapie innerhalb der Disziplinen der Gesundheitswissenschaften bereits seit vielen Jahren und in verschiedenen Modellen und Klassifikationen verortet und beschrieben wurden. Dabei ist festzustellen, dass neben nachvollziehbaren Unterschieden in der sprachlichen Verwendung von Begrifflichkeiten der Ort der Einflussnahme der Faktoren unterschiedlich betrachtet wird. So fasst die WHO (Sabaté 2003) die Kontextfaktoren als einflussnehmende Variablen auf die Adhärenz in fünf Dimensionen in Faktorengruppen zusammen, unter die auch Vertreter der „common factors" fallen. Die Arbeitsgruppe um Viol (2006, 2007) betont die enge Verbindung solcher Faktoren zu Aktivität und Teilhabe und die damit verbundene Schwierigkeit, sie klar abgrenzbar beschreiben und ihnen eine eindeutige Wirkrichtung zuschreiben zu können.

Die Komplexität des Systems, in dem mögliche Einflussfaktoren wirken, soll ◘ Abb. 12.3 verdeutlichen. Dargestellt sind wie im Modell der WHO (Sabaté 2003) Dimensionen, also mögliche Wirkungs*orte* der Einflussfaktoren innerhalb des Therapieprozesses. Sie können innerhalb der Akteure, zwischen ihnen und oder im Wechselspiel mit den Systemen von Therapie und (Gesundheits-)

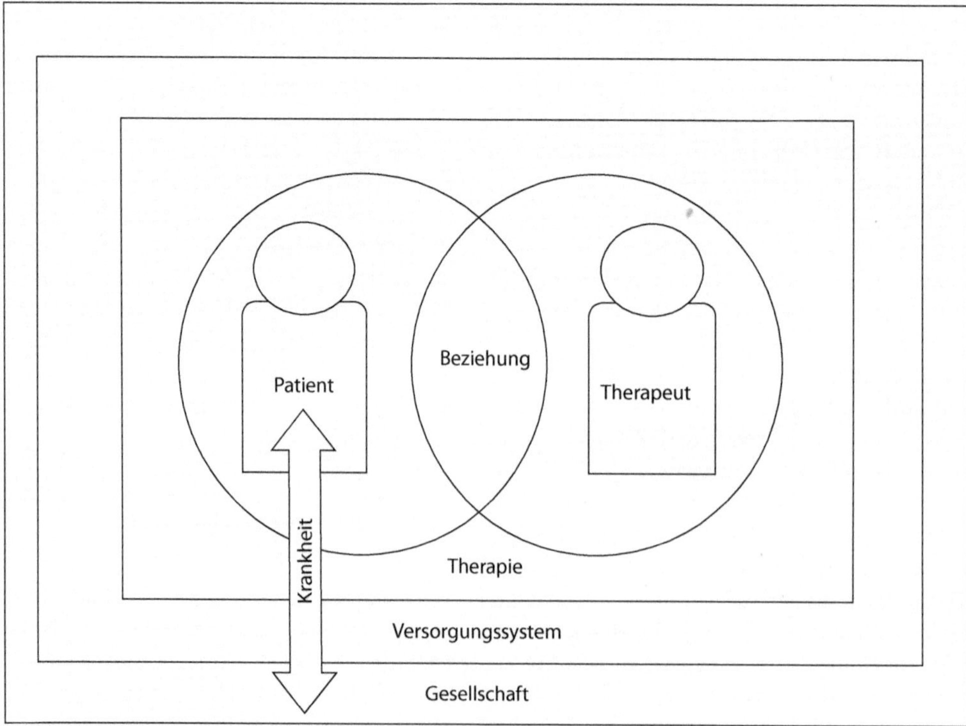

◘ **Abb. 12.3**   Dimensionen der Einflussfaktoren auf die Wirksamkeit therapeutischer Interventionen

Versorgungssystem und der Gesellschaft liegen. Die Verortung einzelner Faktoren und ihre *Wirkrichtung* ließen sich auf Basis dieses Vorschlags zukünftig weiter untersuchen.

Es darf an dieser Stelle empfohlen werden, ein komplexes System wie das Therapiesetting durch zukünftige Modellentwicklungen nicht derart zu simplifizieren, dass eine hieraus entstandene Beschreibung sich für die Kommunikation zwischen Therapeuten zwar als hilfreich erweist, der Wirklichkeit aber immer ferner wird. Zur Erfassung der komplexen Wechselbeziehungen – auch vor dem Hintergrund der stetigen Veränderung im Therapieverlauf – scheint der Weg über die phänomenologische Forschung vielversprechend.

12.6 Wie wirkt Sprachtherapie? Eine kontextsensitive Forschungsperspektive

Der in diesem Beitrag betrachtete Einfluss der Kontextfaktoren auf den Therapieerfolg scheint zu einem großen Teil in der Beeinflussung der Adhärenz zu liegen. Diese wird zudem durch Sinnhaftigkeit von Therapiezielen und der Therapeuten-Patienten-Beziehung mitgestaltet und hängt nicht zuletzt auch von einer effektiven Behandlungsmethodik ab. Hier wird die Verbindung von spezifischen Variablen, die **wirken,** und unspezifischen Variablen, die **Wirksamkeit** einer Behandlung ermöglichen, deutlich. Es schließt sich der Kreis zur Diskussion um den Umgang mit der Divergenz von Befund und Befinden: Bei der Beforschung von Therapiewirksamkeit scheint die Loslösung vom medizinisch-naturwissenschaftlichen Paradigma unabdingbar (Schulz 2009).

Auf der Grundlage individuell geplanter Therapie muss eine individuelle Wirksamkeit angenommen werden, die „vor dem Hintergrund der ICF ‚wirksam in meinem konkreten Alltag' [bedeutet]" (Bürki Garavaldi et al. 2011, S. 31) und die nicht allein in einem quantitativ ausgerichteten Verständnis von Angewandter Therapieforschung untersucht werden kann. Hierfür notwendige Forschungsdesigns würden phänomenologischen Herangehensweisen entsprechen und die bisherige quantitative Ausrichtung von Forschungsbemühungen um eine qualitative Dimension ergänzen.

» Evaluationen, die sich auf messbare Teilleistungen oder auf ein methodisches Standard-Vorgehen beschränken, erfassen nur einen kleinen Teil dessen, was den therapeutischen Prozess ausmacht. (Bürki Garavaldi et al. 2011; S. 32)

Im Sinne der forschenden Praxis muss sich der Umgang mit Kontextfaktoren, die in quantitativen Forschungssettings als Störvariablen möglichst ausgeschlossen werden wollen, verändern. Sie müssten zukünftig als individuelle Variablen auf Seiten des Patienten und seiner Umwelt und „als dem therapeutischen Prozess inhärente bedeutsame Faktoren" begriffen und untersucht werden (Bürki Garavaldi et al. 2011, S. 32). Logopädische Forschung würde so nicht allein „kontrollierte Vorgehensweisen" im Sinne von Therapiekonzepten nachweisen können, sondern überdies hinaus versuchen, das komplexe Interaktionssystem der Therapie mit all seinen Elementen und ihren Beziehungen untereinander besser verständlich zu machen. Forschungsmethodisch gelänge dies am ehesten über (kumulierte) Einzelfalldarstellungen.

Bürki Garavaldi et al. (2011) fordern für die Professionalisierung der Logopädie daher einen rekursiven Evidenzbasierungsprozess von Forschung und Praxis, dem eine logopädiespezifische Betrachtung von Wirksamkeit zugrunde liegt: Sie definiert sich im Kontext des Betroffenen und seinen Angehörigen. Diese Forderung muss beinhalten, dass die aktuell noch immer bestehende Konkurrenz zwischen (mehr oder weniger evidenzbasierten) therapeutischen Ansätzen und ihren Methoden aufgegeben werden und sich zukünftige Forschung in Kooperation den übergeordneten Faktoren zuwenden sollte, die die unterschiedlichen Behandlungskonzepte verbinden.

„Will man eine evidenzbasierte Praxis, so benötigt man eine praxisbasierte Evidenz" (Green 2009). Als Ergänzung zur herkömmlichen EBP entstand das Konzept der praxisbasierten Evidenz (PBE), die ihre Wurzeln in der Aktionsforschung („action research") hat (Wright et al. 2013). Beide Konzepte unterscheiden sich in erster Linie in der Verortung der Erzeugung von Daten. So liefert PBE Evidenzen aus den existierenden Strukturen und Prozessen der Praxis heraus und bringt Nachweise über die Wirksamkeit einer Intervention, die direkt praktisch anwendbar ist (Löffler et al. 2014). Die Forschung spielt „eine begleitende, aber keine bestimmende Rolle" (Wright et al. 2013, S. 51).

12.7   Fazit und Ausblick

Die bisherige Implementierung der EBP hat einen nicht unproblematischen Trend nach sich gezogen: Anhänger eines spezifischen Wirkmodells fordern empirisch fundierte, theoretisch abgeleitete und wissenschaftlich nachgewiesene störungsspezifische Therapieansätze, die nachfolgend mithilfe von Therapiemanualen bzw. Leitlinien in standardisierter Form in die therapeutische Praxis implementiert werden sollen. Mit der verstärkten Hinwendung zu Kontextfaktoren und „common factors" scheinen ergänzende Forschungsausrichtungen für die evidenzbasierte Sprachtherapie unerlässlich. Zugänge zu ebendiesen könnten die qualitative Sozialforschung und das Konzept der PBE liefern. Wünschenswert wären die Vermeidung von konkurrierenden Forschungsaktivitäten und eine reflektierte sowie begründete Verzahnung von theoretischer und praktischer Evidenzbasierung.

Erste vielversprechende methodische Ansätze für eine Verbindung beider Herangehensweisen sehen in so genannten Machbarkeitsphasen die wissenschaftliche Begleitung von praktisch tätigen Logopädinnen im Rahmen von Forschungstherapien vor (s. ▶ Kap 10). Unter dem Einbezug wissenschaftsorientierter Praktiker erschließt die therapeutische Forschung somit bisher nicht genutzte Potenziale zur Erforschung der Wirksamkeitsfaktoren logopädischer Interventionen, um nicht nur die Diskrepanz zwischen Befund und Befinden, sondern auch zwischen Diagnose und Behandlungserfolg zu beschreiben und therapeutisch nutzbar zu machen.

Literatur

Anderson J, Sullivan F, Usherwood T (1990) The medical outcomes study instrument (MOSI): Use of a new health status measure in Britain. Family Practice 7: 205–218

Badura B, von dem Knesebeck O (2012) Soziologische Grundlagen der Gesundheitswissenschaften. In: Hurrelmann K, Razum O (Hrsg) Handbuch Gesundheitswissenschaften. Beltz Juventa, Weinheim, S 187–220

Beier J, Siegmüller J (2017) Intensität in der Kindersprachtherapie. Was wir wissen und wo wir stehen. In: Grötzbach H (Hrsg) Intensität in der Sprachtherapie/ Logopädie. Schulz-Kirchner, Idstein, S 159–184

Beushausen U (2014) Chancen und Risiken einer evidenzbasierten Sprachtherapie. Logos 2(2): 96–104

Beßling S (2017) Qualitative Analyse von deutschsprachigen Grammatiktherapieansätzen in Hinblick auf Theorietreue. Rostock: Europäische Fachhochschule, Unveröffentlichte Masterarbeit

Bigos SJ, Battie, MC, Spengler DM, Fisher LD, Fordyce W, Hansson TH, Nachemson AL, Wortley MD (1991) A prospective study of work perceptions and psychosocial factors affecting the report of back injury. Spine 16(6): 1–6

Borgetto B (2009) Mehrebenenmodelle. In: Borgetto B, Siegel A (Hrsg) Gesellschaftliche Rahmenbedingungen der Ergotherapie, Logopädie und Physiotherapie. Eine Einführung in die sozialwissenschaftlichen Grundlagen des beruflichen Handelns. Hans Huber, Bern, S 144–147

Borgetto B (2012) Gesundheitswissenschaftliche Grundlagen der Logopädie. Ein Beitrag zur Diskussion über die Positionierung der Logopädie gegenüber ihren Bezugswissenschaften. Forum Logopädie 5(26): 6–11

Bürki Garavaldi M, Kempe Preti S, Kohler J, Steiner J (2011) Logopädie und Wirksamkeit. Bestandsaufnahme und Perspektive – ein Diskussionsbeitrag. Forum Logopädie 2(25): 28–33

Deutsche Vereinigung für Rehabilitation (2012) Diskussionspapier Teilhabeforschung. http://www.dvfr.de/fileadmin/download/Fachausschüsse/Forschung/Diskussionspapier_Teilhabeforschung_–_DVfR-DGRW_März2012.pdf. Zugegriffen: 23.04.2017

DIMDI (2005) ICF Internationale Klassifikation der Funktionsfähigkeit, Behinderung und Gesundheit. DIMDI, Köln

Dollaghan CA (2007) Handbook for Evidence-Based Practice in Communication Disorders. Paul H. Brookes, Baltimore

Egger JW (2007) Aspekte des therapeutischen Handelns und ihnen zugrunde liegende Haltungen in den verhaltenstheoretischen Psychotherapien. Psychologische Medizin 18(2): 26–37

Ehlert H (2014) Diagnostische Ansätze im Bereich Kindersprache. Einsatzmöglichkeiten und Grenzen unter Betrachtung ihrer unterschiedlichen Referenzpunkte. Forum Logopädie 1(28): 16–21

Enderby P, John A, Petheram B (2006) Therapy Outcome Measures for Rehabilitation Professionals. Speech and Language Therapy, Physiotherapy, Occupational Therapy, Rehabilitation Nursery, Hearing Therapists. Second Edition. Wiley, West Sussex

Evans JL (2001) An emergent account of language impairments in children with SLI: implications for assessment and intervention. Journal of Communication Disorders 34: 3954

Fox NJ (2003) Practice-based Evidence: Towards Collaborative and Transgressive Research. Sociology 37(1): 81–102

Literatur

Fries W (2007) Reha-Philosophie: Konzepte und Strukturen für eine Teilhabe-orientierte ambulante und wohnortnahe Rehabilitation. In: Fries W, Lössl H, Wagenhäuser S (Hrsg) Teilhaben! Thieme, Stuttgart, S 7–16

Geisler LS (2003) Kommunikation bei der Patientenvisite – Ausdruck unserer ethischen Werthaltung. Bochum, Referat beim Ethik-Symposium „Wirtschaftlichkeit oder Menschlichkeit – Ethik im Klinikalltag zwischen den Stühlen" 2003

Green LW (2009) If we want more evidence-based practice, we need more practice-based evidence. Lissabon, National Health Research Agendas. N. I. o. Health 2009

Greenhalgh T, Hurwitz B (2005) Narrative-based Medicine – sprechende Medizin: Dialog und Diskurs im klinischen Alltag. Hans Huber, Bern

Grotkamp S, Cibis W, Bahemann A, Baldus A, Behrens J, Nyffeler ID, Echterhoff W, Fialka– Moser V, Fries W, Fuchs H, Gmünder HP, Gutenbrunner C, Keller K, Nüchtern E, Pöthig D, Queri S, Rentsch HP, Rink M, Schian H, Schian M, Schmitt K, Schwarze M, Ulrich P, von Mittelstaedt G, Seger W (2014) Bedeutung der personbezogenen Faktoren der ICF für die Nutzung in der praktischen Sozialmedizin und Rehabilitation. Gesundheitswesen 76(3): 172–80

Grotkamp S, Cibis W, Nüchtern E, Baldus A, Behrens J, Bucher PO, Dommen Nyffeler I, Gmünder HP, Gutenbrunner C, Hagen T, Keller K, Pöthig D, Queri S, Rentsch HP, Rink M, Schian H, Schian M, Schwarze M, von Mittelstaedt G, Seger W (2012) Personbezogene Faktoren der ICF. Beispiele zum Entwurf der AG „ICF" des Fachbereichs II der Deutschen Gesellschaft für Sozialmedizin und Prävention (DGSMP). Gesundheitswesen 74(07): 449–458

Grötzbach H (2004) Zielsetzung in der Aphasietherapie. Forum Logopädie 5(18): 12–16

Grötzbach H, Iven C (2014) Umsetzung der ICF in den klinischen Alltag. In: Grötzbach H, Hollenweger Haskell J, Iven C (Hrsg) ICF in der Sprachtherapie. Umsetzung und Anwendung in der logopädischen Praxis, 2. aktual. und überarb. Aufl. Idstein: Schulz Kirchner Verlag, Idstein, S 131–148

Hagenauer K (2013) Gesundheitsbezogene Lebensqualität nach Schlaganfall: Empirische Überprüfung eines biopsychosozialen Einflussfaktorenmodells. Universität Wien, Unveröffentlichte Diplomarbeit. http://othes.univie.ac.at/29469/1/2013-08-31_0764433.pdf. Zugegriffen: 14.01.2017

Hammer S, Graf F (2013) PatientenAdhärenz in der Heilmitteltherapie. In: Hammer S (Hrsg) Mein Patient macht nicht mit – was nun? Compliance als Schlüssel zum Therapiererfolg. Schulz-Kirchner Verlag, Idstein, S 9–29

Hansen H (2009) Therapiearbeit: Eine qualitative Untersuchung der Arbeitstypen und Arbeitsmuster ambulanter logopädischer Therapieprozesse. Schulz-Kirchner, Idstein

Haynes WO, Pindzola RH (2004) Diagnosis and evaluation in speech pathology. Pearson, Boston

Jakob K, Fischer K (2013) Welche Rolle spielt der Patient? Barrieren und Förderfaktoren der Compliance. In: Hammer S (Hrsg) Mein Patient macht nicht mit – was nun? Compliance als Schlüssel zum Therapiererfolg. Schulz-Kirchner, Idstein, S 49–76

Kalitzkus V, Wilm S, Matthiessen PF (2009) Narrative Medizin – was ist es, was bringt es, wie setzt man es um? Zeitschrift für Allgemeinmedizin 85(2): 60–66

Löffler K, Weiß K, Marotzki U (2014) Partizipativ forschen – forschend partizipieren. Gemeinsame Forschung von Praktikern und Forscherinnen am Beispiel der Pilotstudie zum TATKRAFT-Programm. Ergotherapie und Rehabilitation 53(6): 27–31

Merbach M, Brähler E, Klaiberg A (2005) Befund und Befinden: Psychologische Aspekte körperlicher Beschwerden. In: Deutsche Arbeitsgemeinschaft Selbsthilfegruppen e. V. (Hrsg) selbsthilfegruppenjahrbuch 2005. Gießen, S 102–109. https://www.dag-shg.de/data/Fachpublikationen/2005/DAGSHG-Jahrbuch–05–Merbach-ua.pdf. Zugegriffen: 20.01.2017

Neumann S, Salm S, Stenneken P (2014) Evaluation des „Fokus auf die Kommunikation von Kindern unter sechs (FOCUS-G)" als neues ICF-CY Diagnostikum. In: Sallat S, Spreer S. Glück CW (Hrsg) Sprache professionell fördern. Schulz-Kirchner, Idstein, S 320–326

Nilges P, Gerbershagen HU (1994) Befund und Befinden bei Schmerz. Probleme und Gefahren einer somatisch fixierten Diagnostik und Therapie. Report Psychologie 19(8): 12–25

Noonan VK, Kopec JA, Noreau L, Singer J, Chan A, Mâsse LC et al (2009) Comparing the content of participation instruments using the International Classification of Functioning, Disability and Health. Health and Quality of Life Outcomes 7 (93):1–12

Petursdottier U, Arnadottier, SA, Halldorsdottir S (2010) Facilitators and barriers to exercising among people with osteoarthritis: a phenomenological study. Physical Therapy 90(7): 1014–25

Pfammatter M, Junghan UM, Tschacher W (2012) Allgemeine Wirkfaktoren der Psychotherapie: Konzepte, Widersprüche und eine Synthese. Psychotherapie 17(1): 71–31

Rausch M (2012) Sind logopädische Störungsbilder Krankheiten? Subjektive Theorien von Gesundheit und Krankheit in der Logopädie. Forum Logopädie 5(26): 12–17

Sabaté E (2003) Adherence in long-term therapies: evidence for action. World Health Organization, Genf

Salter K, Jutai JW, Teasell R, Foley NC, Bitensky J, Bayley M (2005) Issues for selection of outcome measures in stroke rehabilitation: ICF Participation. Disability and Rehabilitation 27: 507–528

Schulz K (2009) Ist Logopädie eine Praxis? Ein Diskussionsbeitrag aus philosophischer Perspektive zur Entwicklung eines autonomen Selbstverständnisses der Logopädie. Forum Logopädie 6(23): 34–38

Schwarzer R (2004) Psychologie des Gesundheitsverhaltens. Einführung in die Gesundheitspsychologie, 3. Aufl. Hogrefe, Göttingen

Shipley KG, McAfee JG (2004) Assessment in Speech-Language Pathology. A Resource Manual. Thomson Delmar Learning, Clifton Park

Siegmüller J (2014) Warum wirkt Therapie? Zur Entwicklung und Geschichte der Kindersprachtherapie. Forum Logopädie 1(28): 41–46

Siegmüller J, Beier J (2017) Identifikation von manipulierbaren Intensitätskriterien in der inputorientierten Therapie der Verbzweitstellung. In: Grötzbach H (Hrsg) Intensität in der Sprachtherapie/Logopädie. Schulz-Kirchner Verlag, Idstein, S 185–212

Siegmüller J, Höppe L (2017) Einflussfaktoren auf Therapiewirkung in der Kindersprachtherapie. Ein kritischer Blick auf traditionelle Annahmen in der Logopädie. Forum Logopädie 1(31): 14–19

Strasser K (2010) Gesundheitsbezogene Lebensqualität im Zusammenhang mit Befund und Befinden. Psychologische Aspekte der chronischen Wundheilungsstörung. Universität Wien, Unveröffentlichte Diplomarbeit. http://othes.univie.ac.at/8439/1/2010–02–10_0401183.pdf. Zugegriffen: 01.04.2017

Weltgesundheitsorganisation (2011) ICF-CY: Internationale Klassifikation der Funktionsfähigkeit, Behinderung und Gesundheit bei Kindern und Jugendlichen. Huber, Bern

Wright MT, Block M, Kilian H, Lemmen K (2013) Förderung von Qualitätsentwicklung durch Partizipative Gesundheitsforschung. Prävention und Gesundheitsförderung 8(3): 147–154

Serviceteil

© Springer-Verlag GmbH Deutschland 2018
R. Haring, J. Siegmüller (Hrsg.), *Evidenzbasierte Praxis in den Gesundheitsberufen*,
https://doi.org/10.1007/978-3-662-55377-0

Stichwortverzeichnis